U0376945

# 新医师上岗必备丛书

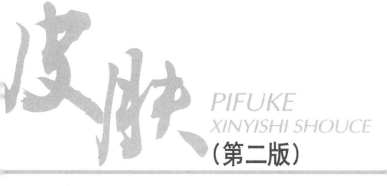

PIFUKE
XINYISHI SHOUCE

（第二版）

# 皮肤科新医师手册

张爱珍　秦海洸　李艳玲　主编

化学工业出版社
·北京·

本书详细阐述了如何对皮肤科疾病进行评估、不同皮肤病的诊断标准和具体治疗方法，在治疗部分用处方的形式列出了不同的治疗方案，尤其对处方和药物的使用及注意事项进行了详细的说明，使本书更加贴近临床实际。本书可弥补新医师工作经验的不足，帮助新医师对皮肤科患者进行独立诊治。

**图书在版编目（CIP）数据**

　　皮肤科新医师手册/张爱珍，秦海洸，李艳玲主编.
2 版．—北京：化学工业出版社，2012（2023.8 重印）
　　（新医师上岗必备丛书）
　　ISBN 978-7-122-15034-9

　　Ⅰ.①皮…　Ⅱ.①张…②秦…③李…　Ⅲ.①皮肤病-诊疗-手册　Ⅳ.①R751-62

　　中国版本图书馆 CIP 数据核字（2012）第 179920 号

---

责任编辑：赵兰江　　　　　　　　文字编辑：何　芳
责任校对：宋　玮　　　　　　　　装帧设计：张　辉

---

出版发行：化学工业出版社（北京市东城区青年湖南街 13 号
　　　　　邮政编码 100011）
印　　装：三河市航远印刷有限公司
787mm×960mm　1/32　印张 12　字数 332 千字
2023 年 8 月北京第 2 版第 10 次印刷

---

购书咨询：010-64518888
售后服务：010-64518899
网　　址：http://www.cip.com.cn
凡购买本书，如有缺损质量问题，本社销售中心负责调换。

---

定　　价：48.00 元　　　　　　　　版权所有　　违者必究

# 编 写 人 员

主　编　张爱珍　秦海洸　李艳玲

副主编　孔　杰　钱晓莺　张丽君

　　　　柳国梁　全小荣

编　者　(以姓氏笔画为序)

　　　　孔　杰　伍民生　全小荣　李艳玲

　　　　张丽君　张序心　张爱珍　赵晓芳

　　　　柳国梁　秦海洸　钱晓莺　梁　毅

# 前　言

　　从医学生成为临床医师，面临着将理论知识转化为临床技能的过程。皮肤科疾病种类繁多，常常发生诊断、鉴别、处理困难。尤其对于刚刚进入皮肤科的新医师来说，难以在短期内熟练掌握皮肤科疾病的诊断、鉴别诊断、治疗方法和治疗用药。为了使他们更快地熟悉常规工作流程，本书编者在长期临床实践工作的基础上，查阅有关文献，编写了《皮肤科新医师手册》一书。

　　本书初版出版后，得到了广大读者厚爱，我们十分高兴。在第2版出版之际，我们面临很大压力，因此，我们重新组织编写人员进行了认真修订，保留了实用的特征，增加了部分常见病种，增加了鉴别诊断内容，尤其对药物的使用特别给予说明，使其更贴近临床应用。中医药治疗皮肤病有悠久的历史和丰富的经验，因此我们保留和充实了中医药治疗的内容，以供临床参考。

　　本书适合皮肤科专业的新医师及全科医师和实习医师参考。由于编者水平有限，疏漏之处在所难免，敬请读者批评指正。

编者

2012 年 6 月

# 目　录

# 第 1 章　皮肤病评估

## 第 1 节　皮肤病的症状和体征

### 一、皮肤病的自觉症状

皮肤病的自觉症状是多种多样的，与皮肤病性质、疾病的严重程度及患者个体特异性有关。主观症状包括瘙痒（痒感）、热觉（烧灼感）、冷觉（麻刺感）、辛辣感、蚁走感、疼痛和麻木等感觉，还有刺痛、异物感以及对温度及接触异物的易感性增加或降低等。

#### 1. 瘙痒

瘙痒是最常见的皮肤病自觉症状。患者可将瘙痒描述成单纯的刺痛、麻刺或蚁走感。瘙痒的性质有助于诊断。例如，感觉异常性背痛的瘙痒为深在性，是无法搔抓的；而妄想、抑郁症患者和某些代谢性瘙痒症患者将瘙痒描述成"皮下虫爬感"。

瘙痒因部位和个体而差异。肛门生殖器区对瘙痒尤其敏感，所以常有肛门、外阴和阴囊瘙痒。各种炎症性皮肤病都有瘙痒，但在湿疹性皮炎、荨麻疹、接触性皮炎、疱疹样皮炎、疥疮、扁平苔藓、蕈样肉芽肿、虱病和干燥症中特别常见。冬季瘙痒和 60 岁以上老年瘙痒是因皮肤干燥（干燥症）所致。瘙痒在 HIV 感染者中常见。与 HIV 有关的瘙痒常常由相关的炎症引起，其中瘙痒性毛囊炎最常见。

系统性疾病可造成瘙痒。这些疾病包括肝胆疾病，特别是胆汁淤积性疾病、严重肾功能不全、缺铁性贫血、内分泌紊乱和各种肿瘤（尤其是淋巴瘤）。

内分泌紊乱，尤其是甲状腺功能减退症和甲状旁腺疾病可致瘙痒。虽然糖尿病可引起瘙痒，但大多患者并无痒感。对于有瘙痒的糖尿病患者，在确定糖尿病是瘙痒的病因之前，应排除其他病因。肛门、生殖器瘙痒，特别在女性糖尿病患者中，可能由念珠菌感染引起。

在霍奇金病、非霍奇金淋巴瘤和白血病患者中，虽然其皮肤外观正常，但瘙痒可以很严重，此时可没有原发皮肤损伤存在。皮肤 T 细胞淋巴瘤可致严重瘙痒。

与重度肾功能不全相关的瘙痒（称为尿毒症性瘙痒症）为泛发性，并常有角化过度性结节样疹出现（Kyrle 病，可称肾衰竭或透析性穿孔病）。它发生于接受或未接受透析治疗的患者，并且透析不能使之缓解。肾移植可治疗尿毒症性瘙痒症。

虽然肝病性瘙痒症在高胆红素患者中更常见，但它并不限于此类患者。对于瘙痒症患者，应考虑丙型肝炎病毒感染的可能性。与阻塞性肝胆疾病有关的瘙痒，其病因可能与中枢神经系统中内源性阿片物质的代谢异常有关。阿片的拮抗药可缓解这种类型的瘙痒。

某些药物如抗抑郁药、颠茄碱、阿片类药和口服避孕药可诱发瘙痒，可没有皮炎表现。除这些常用药物以外，苯丙胺和可卡因也可引起瘙痒（可卡因成瘾），这种瘙痒常表现为一种"虫爬动感"。

精神性疾病最常为焦虑、抑郁或强迫症，与瘙痒有关。这种类型的瘙痒可因过度搔抓而导致瘢痕形成。治疗这些精神性疾病能使瘙痒症状改善或消退。另外，焦虑或抑郁能降低痒阈，这使得处于这种状态下的患者的瘙痒更加严重。

### 2. 其他症状

其他症状有疼痛、麻木、感觉异常。疼痛可为深在性钻痛、灼痛、刺痛，或表现为疖、痈和蜂窝织炎时的跳痛。异常性疼痛（正常的轻微刺激或衣服触及皮肤时诱发的疼痛）常见于带状疱疹后遗症性神经痛。麻木、感觉的丧失在某些疾病中很典型，尤其是麻风病，这是毛囊性黏蛋白贮积症的特征，尽管它不恒定出现。热觉冷觉颠倒是鱼肉或毒草中毒的特征。

## 二、皮肤病皮损表现

皮损即皮肤损害，是指可以被他人用视觉或触觉检查出来的皮肤上所呈现的病变。一般来说，大部分皮肤病都有某些特异性的皮肤损害。这些皮肤损害在大小、形状和颜色上可一致，也可各不相同，且可以处于进展期或消退期。最初的皮肤损害称为原发皮肤损害，对原发皮肤损害的鉴定是皮肤病物理检查的最重要内容。这些原发性皮损可进一步发展或消退，也可因创伤或其他外在因素而形成继发损害。

## （一）原发皮损

### 1. 红斑

红斑是由皮肤的细小血管炎症性充血所致，边界清楚，压之退色，如果发生渗出或细胞浸润时可稍高出皮面，称为渗出性红斑。边缘高起并有浸润者称为环形红斑。

### 2. 血管扩张

真皮上层毛细血管发生持久性扩张并延长，呈现蛇行状态，临床所见为斑状、树枝状或丘疹状。

### 3. 紫斑

真皮或皮下脂肪组织内的出血称紫斑，指压时不退色，分点状出血和斑状出血两种。紫斑的颜色开始为鲜红色或紫红色，逐渐变成暗红、褐色、黄色，发生紫斑的原因为血小板异常、血管壁炎症、血管周围支持组织的脆弱等。

### 4. 白斑（色素脱失）

由于黑色素细胞发生异常而皮肤颜色变白时称为色素脱失，局限性色素脱失称为白斑。

### 5. 色素斑（色素沉着）

表皮色素颗粒特别是黑色素颗粒增加及真皮内色素颗粒沉着时即发生色素斑，色素斑一般不高出皮面，但由于黑色素系细胞增生也可高出皮面（恶性黑色素瘤、细胞痣）。色素斑主要受内分泌的影响，局部的刺激（如炎症后的色素沉着）及先天性异常也可引起。

### 6. 风团

风团为皮肤表浅性局限性水肿。大小、形状各有不同。

### 7. 丘疹

由于炎症或细胞成分增加所致的皮肤局限性的小隆起，称为丘疹，有小米粒大到黄豆大。丘疹可分为苔藓性丘疹、浆液性丘疹和毛囊性丘疹。

### 8. 结节

直径在1cm以上的局限性充实性皮肤隆起称为结节，一般为黄豆至核桃大，有的是炎症性结节，有的是肿瘤。

### 9. 水疱

水疱为内含透明水溶液的豆大或更大的局限性皮肤隆起。黄豆大以下的水疱称小水疱，有表皮内水疱和表皮下水疱之分。

### 10. 脓疱

水疱内容中有多核白细胞时，内容浑浊即为脓疱，脓疱有三种类型。

① 无菌脓疱角层下原发性地出现多核白细胞，例如掌跖脓疱病。

② 脓疱疹水疱里出现多核白血球。

③ 血管炎丘疹中央破溃而有多核白细胞。

### 11. 囊肿

系内含液体或半固体的囊状结构，呈圆形或椭圆形，摸之有弹性。

## （二）继发皮损

继发皮损有许多类型，最常见的有鳞屑、痂、糜烂、溃疡、裂隙和瘢痕。

### 1. 鳞屑

鳞屑（表皮脱落）为干性或油性的层状角质团块。正常情况下，细、薄的角质层碎片不断从身体脱落，这一过程难以察觉。当表皮细胞形成过快或正常角化过程受到干扰时，会导致病理性表皮剥脱，从而产生鳞屑。它们大小不一，有些细小、柔软而呈糠状，见于花斑癣；而有些则较粗糙，见于湿疹和鱼鳞病；另一些则为层状，见于银屑病。大片的表皮剥脱可见于中毒性表皮坏死松解症，葡萄球菌性烫伤样表皮剥脱可见于剥脱综合征以及与感染相关（毒素、药物性）的脱屑，如猩红热。鳞屑可呈灰白色，也可由于灰尘或黑色素沉着而成为黄色或褐色。有时因鳞屑各层之间存在空气而呈银白色。当鳞屑出现时，常提示表皮出现病理变化，其组织学上常伴有角化不全。

### 2. 痂

浆液、脓液或血液干燥后形成痂，通常其中混有表皮细胞，有时还有细菌或骸物。大小、厚度、形状和颜色差别很大，这与痂的起源、成分和体积有关。痂可分为干性、柔软、易碎而表浅等类型，见于脓疱病；或为黄色，见于黄癣；也可为厚、硬且结实的类型，见于Ⅲ度烧伤；还可为板层状、隆起、褐色的团块，见于晚期梅毒，当痂脱落时，可见干燥、红而湿的基底部。

### 3. 表皮剥脱和擦伤（抓痕）

表皮剥脱是一种点状或线状的擦伤，它由机械性损伤造成，通常仅累及表皮，但也可达真皮乳头层。表皮剥脱常是由指甲搔抓以减轻某些疾病（湿疹、疥疮）的瘙痒而造成的。如果皮肤损害是由机械创伤造成的，则可称之为擦伤。通常，表皮剥脱的周边有炎性外晕，或覆盖有淡黄色干燥浆液或红色干燥血液。表皮剥脱可致化脓性感染，并引起脓疱或蜂窝织炎，有时伴相邻淋巴结肿大。一般来说，表皮剥脱的时间越长，程度越大，则瘙痒就越严重。然而扁平苔藓例外，虽然其瘙痒严重，却很少有表皮剥脱。

### 4. 裂隙

裂隙是指深达表皮或真皮的线状裂纹。损害为单发性或多发性，既可小至显微镜下才能见到，也可长达数厘米，并有锐利的边缘。可为干性或湿性，外观红色，呈直线、弯曲或不规则状，也可有分支，当皮肤增厚并因炎症和干燥而失去弹性时，常出现裂隙，尤其是在经常活动的部位。这些部位包括拇指尖与屈侧皱褶、手指、掌部、足跟边缘、指间、趾间、口角、唇部、鼻孔、耳郭、肛门的周围。当皮肤干燥时，遇冷、风、水和洗洁剂（肥皂、去污剂）后出现刺痒和烧灼痛，这提示已存在镜下裂隙了。当有裂隙存在时，该处活动常引起疼痛，这是裂隙撕开或加深，或形成新的裂隙。

### 5. 糜烂

当某处表皮全部或部分缺失后，可形成糜烂，如脓疱病、带状疱疹或单纯疱疹的水疱破裂后。可以形成痂，愈后不留瘢痕。

## 6. 溃疡

溃疡是因表皮全层和部分真皮缺失而形成的圆形或不规则形的凹陷。大小从数毫米到数厘米不等。它们可以很浅，深度稍超过表皮，其基底部由真皮乳头层构成，见于营养不良、表皮松解性大疱病；也可深达真皮甚至皮下组织，见于基底细胞癌或褥疮。愈后遗留瘢痕。

## 7. 瘢痕

瘢痕由结缔组织构成，它可替代真皮或更深部位的缺失组织，这是外伤疾病造成的，也是正常的修复过程。瘢痕的大小和形状取决于先前组织破坏的类型。瘢痕实质是一种特定的炎症过程，因此有诊断价值。瘢痕可以是特定疾病的表现，例如，扁平苔藓和盘状红斑狼疮的发病部位相似，且都是炎症性疾病，但盘状狼疮愈合后留下瘢痕，而扁平苔藓却很少导致皮肤瘢痕形成。然而，当它们发生于头皮时，两种疾病都可致毛囊瘢痕的形成。瘢痕可较薄并呈萎缩性，或在新生纤维组织上生长，见于瘢痕疙瘩。某些个体及身体的某些部位如前胸，易形成瘢痕。瘢痕可以光滑或粗糙、柔软或坚实，开始时呈粉红色或紫色，然后变成白色，有光泽，色素沉着少见。

# 三、系统性疾病的皮肤表现

在许多情况下，人体皮肤可反映出系统性疾病的存在。有时，一个特殊的皮疹可以成为发现某些隐匿性系统性疾病的线索。

## 1. 结节

皮下或真皮的转移性结节是转移性癌的常见表现，并且易于发现。虽然这些结节可见于皮肤的任何部位，但最好发于躯干或头皮。它们可长期存在而没有其他转移性疾病的表现。这些结节最常由乳腺、胃肠、肺、卵巢或子宫的癌转移而来。约瑟夫姐妹结节是一种发生于脐部的深在性皮下结节，它常暗示腹膜内癌症的存在，通常为胃腺癌。

多中心性网状组织细胞增生病的皮肤损害为多发性、对称性、坚硬的结节，直径 0.2～1mm，最常见于手部，较少数情况下见于关节和骨性突出处。伴有内脏恶性疾病的概率高达 25%。

Gardner 综合征是一种遗传性肠息肉和结肠癌综合征，有许多皮肤表现，包括纤维瘤、表皮样囊肿（青春期之前出现，不在痤疮的好发部位）、骨瘤和纤维样瘤。

## 2. 血管损害

瘀点、瘀斑、"挤压性紫癜"和脐周静脉曲张是与恶性疾病相关的一些血管损害。"挤压性紫癜"是由轻微的创伤造成的出血现象，它是皮肤原发性淀粉样变病的特征性表现。在直肠镜或肺功能检查后出现的眶周出血，即"直肠镜后紫癜"，是淀粉样病变导致血管脆性增加的典型表现，要与光化性紫癜相鉴别，后者是前臂皮肤在长期日晒后出现的青肿现象，常见于老年人。服用性激素类药物可致相似的青肿。紫癜也是急性白血病的常见体征。

## 3. 潮红

类癌综合征可出现持续 10～30min 的发作性潮红，尤其多见于面部。支气管癌可表现为严重而长时间的发作性潮红、面部和眶周水肿、过度流泪、多涎、心动过速和低血压。

## 4. 瘙痒

全身性瘙痒可见于许多骨髓增生性疾病，但它在淋巴瘤（尤其是霍奇金病）或真红细胞增多症中最具有特征性。在潜在性疾病被确定之前，瘙痒可作为唯一的皮肤反应，并能持续多年。其他以瘙痒为主要表现的系统性疾病包括肝病、肾功能不全、铁缺乏症和甲状腺疾病或甲状旁腺疾病。

## 5. 湿疹

单侧乳头的湿疹虽然最常见于皮炎，但也可能是佩吉特病（Paget 病），即乳腺导管癌。皮肤 T 细胞淋巴瘤（蕈样肉芽肿）的早期表现可像湿疹，伴剧痒。在皮肤 T 细胞淋巴瘤被确诊之前，它可以存在数年，多次活检也不一定能做出诊断。手、足、鼻和耳的湿疹是 Bazex 综合征的特征表现，其是发生于上消化道的潜在性恶性肿瘤的一个体征。

## 6. 水疱和大疱

疱疹样皮炎有强烈的瘙痒，并出现水疱。它与谷胶敏感性肠病有关，后者常无症状。

发生于单侧的红斑上的簇状水疱提示为带状疱疹。水疱是HIV感染后常见的早期表现。但在极少见的情况下，也可以是未确诊的内脏恶性疾病的唯一体征。

## 7. 红皮病（剥脱性皮炎）

全身泛发性红皮病一般伴有鳞屑，可能伴有的恶性疾病通常为淋巴瘤。这是Sezary综合征的特征。严重的药物反应也可有这种表现。

## 8. 红斑和水肿

眼睑红斑、水肿和青紫（淡紫色）病变提示有皮肌炎。红色或紫色斑片和斑块可见于皮肤的其他部位，指关节可出现特征性丘疹（Gottron丘疹）。

发生于身体上部的触痛性红斑、水肿且伴中央水疱的斑块，合并发热和白细胞增多，是Sweet综合征的特征性表现。这是髓性白血病的体征。

结节性红斑可见于结核病、结节病、组织胞浆菌病、球孢子菌病、芽生菌病、溃疡性结肠炎和服用某些药物之后。最常见于链球菌性咽炎的发病前。

## 9. 色素沉着

泛发性皮肤变黑（弥漫性皮肤黑变病）可见于转移性黑色素瘤。垂体肿瘤可致泛发性过度色素沉着，这是促黑色素细胞激素（MSH）分泌增多的结果。艾迪生病也伴有类似的色素增多。青铜色色素增多见于血色素沉着症和砷中毒。

黑棘皮病有腋部、颈部和指节皮肤的灰褐色色素增多，并且皮肤变软（天鹅绒样质地）。大部分病例为良性，假性黑棘皮病多发生于青春期的肥胖青少年。遗传性或病症性黑棘皮病常发生于成年人，并与内脏恶性肿瘤有关，最常见于胃肠肿瘤。

## 10. 脱发

当蕈样肉芽肿并发毛囊黏蛋白病时，头皮或胡须处受累部位可有边界清楚的脱发斑块。脱发也可见于梅毒、甲状腺疾病和铁缺乏症。

### 11. 多毛症和毛发过多

肾上腺或卵巢的癌症可造成毛发生长过度。恶性胎毛是指与肺、结肠、胆囊和子宫的恶性疾病相关的胎毛样的毛发过度生长。

### 12. 荨麻疹

大多数慢性荨麻疹病例都找不到其潜在的病因。而霍奇金病可出现荨麻疹。冷性荨麻疹伴冷球蛋白血症见于多发性骨髓瘤。

# 第 2 节　皮肤病诊断

不同的皮肤病可出现相似的症状和体征，如瘙痒和皮疹。有些皮肤病的皮损非常有特点，经验丰富的皮肤病医师看一眼就能做出诊断。而有些皮肤病的诊断，仅凭临床症状和体征是不够的，还需要采集完整的病史和进一步做实验室检查。

同一种皮肤病在不同条件下和不同个体中，其临床表现也不尽相同。皮损的特征可因先前的治疗而改变，或因外来因素如搔抓或继发感染而失去原有特征。主观症状可以是某些疾病的唯一表现，如瘙痒症。皮肤病的诊断最常依靠客观的物理特征，如一个或多个损害的部位或分布状况。因此，仔细的皮肤物理检查是诊断皮肤病的最重要手段。

## 一、皮肤病的一般性诊断

皮肤科医师一定要正确掌握皮损的性状，通过视诊、触诊、嗅诊，同时问清既往史、自觉症状、病程及家族史，再加上各种辅助检查才能做出正确的诊断。对临床表现的解释有时很困难，因为有许多不同的病因可造成相同的表现。而且，相同的病因又可导致各种不同的皮损。然而，皮肤病学有一个很大的优点，即皮肤是既能看到、还能触摸的器官。皮肤损害的活检和组织学检查通常是很小的手术程序，但在许多临床情况下，组织病理学检查是一种重要的诊断方法。

## 1. 病史

了解患者的年龄、健康状况、职业、爱好、生活环境、发病情况、持续时间和疾病过程以及既往治疗的效果，有重要意义。类似疾病和其他相关疾病的家族史也有意义。

完整的用药史是所有病史中最重要的内容之一。药物反应很常见，镇静药如巴比妥酸盐；缓泻药如酚酞；抗炎药，包括甾体类或非甾体类；抗菌药如磺胺类和青霉素，都可以造成严重的皮肤病变。所有这些都可以诱发与药物有关的疾病。询问皮肤和黏膜外用药的情况同样有重要意义。不管这些药物是出于治疗目的还是美容目的，都有可能导致皮肤或全身性反应。

其他疾病、国外旅行史、生活、工作环境、季节规律、复发情况、温度、湿度和天气情况都是皮肤病史的重要细节。生活在特定的地理位置会好发某些特殊的疾病。圣华金河热（球孢子菌病）、麻风病、利什曼病和组织胞浆菌病就是例子。

## 2. 视诊和触诊

要在自然光下进行观察，不仅观察患者主诉的部位，还要尽可能观察全身皮肤和可视黏膜（结膜、口腔黏膜等）部分；有的患者来看病时，原发疹已经发生变化（搔抓形成瘢痕或皮疹互相融合），原发疹的特点已经不明显，在这种情况下一定要努力寻找原发疹才能做出诊断。

观察皮肤时一定注意观察下列情况。

① 皮损的形态及大小。

② 皮损数目及排列状态（单发、多发、播散状、线状排列或不规则排列）。

③ 皮损的颜色。

④ 皮损的硬度。

⑤ 皮损表面的性状，平滑、粗糙、凹陷、隆起；皮损与周围组织的关系，边界清楚与否等。

⑥ 皮损部位，某些皮肤病有一定的好发部位，这对诊断有一定帮助，此外要观察皮损是对称性还是偏侧性，位于四肢伸侧还是屈侧，是泛发性还是局限性。

⑦ 皮损的种类，有斑疹、丘疹、水疱、脓疱、鳞屑、结痂、糜烂、溃疡等。

## 二、皮肤病的辅助诊断

### 1. 玻片压迫法

鉴别红斑和紫斑时，用一载物玻片轻轻压一下病灶，如为红斑即退色，如为紫癜则不退色，玻片法也用于观察狼疮结节。

### 2. 皮肤绘纹（皮肤描记）法

对荨麻疹患者的皮肤给以机械性刺激（例如用一个钝的玻棒在皮肤上划一下），很快就会发红和水肿，称为皮肤绘纹症阳性。异位性皮炎、红皮病的皮肤给予机械刺激时出现贫血性反应（皮肤苍白）。

### 3. 知觉试验

用装有热水或冰块的试管接触患者皮肤，测试其温度觉是否异常。或用大头针轻轻刺患部皮肤，观察其痛觉是否正常。

### 4. 变态反应检查法

有些皮肤病是由变态反应引起的，以下方法可检测抗原。

（1）斑贴试验　用于检查接触性皮炎的抗原（致敏原），将被检材料混于基剂（凡士林、酒精、水）中涂在小片（$1cm^2$）纱布（3～4层）上，然后贴敷在背部或前臂屈侧皮肤上，24～48h后观察结果。如果出现潮红、小水疱为阳性反应，有的物质应做系列性稀释，若与浓度无关，所有的浓度都呈阳性反应时，可确定为变态反应性，假如在一定浓度以下呈阴性反应时，可考虑属于刺激性原因。

（2）皮内试验　用于检查即刻型变态反应，将被检液注射于皮内，15～20min以后发生荨麻疹或发生伪足为阳性反应。对敏感性较强的患者用此法有一定的危险性，可以将被检液滴在皮肤表面上然后轻轻划破表皮，15～20min后观察结果。例如结核菌素试验、麻风菌素试验、癣菌素试验、Kveim试验等。

### 5. 光过敏反应

患光过敏性皮肤病时，为了证实有无光感物质存在应做光线斑贴试验。特别对外因性光敏物质有用；方法和一般的斑贴试验相同，首先将被检物贴敷在患者背部或前臂屈侧，同时照射紫外线（280～320nm 和 320～400nm），测定其最小红斑量（MED）。

24～48h 后以 3/4MED 的光线照射贴敷物的一半，再过 48h 观察结果，如果仅贴敷物及照射部位出现发红、水肿或发生小丘疹（有时发生小水疱）为阳性反应，被检物质即是光感物质。

### 6. 真菌检查法（直接镜检）

取浅在性真菌病的头发、鳞屑、小水疱疱膜、指（趾）甲细片放在载物玻片上，滴一滴 20% 氢氧化钾液，盖上盖玻片，加温，待角质溶解后镜检。

### 7. 吴氏灯检查法

吴氏灯（Wood 灯）是一种有氧化镍滤片的紫外线灯，透过滤片出来的紫外线波长为 365nm，照射头癣及其他疾病（花斑癣、卟啉病等）时，可出现不同颜色的荧光。

# 第 3 节　皮肤病的预防和治疗

## 一、皮肤病的预防

"预防为主"是我国卫生工作的方针之一。认真做好各类皮肤病的预防工作，对控制、减少以及消灭某些皮肤病有相当重要的意义。皮肤病的预防，应根据各种疾病的发病原因、流行规律以及疾病的性质等不同情况而采取相应的对策。有关各种皮肤病的具体预防措施，将在各有关病种中介绍。

### 1. 一般预防措施

（1）皮肤的清洁卫生　皮肤是保护人体的第一道防线，外来的各种化学性、物理性、机械性、生物性刺激，以及皮肤表面的汗液、皮脂、脱落的表皮细胞及灰尘等均可导致皮肤病的发生。因此应当注意皮肤的清洁卫生；同时，对于干性、中性、油性等不同性质的皮肤应分别采用不同的清洁方法和保护措施。

（2）重视心理精神因素　由于科学技术的迅速发展，人们生活节奏的加快，精神紧张、情绪抑郁也可导致心身疾病的发生，如神经性皮炎、斑秃等。医务人员应主动关心患者，了解患者思想情况，消除患者的思想顾虑和悲观情绪，以保持正常的生活节奏、稳定的情绪和乐观的精神，以利于疾病的预防和康复。

（3）加强整体预防观念　外在因素可致皮肤病，同时内在的各组织和器官疾病也可反映于皮肤，尤其机体抵抗能力的降低是患皮肤病的重要因素。因此，在皮肤病预防中要重视整体预防的作用。

**2. 皮肤病的预防原则**

（1）感染性皮肤病的预防　感染性皮肤病多数是可以预防的。首先应避免与传染源接触，对患者和带菌者进行治疗，并做好家庭内外的消毒隔离工作。例如：①性病绝大多数是由性接触传染的，除了给患者特效治疗外，对其性伴侣应同时检查治疗，要求患者在家庭内做好消毒隔离工作，在社会上应树立良好的生活作风，取缔卖淫嫖娼等。②疥疮、虱病常由人与人直接接触传染，如同卧或亲密接触，也可由被褥、衣服等间接传染，患者应和家人分床睡觉并做好被褥等的消毒工作。③脓疱疮、疖疮等化脓性皮肤病除了直接接触可传染外，皮肤卫生不良或患有糖尿病等免疫功能低下的疾病也可发生。④足癣常是手癣、体癣、股癣的传染源，常因搔抓而传播。患者应积极治疗，避免搔抓，不穿不透气的鞋袜，以防加重病情。

（2）非感染性皮肤病的预防　非感染性皮肤病有的原因明确，如能查出致病因素，预防是可行的；有的原因不明或完全不明确，但避免其诱发因素也可使其病情缓解或不再发生。①变态反应性皮肤病，应尽可能查出其致敏原，避免接触致敏物质。如接触性皮炎患者多因接触某些植物、化学物质或动物皮毛而发病，急性荨麻疹患者常因进食某些异性蛋白如鱼、虾、蟹等而致病，药疹患者常因口服或注射某些药物而发病，均应根据病史和过敏性试验查明原因后，告诫患者勿再接触或服用致敏物质。②遗传性皮肤病虽然病因明确，但无有效的治愈方法，应指导患者采取措施避免加重，比如鱼鳞病患者在冬日应常用油脂性护肤霜；着色性干皮病患者应避免日光照射，即可避免病初加重；严重的遗传病患者应规劝其不婚或婚而不育。③瘙痒性皮肤病如神经性皮炎、瘙痒症、痒疹等，应说服患者做到不抓或少抓，勿用水烫洗，不外用刺激性强的药物，勿饮酒，忌食辛辣刺激性食物。④职业性皮肤病应做现场调查，改进劳动条件和生产过程。⑤某些疾病如红斑狼疮、银屑病、湿疹等，虽然病因尚未完全明确，但某些诱因如药物、感染、精神状态、饮食等，往往能诱发或加重病情，应尽量避免。⑥对于皮肤恶性肿瘤及先天性皮肤病，虽无预防方法，也应做到早发现、早治疗，以避免病情恶化。

## 二、皮肤病的药物治疗

### （一）抗组胺药 （antishitamines）

根据抗组胺药物和组胺竞争的靶细胞受体不同，目前临床上主要应用 $H_1$ 受体拮抗药 $H_2$ 受体拮抗药两大类。前者中的一些药物通过改变分子结构，使其尽可能少地通过血脑屏障，而产生了有别于传统组胺药（第一代 $H_1$ 受体拮抗药）的镇静作用轻微的新一代抗组胺药（第二代 $H_1$ 受体拮抗药）。

### 1. $H_1$ 受体拮抗药

组胺可激活靶细胞上的 $H_1$ 受体，使毛细血管扩张，通透性增强，平滑肌收缩，呼吸道分泌物增加，及血压下降，导致皮肤潮红、风团、哮喘、腹痛，甚至休克，而 $H_1$ 受体拮抗药能不同程度地阻断上述由组胺所致的症状。$H_1$ 受体拮抗药的作用：①抗组胺作用，$H_1$ 受体拮抗药大都有与组胺相同的乙基胺结构（即—$CH_2$—$CH_2$—N），能与组胺争夺受体，进而达到抗组胺作用。②中枢抑制作用。③有不同程度的抗胆碱作用。④微弱的局部麻醉作用。临床适应证：①主要用于荨麻疹、丘疹性荨麻疹、血管性水肿等荨麻疹类疾病。②用于湿疹、变应性药疹、变应性接触性皮炎、遗传过敏性皮炎、痒疹、扁平苔藓、昆虫叮咬、血清病引起的皮肤瘙痒。③用于预防或治疗输液反应、输血反应。

（1）第一代 $H_1$ 受体拮抗药

① 乙醇胺类：苯海拉明、氯马斯汀。

② 烃胺类：氯苯那敏、曲普利啶。

③ 哌啶类：赛庚啶、阿扎他定。

④ 哌嗪类：羟嗪、去氯羟嗪、氯环利嗪等。

⑤ 吩噻嗪类：异丙嗪、美喹他嗪。

（2）第二代 $H_1$ 受体拮抗药

① 哌嗪类：西替利嗪、左西替利嗪。

② 哌啶类：氯雷他定、地氯雷他定、特非那定、阿司咪唑、咪唑斯汀、依巴斯汀、奥洛他定。

③ 烃胺类：阿伐斯汀、非索非那定。

④ 乙醇胺类：司他斯汀。

⑤ 其他类：依匹斯汀、依美斯汀、氮䓬斯汀。

（3）其他作用于 $H_1$ 受体或具有抗组胺药物：色甘酸钠、色羟丙钠、酮替芬、曲尼司特、桂利嗪、多塞平。

（4）常用药

① 苯海拉明（可他敏）

作用强，伴有阿托品样作用。

适应证：荨麻疹。

用法及用量：$25\sim50mg$，po，qd 或 tid。

注意事项：偶可引起皮疹及粒细胞减少。

② 氯苯那敏（扑尔敏）

适应证：荨麻疹湿疹及其他过敏性皮肤病。

用法及用量：4mg，po，qd 或 tid；或 10mg，im，qd。

注意事项：不良反应少。

③ 赛庚啶

有抗 5-羟色胺和抗组胺作用。

适应证：获得性冷性荨麻疹。

用法及用量：$2\sim4mg$，po，qd 或 tid。

注意事项：青光眼患者禁用，机动车驾驶员、高空作业者及体衰年老者慎用。

④ 酮替芬（噻喘酮）

有拮抗过敏性慢反应物质及稳定肥大细胞作用。

适应证：对皮肤瘙痒症、色素性荨麻疹以及神经性皮炎、遗传过敏性皮炎等的瘙痒均有效。

用法及用量：1mg，po，bid。

注意事项：能增强各种镇静催眠药的作用，合并用药时应减少用量。

⑤ 阿司咪唑（息斯敏）

为长效 $H_1$ 受体拮抗药。代谢需经肝脏细胞色素 P450 酶系。

适应证：日光性荨麻疹。

用法及用量：3mg，po，tid；或 10mg，po，qd（空腹服用）。

注意事项：不应超量服药。不宜与酮康唑等咪唑类抗真菌药或大环内酯类抗生素同时使用。

⑥ 氯雷他定

无嗜睡作用，安全性好。

适应证：广泛用于各种 IgE 介导的变态反应性皮肤病，也用于过敏性鼻炎，辅助治疗支气管哮喘。

用法及用量：10mg，po，qd。

注意事项：孕妇、哺乳期妇女慎用。药物经肝脏通过细胞色素 P450 酶（CYP）途径代谢，不推荐同时应用大环内酯类抗生素、咪唑类抗真菌药及西咪替丁。

⑦ 地氯雷他定

是氯雷他定在肝脏代谢的活性产物，药效是氯雷他定的 2～4 倍。无潜在心脏毒性，和 CYP 抑制药无相互作用。

用法及用量：5mg，po，qd。

⑧ 西替利嗪

有强效的抗组胺作用。

适应证：慢性特发性荨麻疹、遗传过敏性湿疹。

用法及用量：10mg，po，qd。

注意事项：轻度镇静作用。

⑨ 左西替利嗪

是西替利嗪的 R-异构体，对 $H_1$ 受体的亲和力是西替利嗪的 2 倍。无明显抗胆碱和 5-羟色胺作用，中枢抑制作用轻微，不经过肝脏代谢。不易通过血脑屏障，不影响婴幼儿认知功能的发育，＜2 岁的有效性及安全性未确定，适用与＞2 岁儿童。

用法及用量：5mg，po，qd 。

⑩ 咪唑斯汀

对 $H_1$ 受体有高选择性，治疗剂量无中枢镇静作用、无抗胆碱作用。可抑制肥大细胞释放组胺，减少炎症细胞的浸润，抑制细胞表达黏附分子，具有较强的抗过敏、抗炎症作用。通过抑制 5-脂氧合酶活性，抑制由花生四烯酸产生白三烯诱发的炎症反应，抗炎作用增强。

适应证：急慢性荨麻疹，寒冷性荨麻疹。季节性过敏性鼻炎和常年过敏性鼻炎。

用法及用量：10mg，po，qd。

⑪ 曲尼司特

有稳定肥大细胞和嗜碱粒细胞的细胞膜作用，阻止其脱颗粒，从而抑制组胺、5-羟色胺过敏反应物质的释放，对于 IgE 抗体引起的大白鼠皮肤过敏反应和实验性哮喘有抑制作用。

适应证：可用于支气管哮喘及过敏性鼻炎的预防性治疗。可用于特应性皮炎、荨麻疹、皮肤瘙痒症。有报告用于瘢痕疙瘩和增生性瘢痕、局限性硬皮病、肥大细胞增生症、肉芽肿性唇炎、环状肉芽肿、光泽苔藓、结节病、银屑病、疱疹样皮炎、寻常型天疱疮、疱疹样天疱疮有效。

用法及用量：100mg，po，tid。

注意事项：慎用于肝肾功能不良者，长期用药应定期检查肝功能。孕妇禁用。

## 2. $H_2$ 受体拮抗药

组胺可激活靶细胞上 $H_2$ 受体，刺激胃酸分泌、增加心率及抑制 Ts 细胞的功能。而 $H_2$ 受体拮抗药对 $H_2$ 受体有高度选择性，通过阻断胃黏膜细胞 $H_2$ 受体，竞争性拮抗组胺或其他 $H_2$ 受体激动药刺激胃酸分泌的作用，并且可通过阻断 $H_2$ 受体作用，从而增强 Ts 细胞功能以抑制变态反应。该药在变态反应病中的应用：一是当用抗 $H_1$ 受体阻断药效果不理想时，可试用 $H_2$ 受体拮抗药。二是在大剂量激素治疗变态反应病时，配合应用 $H_2$ 受体拮抗药，以预防激素引起的胃酸分泌增加所致的胃肠道并发症。

① 西咪替丁（甲氰咪胍）

适应证：急慢性荨麻疹。

用法及用量：0.2g，po，tid；或者 0.2～0.4g 加入 5% 葡萄糖液中 iv，drip，qd。

注意事项：偶可发生过敏性休克、血清转氨酶升高、血清肌酐水平增高及急性间质性肾炎。

② 雷尼替丁

适应证：急慢性荨麻疹。

用法及用量：0.15g，po，bid。

注意事项：肾功能不全患者、孕妇慎用，儿童禁用。

③ 法莫替丁

适应证：急慢性荨麻疹。

用法及用量：20mg，po，bid；或40mg，po，qn。

注意事项：肾功能不全或肝病患者、孕妇慎用。

### 3. 使用抗组胺药的注意事项

① 慎用于昏睡者、已使用中枢神经系统抑制药物者、狭窄性胃溃疡、幽门十二指肠梗阻；对该药物过敏者；肝肾功能不全者、癫痫者、高空及水上作业者、驾驶员；忌与酒精及其他镇静药同服；禁用于青光眼及前列腺增生症患者。

② 异丙嗪、赛庚啶、苯海拉明禁与多塞平合用；需长期使用药物，可交替使用，如需两种药物合并使用时，应选用不同类抗组胺药，避免增加副作用；酮替芬与口服降糖药合用，少数患者可见血小板减少，故二者不宜合用。西咪替丁不宜与抗酸药、甲氧氯普胺合用，如必须合用，应间隔1h。此外，也不宜与茶碱、苯二氮䓬类药、地高辛、奎尼丁、咖啡因、华法林类抗凝血药、卡托普利及氨基糖苷类药物配伍。

③ 老年人和儿童用药要严格按照说明，注意控制使用剂量。

④ 妊娠妇女谨慎使用 $H_1$ 受体拮抗药，不推荐 $H_2$ 受体拮抗药；哺乳期妇女严格按照药物说明书使用。

⑤ 针刺皮肤过敏试验前1～2d停药，避免影响结果。

⑥ 注意观察药物对心脏的毒性作用及避免同时使用对心脏有毒性作用的药物。

⑦ 抗组胺药易产生耐药性，宜采取联合用药或交替应用。

### （二）皮质类固醇

临床上通常将糖皮质激素统称为皮质类固醇。在皮肤科临床上使用皮质类固醇，是利用在其超生理剂量时的抗炎、抗过敏、免疫抑制、抗内毒、抗休克、抗增生及提高中枢神经系统应激性等药理作用，以治疗皮肤病。

## 1. 皮质类固醇制剂及特点

临床通常将其分为三类，即短效、中效和长效皮质炎固醇（表1-1）。

**表1-1  皮质类固醇制剂及特点**

| 类别 | 名称 | 血浆半衰期/min | 片制剂/mg | 抗炎效价 | 等效量/mg | 水钠潴留 | 作用持续时间/h |
|------|------|------|------|------|------|------|------|
| 短效类 | 可的松 | 30 | 25 | 0.8 | 25 | 0.8 | 8～12 |
|  | 氢化可的松 | 90 | 20 | 1.0 | 20 | 1 | 8～12 |
| 中效类 | 泼尼松 | 60 | 5 | 3.5 | 5 | 0.6 | 12～36 |
|  | 泼尼松龙 | 200 | 5 | 4 | 5 | 0.6 | 12～36 |
|  | 甲泼尼龙 | 180 | 4 | 5 | 4 | 0.5 | 12～36 |
|  | 曲安西龙 |  | 4 | 5 | 4 | <0.5 |  |
| 长效类 | 地塞米松 | 48h | 4 | 10 | 0.75 | <0.5 | 36～54 |
|  | 倍他米松 | 48h | 4 | 10 | 0.6 | <0.5 | 36～54 |

（1）短效类  有可的松和氢化可的松。①可的松：又名皮质素，有明显的潴钠排钾作用，容易引起高血压及发生库欣综合征。主要用于肾上腺皮质功能减退症的替代治疗。②氢化可的松：又名皮质醇。其抗炎作用为可的松的1.25倍，对电解质的影响比可的松轻。此外，可的松在肝内转化为氢化可的松生效，故严重肝功能不全者只能应用氢化可的松。因此，氢化可的松可直接作静脉滴注而迅速发挥作用。

（2）中效类  有泼尼松、泼尼松龙、甲泼尼龙及曲安西龙等。这类激素对电解质的影响均比可的松小，有较好的抗炎、抗变态反应作用。①泼尼松又名强的松、去氢可的松，在治疗剂量下发生溃疡病和血糖升高的趋向较大，其他副作用较少，常用于口服。②泼尼松龙又名强的松龙。其作用与泼尼松相同而价格较高，由于局部刺激性小，醋酸泼尼松龙混悬液可用于局部注射。③甲泼尼龙：又名甲基强的松龙、甲基去氢氢化可的松。其抗炎效价是氢化可的松的5倍，钠潴留作用很弱，无水潴留和排钾作用，引起胃溃疡、精神紊乱及脱钙的倾向小。其混悬液可供肌肉、关节腔内注射，其琥珀酸钠制剂可供静脉注射，如冲击疗法。④曲安西龙：又名去炎松、氟羟氢泼尼松、氟羟泼尼松、氟

19

羟强的松龙。其抗炎作用比氢化可的松、泼尼松均强，不引起水钠潴留和排钾过多。缺点是治疗剂量与中毒量之间的界线很接近，有时可引起严重的食欲减退、体重减轻及嗜睡等不良反应。本品可用于口服、关节腔内和局部注射。目前临床上多外用。

（3）长效类　有地塞米松和倍他米松。这类药抗炎作用是氢化可的松30倍。极少有水钠潴留副作用，故引起高血压作用轻，但对下视丘-脑下垂体-肾上腺轴（HPA轴）有较强的抑制作用。其常见的副作用有体重增加、满月脸、消化性溃疡、多毛及精神反应。有时倍他米松亦可引起轻微的食欲缺乏及体重减轻。①地塞米松：又名氟甲去氢化可的松（氟美松）。可口服、肌注、静脉给药，静脉给药作用快，多用于危重患者的抢救。②倍他米松：为地塞米松的同分异构体。其抗炎作用稍强于地塞米松，常口服给药。

## 2. 皮质类固醇的适应证

在皮肤科的重症适应证分为三个方面。①主要适用于药疹、重症多形红斑及变应性接触性皮炎。②应激情况的适应证，如过敏性休克、喉头水肿。③也用于系统性红斑狼疮、皮肌炎、系统性硬皮病及寻常性天疱疮等威胁生命的疾病。

## 3. 禁忌证

绝对禁忌证：系统性细菌、真菌感染、单纯疱疹角膜炎、糖皮质激素高度过敏。相对禁忌证：消化性溃疡病、高血压、骨质疏松症、精神病、糖尿病。

## 4. 皮质类固醇的皮肤科临床疗法

①常规法：每日剂量分3次给予。②早晨单剂量法：将1日总量于早晨8时1次服用，该法可减少对下视丘-垂体-肾上腺（HPA）轴的抑制。③隔日疗法：将2d的总量作为1次，隔日晨8时服用，其目的也是减少对HPA轴的抑制。④冲击疗法：采用超大剂量的激素静脉滴注，应用于糖皮质激素常规治疗无效的红斑狼疮、皮肌炎、结节性多动脉炎、天疱疮、重症多形红斑等变态反应病。使用方法是用甲泼尼龙琥珀酸钠0.5～1.0g溶于5%葡萄糖液中，于2～3h静脉滴注，每日1次，3～5d为1疗程；也可用氢化可的松琥珀酸钠2～6g/d或地塞米松150～

300mg/d、分 3～4 次静滴。在冲击疗法结束后，可立即口服泼尼松 30～60mg/d 或隔日疗法，如病情需要，冲击疗法可间隔多次重复。⑤局部皮肤内注射：将 2.5% 醋酸泼尼松龙混悬液或 1% 去曲安西龙混悬液 0.3～1.0ml 加等量 1% 普鲁卡因注射液，皮损内注射，每 1～3 周 1 次，共 4～6 次。

### 5. 不良反应及注意事项

当长期较大剂量应用激素时，可表现出向心性肥胖、满月脸、皮肤萎缩及变薄、多毛、水肿、血糖增高、高血压、低血钾、低钙及骨质疏松等，一般停药后可自行消退。必要时给予低盐、低糖、高蛋白饮食；宜给予补钾、补钙；对大剂量使用激素者，还应注意预防感染和消化道并发症。冲击疗法尚须注意防止急剧电解质紊乱及致死性心律失常。

## （三）抗生素类

### 1. 青霉素类

通过抑制细胞壁的黏肽肽链的互相连接使细胞壁缺损。

（1）青霉素钾（钠）盐

适应证：脓疱病、疖、痈、丹毒、蜂窝织炎、敏感性金黄色葡萄球菌所致败血症、梅毒、雅司病。

用法及用量：80 万～160 万 U/d，im；240 万～2000 万 U/d，iv drip。

注意事项：不宜合用氯霉素、红霉素、四环素类、林可霉素类、磺胺类等抑菌药物。

（2）苄星青霉素（长效西林）

适应证：脓疱病、疖、痈、丹毒、蜂窝织炎、敏感金黄色葡萄球菌所致败血症、梅毒、雅司病、鼠咬热、淋病、放线菌病、气性坏疽和炭疽等。

用法及用量：60 万～120 万 U，im，bid。

注意事项：不宜合用氯霉素、红霉素、四环素类、林可霉素类、磺胺类等抑菌药物。

### 2. 头孢菌素类

（1）头孢曲松

适应证：对头孢曲松钠敏感的致病菌引起的感染，如脓毒血症、脑膜炎、播散性莱姆病（早、晚）、腹部感染（腹膜炎、胆道及胃肠道感染），骨、关节、软组织、皮肤及伤口，免疫功能低下患者之感染，肾脏及泌尿道感染，呼吸道感染，尤其是肺炎、耳鼻喉感染，生殖系统感染，包括淋病，术前预防感染。

用法及用量：成人 1～2g/d，iv drip；婴幼儿 20～80mg/(kg·d)，iv drip。

注意事项：有变态反应、胃肠道反应、药疹、肝肾损害。对青霉素过敏和肝肾功能差者忌用和慎用。

（2）头孢拉定（先锋霉素Ⅳ）

适应证：同头孢曲松。

用法及用量：成人 1～2g/d，po，儿童 25～50mg/(kg·d)，qd。

注意事项：同头孢曲松。

（3）头孢哌酮（先锋必）

适应证：同头孢曲松。

用法及用量：成人 2～4g/d，im，分等量每 12h 注射 1 次；婴幼儿 50～150mg/(kg·d)。淋病 0.5g 肌内注射 1 次。

注意事项：同头孢曲松。

（4）头孢噻肟（凯福隆）

适应证：同头孢曲松。

用法及用量：iv drip。成人，轻度时 1g，bid；中度时 2g，bid；重度时 2～4g，每 8～12h 1 次。婴幼儿 50～150mg/(kg·d)。淋病 1g 肌内注射 1 次。

注意事项：同头孢曲松。

## 3. 氨基糖苷类

干扰细菌蛋白质合成的始动阶段，使形成无功能蛋白。

（1）硫酸庆大霉素

适应证：对青霉素耐药的葡萄球菌、溶血性链球菌感染及铜绿假单胞菌和大肠杆菌感染。

用法及用量：12 万～24 万 U/d，im，分 3～4 次。

注意事项：肾功能减退者慎用；对本药过敏者不用。

（2）大观霉素（淋必治）

抑制细菌细胞内蛋白质合成。

适应证：奈瑟淋球菌引起的急性尿道炎、子宫颈炎及肠炎。

用法及用量：肌内注射每次 2g，重症每次 4g，一般用一次。

注意事项：过敏性反应、听力受损、肾脏损害。注射处的血栓性静脉炎，甚至坏死。

## 4. 大环内酯类

（1）克拉霉素

适应证：革兰阳性与阴性球菌、某些厌氧菌及衣原体、支原体等感染。

用法及用量：500mg，qd；儿童 10～15mg/(kg·d)。

注意事项：有胃肠道反应。肝功能不全者禁用。

（2）红霉素

适应证：同克拉霉素。

用法及用量：口服，成人第 1 天每 12h 服 500mg，以后每 6～8h 服 250mg；儿童 30～50mg/(kg·d)，qd。

注意事项：同克拉霉素。

（3）罗红霉素

适应证：同克拉霉素。

用法及用量：成人 150mg，po，bid；儿童 2.5～5mg/kg。

注意事项：同克拉霉素。

## 5. 四环素类

（1）多西环素

适应证：革兰阳性球菌与阴性杆菌、衣原体、支原体、螺旋体等感染。

用法及用量：0.1g，po，qd。

注意事项：有胃肠道反应，有一定的肝肾毒性。8 岁以下儿童、孕妇及哺乳期妇女禁用。

（2）米诺环素（美满霉素）

适应证：同多西环素。

用法及用量：50mg，po，bid。

注意事项：同多西环素。

### 6. 甲硝唑（灭滴灵）

具有抗厌氧菌和抗厌氧虫的作用。

适应证：痤疮、酒渣鼻、脓疱等。

用法及用量：0.2g，po，tid；或0.5g，iv drip，tid。

注意事项：不良反应为消化道症状最常见，偶有头痛、眩晕，少数病例发生荨麻疹、潮红、瘙痒、口中金属味及白细胞减少等，停药后自行恢复。

### （四）维 A 酸类药物

是与维生素 A 结构上类似的一大类化合物。

### 1. 分代

第一代：维 A 酸、异维 A 酸、维胺酯。

第二代：阿维 A 酯、阿维 A。

第三代：芳香维 A 酸、芳香维 A 酸乙酯、甲磺基芳香维 A 酸、他扎罗汀、阿达帕林。

### 2. 适应证

第一代：痤疮、银屑病、鱼鳞病。

第二代：Darrier 病、毛发红糠疹、脓疱型银屑病、红皮病型银屑病、鱼鳞病、病毒性疣、汗孔角化症、可变型红斑角化症等。

第三代：银屑病、鱼鳞病、Darrier 病、角化棘皮瘤、SCC、T 淋巴细胞癌、扁平苔藓等。

### 3. 作用机制

影响细胞的增殖和分化；对体液免疫及细胞免疫均有影响。抑制皮脂腺分泌；抗炎作用；抗增生及抗肿瘤作用；抗黑色素作用。

### 4. 不良反应

（1）皮肤及黏膜反应　皮肤干燥、面部红斑、掌跖脱屑、皮肤萎缩、光敏感、皮肤脆性增加、瘙痒、感觉异常等。口干、鼻干，引起唇炎、口角炎、鼻出血、鼻炎及结膜炎等。甲剥离、甲营养不良、甲沟炎等。毛囊炎、毛发脱落。

（2）致畸性　应在妊娠试验阴性后的月经周期开始服药。如

24

服异维 A 酸，则应在妊娠前 4 周及停药 2 个月之内避孕，如用阿维 A，则应在治疗前 4 周、治疗期间及停药 2 年内严格避孕。也有报告停用阿维 A 29 个月后，仍能在脂肪中查出阿维 A，建议停药后避孕 5 年。

（3）血脂的影响　主要引起甘油三酯升高。

（4）肝功影响　长期用药可引起肝功能异常。

（5）肌肉骨骼影响　长期用药可引起骨肥大、骨膜、韧带及肌腱钙化，儿童会出现骨骺提前闭锁，但少见，大剂量用药时易出现。

（6）中枢神经系统　可引起头痛、头晕、抑郁症，有自杀倾向，但与药物之间的关系仍未确定，对出现抑郁表现者应及时诊断，相应处理。

**5. 药物的相互作用**

与维生素 A 合用易引起高维生素 A 综合征。与四环素合用，可引起假脑瘤改变，表现为颅内高压，出现头痛、头晕及视觉障碍等，与皮质类固醇合用，也可有这一反应。与 MTX 合用增加肝毒性。

## （五）抗真菌药

**1. 克霉唑**

作用于真菌细胞膜上细胞色素 P450 酶系而发挥作用。

适应证：对浅部、深部真菌，包括条件致病菌均有抑制作用。

用法及用量：口服，成人 1.5～3.0g/d, po；儿童 30～40mg/（kg·d）。

注意事项：胃肠道反应、肝功能异常、白细胞和血小板减少及药疹等。

**2. 酮康唑**

阻断羊毛固醇 14-α 脱甲基而抑制了麦角固醇的合成，导致真菌细胞膜缺损。

适应证：较广谱，对皮肤癣菌、酵母菌、双相菌、藻菌等均有抑菌作用。

用法及用量：成人 200mg/d（可增至 400～600mg/d）po；

儿童体重小于 15kg 者 50mg/d，15～30kg 者 100mg/d，超过 30kg 者 200mg/d，愈后至少再持续 1 周。阴道念珠菌病 200mg/次，1～2 次/d，连服 5d。

注意事项：胃肠道反应、肝酶增高、男性乳房女性化等。

### 3. 伊曲康唑

抑制真菌膜中麦角固醇的细胞色素 P450-14-去甲基酶，引起 14-α 甲基固醇的积聚及麦角固醇的缺失。

适应证：抗真菌谱较广，对浅部、深部真菌均有疗效，对预防曲霉感染也有一定作用。

用法及用量：口服。手足癣、体股癣、花斑癣，200mg，qd，用 7d。高度角化区如足底部癣、手掌部癣，建议用 200mg，bid，用 7d。甲真菌病用冲击疗法 400mg/d，7d 为一疗程，每隔 3 周，重复 1 次，共 3～4 次。深部真菌病应用 0.4g/d 以上，疗程要足。

注意事项：胃肠道反应、头痛、眩晕、全身不适、皮疹等。

### 4. 特比萘芬

抑制麦角固醇的生物合成和角鲨烯环化酶以及角鲨烯在菌内的积聚。

适应证：杀真菌药，抗真菌谱广，可抗皮肤癣菌、真菌及某些酵母菌等。

用法及用量：皮肤癣菌病 250mg/d，po，连续 2～4 周（手足癣可延长 1～2 周）。甲癣 250mg/d 或隔日顿服，疗程 6 周～4 个月或更长。

注意事项：胃肠道反应，偶有皮肤过敏反应。妊娠、哺乳期以及严重肝功能不全者禁用。

### （六）钙剂

钙离子能降低毛细血管通透性，减少渗出，具有消炎、消肿、抗过敏作用。

常用的钙剂有 10％葡萄糖酸钙和 5％溴化钙，静脉注射，每日 1 次，每次 10ml。其适用于荨麻疹、湿疹、接触性皮炎及药疹。注意事项：①静脉推注时宜缓慢，以免引起心搏过强过快、心律失常或心搏停止于收缩期，老年人更应慎用。②钙剂可增加洋地黄的作用，使之毒性增强，故应用洋地黄者禁用钙剂。

（七）锌剂

锌参与蛋白质、脂肪糖代谢，能增强酶的活性；维持人体上皮细胞和各种屏障的正常功能；在免疫调节、胶原合成、成纤维细胞增生和加速溃疡愈合等方面都有着重要的作用。

常用的锌制剂有葡萄糖酸锌、甘草锌和硫酸锌。硫酸锌：成人 200～400mg/d，儿童 200mg/d，婴儿每日 1～2mg/kg，分 2～3 次餐后服用。适用于治疗肠病性肢端皮炎、寻常痤疮、慢性小腿溃疡及湿疹。注意事项：可有恶心、食欲减退、腹痛及腹泻等胃肠道反应，多较轻微，若将锌制剂放入果汁中服用可减轻对胃黏膜的刺激。

（八）外用（药）疗法

## 1. 外用药物的性能

也叫外用药物的性质。根据药物的药理作用主要分为如下的类型。

（1）清洁剂

作用：对皮损处的分泌物、痂皮、脓液等起清除作用。

药物：生理盐水、3%硼酸溶液、植物油、液状石蜡等。

（2）保护剂

作用：具有减少摩擦、防止外界刺激、保护皮肤作用。

药物：氧化锌、炉甘石、滑石粉及植物油等。

（3）止痒药

作用：具有清凉止痒和麻痹神经末梢止痒作用。

药物：0.5%～5%薄荷脑、1%～5%樟脑、1%麝香草酚、1%～3%达克罗宁等。此外，3%异丙嗪（非那根）和3%苯海拉明也可止痒，因可致敏，故少用。

（4）抗变应性炎症药

作用：能降低毛细血管通透性，减少渗出，起抗变态反应性炎症及止痒作用。

药物：1%氢化可的松、0.1%曲安西龙、0.5%氟轻松、0.03%地塞米松等。

（5）抗菌药

作用：具有抑菌和杀菌作用。

药物：1%～2%甲紫、0.1%小檗碱（黄连素）、0.02%呋喃西林液、0.5%～1%新霉素。

（6）抗真菌药

作用：具有抑制真菌、杀灭真菌的作用。

药物：5%～10%水杨酸、6%～12%苯甲酸、10%～30%冰醋酸、1%～3%克霉唑、2%～3%咪康唑等。

（7）角质促成剂

作用：增强血管收缩，减轻炎症浸润，促进角质恢复正常。

药物：1%～3%水杨酸、0.1%～0.5%蒽林等。

（8）角质松解剂

作用：可松解角质，使角化过度的角质层细胞松解剥脱。

药物：5%～10%水杨酸、20%～40%尿素、30%冰醋酸、5%～10%乳酸等。

（9）腐蚀剂

作用：有腐蚀作用，可以清除破坏增生的肉芽组织及赘生物。

药物：>20%水杨酸、50%三氯醋酸、纯石炭酸及硝酸银棒等。

（10）收敛剂

作用：能消散皮损炎症、减少渗出，抑制皮脂腺及汗腺分泌，起收敛作用。

此外，尚有抗病毒药、抗肿瘤药、遮光剂、脱色剂、外用维A酸（治疗痤疮、鱼鳞病）等。

## 2. 外用药物的剂型

系指药物配成的形式。皮肤病外用药从剂型上分类大致有溶液剂、软膏剂、油剂、霜剂、洗剂、糊剂、酊剂和外用散剂等。不同的剂型对于皮肤损害可发挥不同的作用，直接影响治疗效果。

## 3. 外用药使用原则

主要根据皮损的表现和性质来选择适当的剂型和药物。

（1）正确选择剂型　原则可以总结为三句话："干对干，湿对湿，半干对半湿。"即渗出较多时，选用湿敷；渗出少时，采用洗剂、糊剂；干燥、结痂、有鳞屑时，采用乳膏、霜剂。

① 急性阶段：a. 伴糜烂、大量渗液，选溶液冷湿敷。b. 无糜烂、渗液，选洗剂、粉剂外用。

② 亚急性阶段：a. 皮损渗出甚少者，选糊剂、油剂。b. 干燥丘疹、小片增厚，选乳剂。

③ 慢性阶段：浸润、肥厚、苔藓样变，选软膏、硬膏、乳剂、酊剂。

（2）合理选择药物

① 根据病因选择：a. 真菌感染选用抗真菌药。b. 细菌感染选用抗菌药。

② 根据病理变化选择：a. 角化不全选用角质促成剂。b. 角化过度选用角质剥脱剂。

③ 根据自觉症状选择：瘙痒选用止痒药。

（3）外用治疗注意事项

① 注意患者与医师的配合：向患者给予详细说明药物使用方法，尤其敏感皮肤、婴幼儿及皱褶部位。

② 注意外用药的刺激性，浓度应适合。

③ 严格掌握药物的适应证、不良反应及禁忌证。

（九）妊娠、授乳期皮肤病的药物治疗

**1. 食品和药物管理局（FDA）颁布的对妊娠期危险性等级的药物分类**

（1）A 级　该类药物对胎儿的影响甚微。

（2）B 级　在动物繁殖研究中（并未进行孕妇的对照研究）未见到药物对胎儿的不良影响。在动物繁殖研究中发现药物有不良反应，但这些不良反应并未在设对照的、妊娠前 3 个月的妇女中得到证实。

（3）C 级　动物研究证明药物对胎儿有危害性（致畸或胚胎死亡等），但并未在设对照的妊娠妇女进行研究，也未对妊娠妇女及动物进行研究。本类药物只有在权衡对孕妇的益处大于对胎儿的危害之后，方可使用。

（4）D 级　有明确证据显示，药物对人类胎儿有危害性，但尽管如此，孕妇用药后绝对有益（例如用药物来挽救孕妇的生命，或治疗用其他较安全的药物无效的严重疾病）。

（5）X级　对动物和人类的药物研究或人类用药的经验表明，药物对胎儿有危害，而且孕妇用这类药无益，因此禁用于妊娠或可能怀孕的患者。

## 2. 皮肤科常用抗组胺药 FDA 分类

（1）妊娠期

① 氯苯那敏：B级。妊娠的任何时期使用均无禁忌。

② 西咪替丁：C级。关于妊娠期使用西咪替丁有很大争议。西咪替丁是抗雄激素药，尤其大剂量时。动物妊娠期使用会导致雄激素性组织重量下降，并可能与个别的胎儿短暂性肝损害有关。妊娠期应避免使用，以排除理论上男性胎儿女性化的危险。

③ 赛庚啶：B级。妊娠期可以使用赛庚啶。厂商报告赛庚啶用于妊娠的任何三期没有异常危险性增加。

④ 苯海拉明：B级。用于妊娠期有较长的相对安全历史，尽管它在早产儿母亲妊娠的最后2周避免使用。许多医师认为它是妊娠期治疗瘙痒的首选药物。

⑤ 西替利嗪：B级。一项小的前瞻性研究证实，妊娠期使用羟嗪或西替利嗪没有对胎儿增加任何危险性。近年来研究把羟嗪列为妊娠期可安全使用的药物。最保守的情况是避免在妊娠的第一期使用。除了在妊娠的最后2周出现早产先兆外，妊娠第二期和第三期使用这两个药均无禁忌。

⑥ 氯雷他定：B级。妊娠期的不良反应报道有腭裂、耳郭发育不全、小眼球、聋、畸形和膈疝，虽然与药物的关系不明显，它的安全性尚未确定，厂商建议妊娠期非常必需时才用。

⑦ 特非那定：C级。大剂量使用时与动物胎儿体重下降以及存活有关，并且可能与多指畸形和人类其他畸形有关。妊娠期应避免使用。

（2）授乳期

① 授乳期不推荐使用抗组胺药，因为其抑制泌乳及影响婴儿。

② 授乳期不推荐使用西咪替丁，尽管 WHO 把它列在授乳期

安全用药范围。

### 3. 妊娠、授乳期糖皮质激素应用

（1）妊娠期

① 系统使用糖皮质激素：研究发现动物妊娠期使用与腭裂、胎盘生成不充分、自发性流产和胚胎在子宫内生长迟缓的危险性升高有关。人类没有观察到小剂量系统使用糖皮质激素有致癌性等问题。大剂量与婴儿生长抑制、内源性激素分泌抑制以及激素的潜在危险有关。有报道妊娠期使用泼尼松的婴儿出现先天性白内障。一个小样本研究妊娠期使用糖皮质激素的危险是很低的，尽管腭裂的发生率比预期的要高。妊娠期 $10mg/d$ 或更低剂量的泼尼松不禁忌，但可能与低体重儿有关，并且低体重儿可能与迟发性高血压和心血管疾病的死亡率有关。短期使用泼尼松 $40\sim80mg/d$ 没有增加先天性畸形的危险。

② 外用糖皮质激素：妊娠期外用糖皮质激素和胎儿的危险性无明显关系。超强效的外用糖皮质激素的厂商明确警告妊娠期或准备妊娠的患者不能大剂量、广泛或长期使用。有报道母亲每日外用了相当于 $40mg$ 的曲安奈德，胎儿在子宫内生长迟缓。通常短期外用糖皮质激素与先天性畸形无关。

（2）授乳期

① 系统使用糖皮质激素不影响婴儿血液化学或感染率。如果长期应用或激素量超过 $20mg/d$，泼尼松应换成泼尼松龙。服药后 $3\sim4h$ 喂奶则使药物接触婴儿最少。授乳期使用糖皮质激素认为是"安全的"。

② 外用皮质激素在授乳期间不能用于乳房。有报道母亲外用激素于乳头，婴儿出现高血压。

### （十）皮肤病的中医论治方法

皮肤性病的中医论治方法，分内治和外治两大类。在具体应用中应做到审证求因、辨证施治，将局部治疗和整体治疗有机地结合起来。治疗法则的拟定应根据皮损表现、致病因素及病人体质等情况综合考虑。

### 1. 内治法

（1）疏风止痒法 是皮肤病最常应用的治法，可将其分为疏

风散寒止痒法和疏风清热止痒法。

① 疏风散寒止痒法 适用于风寒证。症见恶寒甚而热轻、无汗、口不渴，皮疹色淡或白、遇冷即发，苔白，脉浮紧等。如寒冷性多形红斑及风寒型荨麻疹等。方用桂枝麻黄各半汤加减。

② 疏风清热止痒法 适用于风热证。症见皮疹色红或红肿焮痛、发热、微恶寒、口渴、无汗或有汗不畅、小便黄、舌苔薄白或黄、脉浮数。如玫瑰糠疹、风热型荨麻疹等。方用银翘散、消风散加减。

(2) 清热解毒法 适用于实火热毒之证。症见皮损局部焮热发红或红肿热痛、恶寒发热、口渴口苦、便秘、尿黄、舌红、苔黄、脉数。如丹毒、疖病、毒热内蕴型梅毒、性病横痃初期、接触性皮炎等。方用五味消毒饮或黄连解毒汤加减。

(3) 清热利湿法 适用于湿热证。症见红斑或焮红成片、丘疹、水疱、糜烂、渗液，口渴不欲饮、小便短赤、灼痛溢脓、舌苔黄腻、脉数。如带状疱疹、生殖器疱疹、急性湿疹、滴虫性阴道炎、念珠菌性阴道炎及淋病等。方用龙胆泻肝汤、二妙散、萆薢渗湿汤加减。

(4) 清热凉血法 适用于血热证或毒入营血者。症见局部焮红灼热、红斑或紫红斑、条状风团，口渴饮冷、高热烦躁、便干尿黄、舌质红绛、苔黄、脉数。如系统性红斑狼疮急性期、过敏性紫癜、剥脱性皮炎及人工性荨麻疹等。方可选用清营汤、犀角地黄汤加减。

(5) 健脾利湿法 适用于脾虚湿阻证。症见皮疹色淡不鲜、糜烂、渗液、纳差、便溏、舌淡、苔白腻、脉濡细等。如亚急性湿疹、慢性淋病等。方可选用除湿胃苓汤加减。

(6) 益气固表法 适用于表虚卫气不固证。症见气短懒言、声低倦怠、自汗怕冷，皮疹色淡、着冷即发风团、反复发作，舌质淡、苔薄白、脉细无力。如慢性荨麻疹。方可选用玉屏风散加味。

(7) 滋阴降火法 适用于肝肾不足和阴虚火旺证。症见潮热盗汗、虚烦不眠、两颧红赤、腰膝酸软、耳鸣目眩，皮疹潮红或疮疡弥漫、脓液淋沥，口咽干燥、舌红少苔或苔光剥、脉细数。

如红斑狼疮（阴虚型）、皮肤结核。方用知柏地黄丸、大补阴丸加减。

（8）**养血润燥法** 适用于血虚风燥证。症见皮疹色淡、干燥脱屑、增厚粗糙、皲裂，或毛发枯槁脱落、头晕目眩、心悸失眠、口眼干燥、舌质淡、苔白或净、脉细无力。如神经性皮炎、慢性湿疹、静止期银屑病及干燥综合征等。方用当归饮子、养血润肤饮加减。

（9）**平肝息风法** 适用于血虚肝旺、肝风内生证。此系肝失血养、血虚生风及肝风内生，或年老气血不足、肌肤失养所致。症见皮疹色淡、干燥脱屑，或增厚皲裂、肌肤隐隐作痒、舌质淡、苔白、脉细或弦。如阴囊神经性皮炎、会阴瘙痒症及慢性荨麻疹。治宜养血平肝、息风止痒，方用当归饮子、天麻钩藤饮加减。

（10）**活血化瘀法** 适用于经络阻遏、气滞血瘀之证。症见皮疹紫红、瘀斑、局部肿胀、结节，或疼痛如针刺、有定处、拒按，唇舌爪甲紫暗、脉涩。如红斑狼疮、结节性红斑、血管炎性皮肤病及性病横痃的慢性期等。治宜活血化瘀，方用桃红四物汤、仙方活命饮加减。

（11）**温阳通络法** 适用于寒湿阻络或寒凝气滞证。此系风寒湿邪阻于经络，阳气不能外达，寒凝阻络所致。症见皮疹苍白或青紫、皮温偏低、肢冷、麻木或疼痛、小便清长、苔白滑、脉沉或涩。如雷诺病、冷球蛋白血症及三期梅毒树胶肿。方可选用当归四逆汤以温阳通络、温经散寒。

（12）**温补肾阳法** 适用于肾阳虚证。肾阳不足，阳气不能外达于肢末。症见面色㿠白、精神委靡不振、形寒肢冷、肢端发绀、自汗、舌质淡胖、苔白、脉沉细或虚。如皮肌炎、肾病综合征、肿块软而弥漫的性病横痃；还常见于长期大量使用激素治疗后的天疱疮、红斑狼疮患者。治宜温补肾阳，可选用肾气丸、真武汤加减。

**2. 中医外治法**

（1）**散剂（粉剂）** 由单味或复方中药制成的干燥粉末。其具有散热解毒、清凉止痒、干燥保护作用。散剂适用于无糜烂渗

33

液的急性皮炎、湿疹。如青黛散、如意金黄散。

(2) 水剂（溶液）　系将单味或复方中药煎水而制成的溶液。具有清洁、保护、收敛、止痒及散热作用。多用作熏洗，也可用作浸泡、湿敷患处。适用于有糜烂、渗液的急性皮炎、湿疹，或足癣伴感染者。如马齿苋水剂、菊花水剂、龙胆水剂。

(3) 水粉剂（洗剂）　系将一定量的中药粉末与水相混合而成的药剂。具有清凉止痒、收敛散热、干燥保护作用。适用于无糜烂、渗液的急性皮炎、湿疹及痤疮。药如解毒洗剂、颠倒散洗剂。

(4) 醋浸剂　系将单味或复方中药放置于醋液中密封浸泡一定时间而成的醋溶液。具有解毒、杀虫、止痒等作用。适用于皮肤癣菌病。如藿黄浸剂，浸泡患处，每次 30min，每日 1 次。

(5) 药酒（酒剂）　系单味或复方中药浸泡于白酒或酒精而制成的药剂。将中药浸泡 7d 后，取酒外用，具有杀虫止痒作用，并有使用方便、刺激性小的优点。适宜于各种癣病、神经性皮炎等。如癣酒、10％土槿皮酊、百部酊。

(6) 油　系由中药粉末与植物油调制而成或将中药浸在植物油中熬煎去渣而成的制剂。油剂具有保护润肤、清洁止痒作用，适用于干燥性婴儿湿疹、鱼鳞病等。如甘草油、紫草油等。

(7) 药膏（软膏）　由中药粉与油脂类基质混合而成的均匀、细腻的半固体剂型。药膏具有润泽皮肤、软化痂皮、深透软坚及促进慢性炎症消退的作用。适用于银屑病、慢性湿疹及皲裂。如润肌膏、黑豆馏油软膏等。

(8) 膏药（硬膏）　古称薄贴，系将药末加入到植物油、蜡、树胶中经高温熬炼成膏，摊于布或纸面而成，现已制成黏着力强、干净、效佳的胶布型膏药。膏药具有搜风止痒、活血止痛、软坚防裂作用。适用于神经性皮炎、慢性湿疹、皮痛症等。如太乙膏、伤湿止痛膏等。

(9) 熏蒸剂　熏蒸可分为气蒸和烟熏两种。皮肤性病多采用气蒸。其具有温经通络、疏通气血、杀虫止痒作用。可用于神经性皮炎、疥疮、尖锐湿疣等。将药液煮沸，周围用毛巾围住，利于蒸汽熏蒸患处。如气熏疮药。

# 三、皮肤病的物理治疗

## （一）电疗

（1）直流电及电离子渗入疗法。

（2）高频电治疗 高频电外科治疗是利用高频电流产生的电火花，或电场快速改变引起组织内分子快速震荡产生的高热，以去除病变组织的一种治疗方法。

适应证：广泛适用于去除各种皮肤良性赘生物，也可用于小的皮肤恶性肿瘤的治疗，但治疗范围必须超过肿瘤边缘至少0.5cm，以免复发。注意事项：应严格按无菌操作技术治疗及疗后护理。对紧靠骨、软骨和关节的损害进行治疗时，应注意避免对周围组织的损害。对瘢痕体质的患者，不宜应用。

## （二）光疗

### 1. 红外线治疗

红外线对人体皮肤、皮下组织具有强烈的穿透力。红外线理疗对组织产生的热作用、消炎作用及促进再生作用已为临床所肯定，通常治疗均采用对病变部位直接照射。近红外微量照射治疗对微循环的改善效果显著，尤以微血流状态改善明显。表现为辐照后毛细血管血流速度加快，红细胞聚集现象减少，乳头下静脉丛淤血现象减轻或消失，从而对改善机体组织、重要脏器的营养、代谢、修复及功能有积极作用。

适应证：在皮肤科，常用于治疗各种炎症感染，如疖肿、汗腺炎、甲周炎，应配合抗生素治疗。另外，红外线照射对慢性炎症性浸润，各种慢性溃疡、静脉炎、冻疮、带状疱疹等均有良好疗效。

### 2. 紫外线疗法

可分为：长波紫外线（UVA），波长320～400nm；中波紫外线（UVB），波长290～320nm；短波紫外线（UVC），波长180～290nm。

（1）紫外线的作用

① 红斑反应：在较大剂量的紫外线照射后，经一定的时间，照射区皮肤可以发生红斑、水肿甚至水疱形成，重者可出现全身

35

反应。影响红斑反应的因素主要有紫外线照射量、躯体部位、皮肤色素、季节、年龄和职业（室外工作者敏感性低）及有光敏性的疾病和药物等。

② 色素沉着作用：引起络氨酸酶活性增加；DNA损伤的修复会直接刺激色素生成。

③ 杀菌作用：紫外线直接杀菌作用以短波紫外线最显著，中波紫外线也有杀菌作用，但较短波紫外线弱得多。

④ 免疫作用：具有免疫抑制及免疫调节作用。

⑤ 中长波紫外线的照射：可使皮肤中的脱氧胆固醇转变为维生素D，维生素D可增强钙、磷在体内的吸收，能帮助骨骼的生长发育。

⑥ 增强皮肤的屏障作用：紫外线照射可使角质层增厚、角质层脂质含量增加及光耐受，从而增强皮肤的屏障作用。

⑦ 细胞凋亡：紫外线照射能引起浸润T细胞凋亡。

⑧ 对皮肤创伤的影响：紫外线照射可促使基底细胞增生，有丝分裂增加，同时表皮角化过程也加速。

（2）适应证

① 毛囊炎、疖、痈：以红斑量照射，隔日1次，一般2～3次可显著好转。

② 丹毒：红斑量局部照射隔日1次，10次为一疗程，部分患者酌情可行2个疗程。

③ 玫瑰糠疹：亚红斑量隔日或每周2次，能缩短病程。6～10次为一疗程，一般可见效。

④ 寻常型银屑病：亚红斑量照射，每周2～3次，10～20次后可见效，但需做间歇性巩固治疗。

⑤ 慢性苔藓样糠疹：亚红斑量照射，每日或每周2次，十余次可见效。

⑥ 斑秃、早秃：红斑量或亚红斑量隔日或每周2次，十次为一疗程。

⑦ 其他：湿疹见于掌跖脓疱病、手部接触性皮炎、慢性溃疡、痤疮、白癜风的治疗及光敏性皮肤病（如多形日光疹）的预防均可用亚红斑量隔日或每周2次照射，10次为一疗程。

（3）禁忌证

① 着色性干皮病。

② 皮肌炎。

③ 系统性红斑狼疮。

④ 恶性黑色素瘤或有黑色素瘤病史者及有基底细胞癌或鳞癌者。

⑤ 妊娠。

⑥ 12岁以下或年老体弱、心肝肾功能不全者。

⑦ 卟啉病、毛发硫营养不良等其他光敏性疾病。

⑧ 甲状腺功能亢进症。

⑨ 以前曾服过砷剂或接受放射治疗者。

### （三）光化学疗法

利用光致敏效应以加强紫外线治疗皮肤病效果的一种方法。此方法的光敏药物主要是应用补骨脂素（psoralen）加长波紫外线（UVA）照射，故简称PUVA。光化学疗法除了PUVA外，紫外线用中波紫外线（UVB）即PUVB治疗。

适应证：银屑病（寻常型银屑病的慢性斑块型疗效最佳，红皮病型银屑病、脓疱型银屑病缓解期、掌跖脓疱病也有一定疗效）、蕈样肉芽肿、湿疹、遗传过敏性皮炎、副银屑病、白癜风、泛发性肥大细胞增生症、色素性荨麻疹、扁平苔藓、毛发红糠疹、尿毒症致皮肤瘙痒、斑秃、光敏性皮炎的预防。

### （四）冷冻治疗

冷冻治疗是利用低温作用于病变组织，导致组织坏死，以达到治疗目的。温度越低，冷冻时间越长，冻融次数越多，降温越快，复温越慢，对细胞杀伤力也越大。目前应用于冷冻治疗的致冷物质有多种。其中，液氮的致冷温度低（-195℃），无毒性，应用方便，价格低廉，已广泛应用于冷冻治疗。

## 1. 治疗方法

有棉签法、接触法、喷法。多采用一次或多次冻融。皮损平整、边缘规则者，选择相应大小、形态的冷冻头压冻；浅表的小损害可用棉签蘸取适量的液氮直接接触冻融；皮损高低不平、比较厚、面积较大、边界不规则者用喷冻。起初皮肤组织冷冻发白，数分钟后，局部解冻肿胀、疼痛，1～2d 内起大疱，疱破后有大量渗液。一般于 1～2 周内可干燥结痂，3～4 周痂皮脱落，局部留有白斑，有时有轻度萎缩性瘢痕。

**2. 适应证**

（1）良性皮肤病

① 各种疣。

② 皮肤良性赘生性损害：对于疣状痣、毛发上皮瘤、结节硬化症的面部皮脂腺瘤、汗孔角化症、皮脂角化症等损害，冷冻治疗不仅有良好疗效，且可获得良好的美容效果。对血管瘤的冷冻治疗，虽有报告有效，但应持谨慎态度。

③ 炎症性增生性疾病：对于结节性痒疹、疥疮结节、肥厚性扁平苔藓、增殖性盘状红斑狼疮等，冷冻治疗均有良好疗效。

④ 色素性疾病：冷冻治疗雀斑有良好效果，应用于冷浸式冷刀治疗更为方便。冷冻 1～2s，以局部发生水肿性红斑而无水疱发生为度。部分患者于治疗后可产生色素沉着斑，但一般可在数月内消退。对面部色痣的治疗应持谨慎态度，因可致面部色素脱失斑，影响美容。

⑤ 其他：冷冻用于治疗斑秃、萎缩硬化性苔藓、囊肿性痤疮、黏液囊肿、结节病等皮肤病，均有良好疗效。

（2）恶性皮肤肿瘤及癌前损害　对非色素性皮肤癌（基底细胞癌、鳞状上皮癌）冷冻治疗的治疗率可达 98%。对光线性角化病、鲍恩病、红斑增生症等癌前损害，由于病变表浅，冷冻的疗效也更好。

**3. 禁忌证**

冷性荨麻疹、冷球蛋白血症、冷纤维蛋白原血症、冷凝集素血症、Raynaud 病及对冷冻治疗不能耐受者。

**（五）激光治疗**

激光（LASER）的全称为受激辐射光放大（light amplified by stimulated emission of radiation，LASER）。激光是一种聚高能量的单色光，方向性和针对性较强，它的"精准"度无与伦比，所以一次仅能针对皮肤的某一症状治疗，激光主要治疗一些色素性损容性皮肤病如黑斑、刺青、胎记、瘢痕等，在深层祛斑、去皱等治疗皮肤光老化的某些方面有特定的疗效。

**1. 皮肤科常用激光器**

（1）固体激光 YAG 激光器，倍频 Nd：YAG 激光，钬激光，红宝石激光，翠绿宝石激光，紫翠宝石激光，铒激光，铥激光，YAP 激光。

（2）气体激光 $CO_2$ 激光，准分子激光，氩激光，氩离子激光，氦离子激光，氦镉激光。

（3）液体激光 染料激光。

**2. 激光分类**

分强激光和弱激光。

（1）强激光治疗 直接辐照可导致生物组织发生不可逆性损伤，这种强反应水平的激光称之为强激光。

① 激光的热效应：通过碰撞生热、吸收生热、皮肤组织热作用和皮肤组织热化作用产生热效应。所产生的热效应对蛋白质、酶、神经组织和皮肤都会产生一定的影响。

② 激光的压强作用：对组织产生机械性损伤。

③ 冲击波效应：可瞬间将靶组织破坏。

④ 激光的电磁场效应：激光是非常强的电磁波，在生物体内引起的一系列的创伤，导致细胞的损伤与破裂。

（2）弱激光治疗 直接辐照不造成生物组织不可逆的损伤，但可以刺激机体产生一系列的生理生化反应，对组织或机体起到调节、增强或抑制的功能，从而达到治病的目的，这种激光称之为弱激光。

光动力治疗（photodynamic therapy，PDT）是一种日趋成熟的新型治疗技术，其主要作用机制是组织中的光敏剂在有氧的条件下，经激光照射后产生大量活性氧物质，损伤组织细胞。PDT最早用于恶性肿瘤的治疗，如基底细胞癌、食管癌等；目前其应用范围已拓展到多种良性疾病的治疗，较为成熟的有鲜红斑痣、老年性黄斑变性、尖锐湿疣等。

**3. 现代激光在皮肤科的应用**

见表 1-2。

表 1-2　现代激光在皮肤科的应用

| 激光器 | 波长/nm | 治疗范围 |
|---|---|---|
| 二氧化碳激光 | 10600 | 寻常疣、化脓性肉芽肿、脂溢性角化、色素痣、基癌和鳞癌 |
| 氦氖激光 | 632.8 | 皮肤溃疡、斑秃、带状疱疹、单纯疱疹 |
| 掺钕镱石榴石激光（掺钕 YAG 激光） | 1064<br>532<br>585<br>650 | 色素性、血管性皮肤病、多毛症 |
| 掺铒镱石榴石激光（铒激光） | 2940 | 皮肤磨削、祛除皱纹、各类瘢痕 |
| 氩离子激光 | 488<br>514.5 | 浅表色素性皮肤病、鲜红斑痣 |
| 红宝石激光 | 694 | 色素痣、雀斑和文身 |
| 铜蒸气激光 | 510<br>579 | 鲜红斑痣、毛细血管扩张症 |
| 染料激光 | 510<br>585<br>595<br>650 | 色素性、血管性皮肤病 |
| 翠绿宝石激光（蓝宝石激光） | 755nm | 雀斑样痣、太田痣、文身 |

## 4. 光子嫩肤

光子嫩肤属于激光美容的范畴，是在激光技术基础上发展的一项新技术。光子即强力脉冲光，与传统激光的单色光不同，它是各种激光的组合，可以同时解决脸上的多种问题，弥补了激光治疗的不足。光子较激光温和，能量比较低且安全性高，属非侵入性疗法，治疗后不会留下任何瘢痕，每次治疗后可以立即恢复正常生活和工作，是目前理想的科学美容方法。

# 第4节 皮肤病常用实验室诊断方法

本节仅简要介绍常用于皮肤科临床的一些实验室检查，即使有些项目也见诸一般临床医学，但本节则侧重介绍有关皮肤科内容。

## 一、血液检查等

中性粒细胞增高常见于细菌感染性皮肤病、脓疱型银屑病、坏疽性脓皮病、红皮病、Sweet 综合征等；嗜酸粒细胞增高常见于遗传过敏性湿疹、药疹、嗜酸性筋膜炎、疱疹样皮炎、类天疱疮、嗜酸粒细胞增多综合征等；淋巴细胞增高常见于皮肤结核、梅毒、病毒疹及淋巴细胞增生症；红细胞沉降率（ESR）增高常见于感染性皮肤病、结核组织病、血管炎、恶性淋巴瘤等；肝肾功能检查及血清电解质测定常见于结核组织病、大疱性皮肤病、血管炎、重症药及其他有可能影响内脏系统功能的皮肤病，疑有中枢神经系统受累时，应做脑脊液检查。

## 二、微生物及寄生虫检查

### 1. 真菌检查

（1）临床样本的采集与处理

① 皮屑：边缘、疱壁、脓液、深层趾（指）间皮屑或活动边缘皮屑，取材前 75% 酒精消毒，做 KOH 涂片，同时种于沙氏琼脂加氯霉素 2 管，置 25℃培养 2 周。

② 甲屑　用细挫或牙科磨钻取病甲与正常甲交界处并且贴近甲床部的甲屑，标本用酒精浸泡待干燥后种于沙氏（SDA）培养 4 周，并同时做 KOH 涂片。

③ 毛发：取病发（变色，无光泽，弯曲，脆易折断，松动易拔除）15 根，75% 酒精消毒，3～5 根做直接镜检，5～10 根种于沙氏琼脂（加氯霉素），划破斜面掩埋。

④ 脓液：无菌采集，注意颗粒，用无菌蒸馏水稀释后寻找。可做 G 染色或抗酸染色。常规的 KOH 涂片及 SDA 接种培养也是必要的。

（2）直接涂片检查　为最简单而重要的诊断方法。取标本置玻片上，加一滴10%KOH溶液，盖上盖玻片，在酒精灯上微微加热，待标本溶解，轻轻加压盖玻片使标本透明即可镜检。先在低倍镜下检查有无菌丝或孢子，再用高倍镜证实。主要用于明确真菌感染是否存在，一般不能确定菌种。

（3）培养检查　可提高真菌检出率，并能确定菌种。标本接种于葡萄糖蛋白胨琼脂培养基上，置室温下培养1～3周，以鉴定菌种。必要时可行玻片小培养协助鉴定。菌种鉴定常根据菌落的形态、结构、颜色、边缘、生长速度、繁殖程度、下沉现象和显微镜下形态等判断。

### 2. 淋病双球菌检查

常用于疑诊淋球菌性尿道炎患者。

（1）直接涂片检查　常用于淋球菌感染的急性期检查，取其尿道分泌物做直接涂片，如发现细胞内成双排列、呈肾形的革兰阴性双球菌可初步作出诊断。但阴性不能除外诊断，需做培养检查。

（2）分离培养　常用于慢性淋病患者与无症状感染者的检查。培养菌落在血平皿上可形成圆形、稍凸、湿润、光滑、透明到灰白色的菌落，直径为0.5～1.0mm。生化反应符合淋球菌特性。

### 3. 衣原体及支原体检查

常用于疑诊非淋球菌性尿道炎患者。

（1）衣原体抗原检测法　用商品试剂盒检测，方便简单，快速，特异性高。质控窗和结果窗均显示一条蓝带为阳性结果，阴性为结果窗无变化。阳性结果结合临床可确定沙眼衣原体感染，阴性时不能完全排除，可用细胞培养法确定。

（2）支原体检查

① 将标本接种到液体培养基中置烛缸内，在37℃恒温箱内培养24～72h，每日观察颜色变化。如由黄色变为粉红色，可能有解脲支原体生长。

② 取0.2ml培养物接种到固体培养基上，培养48h后于低倍镜下观察，有典型"油煎蛋"状菌落者为阳性。

### 4. 病毒检查

对单纯疱疹病毒，可做疱液培养，用直接或间接免疫荧光法进行鉴定。

## 5. 梅毒螺旋体检查

（1）梅毒螺旋体直接检查  暗视野检查；直接荧光抗体检查；涂片染色检查法。

（2）非梅毒螺旋体抗原血清试验

① 性病研究实验室试验（VDRL）。

② 不加热血清反应素试验（USR）：是一种改良的 VDRL 试验。

③ 快速血浆反应素环状卡片试验（RPR）：是一种改良的 USR 试验。

（3）梅毒螺旋体抗原血清试验

① 荧光螺旋体抗体吸收试验（FTA-ABS）。

② 梅毒螺旋体颗粒凝集试验（TPPA）。

③ 梅毒螺旋体血球凝集试验（TPHA）。

④ 酶联免疫吸附试验（EIA）。

## 6. 疥螨及人体蠕形螨检查

（1）人体疥螨常隐藏于皮肤角质层、手指缝或手腕屈侧等处，未见抓破的隧道末端和水疱中。用针尖轻轻挑破水疱，可见疥螨隧道，并有白色小点爬行，放在显微镜下观察，见到的便是疥螨，还可见到虫卵。经研究发现虫卵和疥螨是一种传染性疾病，需要及时、彻底治疗。

（2）阴虱的检查  检查阴虱需要阴毛、头发或腋毛，常常可见虫卵或阴虱粘连在毛发上。一般用 70％乙醇加一滴 10％氢氧化钾溶液，在显微镜下可见到虫卵或阴虱，用肉眼也可以看见阴虱爬行。

（3）蠕形螨检查  人体蠕形螨的检查一般采取挤刮法和胶带粘贴法。用刀片或手挤压面部油脂分泌多的部位，如鼻翼、鼻唇沟、颊部、口腔周围部位，挤压出分泌物或刮取的分泌物置于载玻片上，滴上一滴生理盐水便可检查出有无蠕形螨。而透明胶带法则是粘贴在上述部位，待几小时后或者是过夜后，取下胶带，复贴于载玻片上可在显微镜下看见蠕形螨。

## 三、细胞诊断

适用于大疱性、水疱性、病毒性皮肤病和基底细胞癌损。在显微镜下，这些损害的细胞涂片检查，可较快地获得比较正确的诊断。

## 四、活组织检查

### （一）皮肤的组织病理变化

#### 1. 表皮的组织病理变化

（1）角化过度　由于角质形成过多或角质贮留堆积引起的角质层过度增厚。

（2）角质栓　在扩大的毛囊或汗管开口处角质显著增多形成角栓。

（3）角化不全　角化过程不完全，角质层有细胞核残留。

（4）角化不良　棘层及颗粒层个别或小群角质形成细胞提前异常角化，表现为胞核浓缩深染，胞浆红染，棘突消失。

（5）颗粒层增厚　颗粒层的厚度增加，胞浆内透明角质颗粒粗大色深。

（6）棘层肥厚　表皮棘细胞层增厚。

（7）乳头瘤样增生　真皮乳头不规则地向上增生，使表皮呈不规则波浪状起伏。

（8）疣状增生　表皮角化过度、颗粒层增厚、棘层增厚和乳头瘤样增生四种病理同时存在。

（9）表皮萎缩　棘层细胞减少，表皮变薄，表皮突不明显或消失。

（10）海绵形成　细胞间水肿引起细胞间隙增宽，细胞间桥拉长而清晰可见似海绵。

（11）基底细胞液化变性　基底细胞空泡化或破碎，使原来基底细胞的栅状排列发生紊乱甚至基底层消失。

（12）棘层松解　表皮细胞间失去粘连而呈松解状态，出现表皮内裂隙或水疱。

（13）微脓肿　表皮内有中性粒细胞或淋巴细胞聚集的小团块。①Kogoj海绵状微脓肿：在颗粒层或棘层上部海绵形成的基础上有中性粒细胞聚集。②Munro微脓肿：角质层有中性粒细胞聚集。③Pautrier微脓肿：棘层有中性粒细胞聚集。

（14）色素失禁　基底细胞及黑色素细胞损伤后，黑色素细胞从这些细胞中脱落到真皮上部，或被吞噬细胞吞噬，或游离在组织间隙中。

## 2. 真皮的组织病理变化

（1）纤维蛋白样变性　纤维蛋白样物质渗入胶原内，使受累部位呈明亮的嗜伊红性均质外观。

（2）黏液变性　胶原基质中黏多糖增多，胶原纤维束间的黏液物质沉积而使间隙增宽。

（3）弹力纤维变性　弹力纤维断裂、破碎、聚集成团或粗细不均呈卷曲状。

（4）肉芽肿　炎症局部形成以巨噬细胞增生为主的境界清楚的结节状病灶。

## 3. 皮下组织病理变化

脂膜炎：由于炎症反应而引起皮下脂肪组织不同程度的炎症浸润、水肿、液化或变性坏死。

### （二）免疫病理检查

## 1. 适应证

天疱疮、类天疱疮、红斑狼疮、皮肌炎、皮肤血管炎等免疫皮肤病。

## 2. 直接免疫荧光

检查病变组织和细胞中免疫球蛋白或补体的出现及分布，用于诊断、鉴别或辅助诊断免疫性皮肤病。

（1）棘细胞间　天疱疮皮损棘细胞间 IgG、IgA、IgM 或 $C_3$ 沉积，呈网状。

（2）皮肤基底膜带

① 红斑狼疮：基底膜带 90% 以上出现 IgG、$C_3$ 沉积，呈颗粒状，这一现象的检查称狼疮带试验（lupus band test，LBT）。

② 类天疱疮：基底膜带 90% 以上 IgG、$C_3$ 沉积，呈线状；IgG 沉积于盐裂皮肤表皮侧。

③ 线性 IgA 大疱病：IgA 线状沉积于基底膜带。

④ 获得性大疱性表皮松解症（EBA）：IgG 沉积于盐裂皮肤

真皮侧。

（3）血管壁　多种皮肤血管炎的皮肤血管壁有 IgM、$C_3$ 沉积，皮肌炎的病变肌肉间质血管壁有 IgM、$C_3$ 沉积。

### 3. 间接免疫荧光

检查血清中自身抗体的性质、类型和滴度，用于诊断、鉴别或辅助诊断免疫性皮肤病，观察病情变化和药物疗效。

## 五、血清免疫学检查

如血清抗核抗体（ANA）检测对 SLE 等自身免疫性疾病有重要诊断价值，常用肝印片间接免疫荧光法或人末梢血片荧光抗体法检测 ANA；用间接血凝法检测抗 DNA 抗体，用放射免疫法检测抗 dsDNA 抗体；用间接血凝法或对流免疫电泳法检测抗 ENA/Sm、nRNP 抗体；或抗 RO（SSA）抗 La（SSB）抗体等。其他尚有类风湿因子（RF）、天疱疮抗体、血清抗心脂质抗体（VDBL、USR，RPR）及抗螺旋体特异抗体（FTA-ABS、TPHA）的测定及 HLA 系统的研究等。Sm、核糖体抗体 RNP 是 SLE 的标记抗体；SS-A、SS-B 抗体是干燥综合征的标记抗体，SCL-70 抗体是硬皮病的标记抗体；U1RNP 抗体在重叠综合征中阳性率高达 95％以上。

## 六、卟啉测定

在各型卟啉病中，尿、粪和红细胞中可检出异常的卟啉，对诊断卟啉病及其分型具有重要意义，如尿液卟啉阳性常有助于迟发型皮肤病的诊断；粪便中粪卟啉阳性常有助于先天性红细胞生成性卟啉病的诊断；红细胞中原卟啉阳性有助于红细胞生成性原卟啉病的诊断。

## 七、滤过紫外线检查

滤过紫外线检查也称"吴氏灯"，是高压汞灯发射光源，而且通过含镍物质氧化物滤片后发出的 320～400nm 长波紫外线，照射于皮肤损害部位，可见特殊颜色的荧光，用来诊断某些皮肤病。如查头癣病，可以区别患黄癣病者，用此灯一照，可以见到暗绿色荧光，白癣呈亮绿色荧光；红癣呈红色荧光；色素减退的白癜风色素沉着，经此灯照射后为蓝白色斑片。

# 第 2 章
# 皮炎、湿疹类皮肤病

## 第 1 节　接触性皮炎

接触性皮炎（contact dermatitis）系皮肤接触某种变应原性或刺激性物质后，在接触部位发生的炎症反应。根据接触物的不同可分为刺激性皮炎与变应性接触性皮炎。

### 一、临床诊断要点

#### 1. 变应性接触性皮炎

接触物一般无刺激性，但有致敏性，只发生于个别敏感者，多属Ⅳ型变态反应。

① 有明确接触史。敏感个体在第一次接触某种变应原后，经过4～20d（平均7～8d的潜伏期）后发病，再次接触后可在12～48h内发病。

② 病损在接触部位，损害的形态、范围和严重度取决于刺激物的性质、浓度、接触方式、部位、时间和患者的敏感性，可为轻度红斑、丘疹、水疱至坏死溃疡。自觉症状多为瘙痒。

③ 斑贴试验、可疑致敏因子斑贴试验阳性可明确诊断，但须注意在皮损治愈后进行。

#### 2. 刺激性皮炎

接触物本身有强刺激性或者毒性，如强酸、强碱，任何人接触后均可发生，其发病机制为非免疫性，发病的决定因素是接触物刺激性的强弱、浓度和接触时间。

① 有明确的刺激物接触史。病损仅局限于直接接触的部位。自接触到发病所需时间和反应强度与刺激物的性质、浓度、温度、接触剂量、接触时间及方式等因素有密切关系，即有明确的

剂量效应关系。在同样条件下，凡接触者多数发病。

② 皮损限于接触部位，界限清楚。

③ 皮损为红斑、丘疹、丘疱疹、水疱、渗出、结痂，易发生大疱、坏死或溃疡。自觉症状可有瘙痒，但多为刺痛或烧灼感。

④ 病程具自限性，去除病因后易于治愈。

## 二、辅助检查

（1）激发试验　再次接触可疑接触物而引起发病可协助诊断。

（2）斑贴试验　将可疑物质配成适当浓度涂在小片（$1cm^2$）纱布上（3～4层），然后贴敷在背部或前臂屈侧皮肤上，24～48h后观察局部反应，判断患者是否对该过敏原过敏。

## 三、鉴别诊断

（1）急性湿疹　急性湿疹常无明确的接触性致病因素，无固定的好发部位。皮损呈多形性，为红斑、丘疹、水疱、渗出、糜烂、结痂。病程不定，易复发，有慢性倾向。

（2）口周皮炎　侵犯部位在口周、颏部及鼻侧。上下唇不累及，局部可有轻度瘙痒及烧灼感。

## 四、治疗

### 1. 治疗原则

此病的首要治疗是确定并避免接触致敏原因（变应原或刺激物），包括潜在交叉致敏物质，明确原因后，应立即脱离并去除接触物，接触强刺激物后，局部立即用大量流动清水冲洗，至少10～30min。在清水充分冲洗的基础上，对碱性物质损伤用醋酸、柠檬汁等弱酸性溶液中和；对酸性物质则用肥皂液、碳酸氢钠溶液等弱碱性溶液中和。

### 2. 全身治疗

（1）糖皮质激素

| 处方一 | 泼尼松　　30～40mg po qd |
| 处方二 | 氢化可的松　150～200mg<br>5% 葡萄糖注射液　500ml } iv drip qd |
| 处方三 | 地塞米松　5～10mg<br>5% 葡萄糖注射液　500ml } iv drip qd |

**处方四** 甲泼尼龙注射液　40~80mg
　　　　5%葡萄糖注射液　500~1000ml｜iv drip qd

（2）抗组胺类药物

**处方一** 氯雷他定　10mg po qd

**处方二** 西替利嗪　10mg po qd

**处方三** 氯苯那敏　4mg po tid

**处方四** 赛庚啶　2mg po qd

【说明】 轻者用抗组胺药物。有继发感染者，加用抗生素。损害严重、面积大，可短期予以皮质激素口服或静脉滴注，待病情控制后，可逐渐减量，在2~3周内停药。

## 3. 局部治疗

根据皮损特点选用适当外用药，对大疱性损害应先抽吸疱液后再冷湿敷，有水疱渗出时用湿敷，皮损干燥后可外用糖皮质激素，有继发感染时外用抗菌药物。因化学品烧伤引起的坏死性皮损，应先仔细清创，并防止感染。

（1）急性期

① 急性期无渗液时

**处方一** 炉甘石洗剂　外用 tid

**处方二** 无极膏　外用 tid

② 急性期有渗液时

**处方一** 硼酸溶液湿敷

**处方二** 0.9%氯化钠注射液（生理盐水）湿敷

**处方三** 依沙吖啶（雷佛奴尔）溶液湿敷

**处方四** 1：5000~1：8000 高锰酸钾溶液湿敷

【说明】 根据皮损渗液多少做持续湿敷或每次湿敷30~60min，每天2~4次，间歇期或晚间可外用40%氧化锌油。发病期间应尽量避免外用刺激性药物，对易致敏药物应慎用，以免引起多价或交叉过敏。

（2）亚急性期

**处方一** 氢化可的松霜　外用 bid

**处方二** 丁酸氢化可的松霜　外用 bid

**处方三** 地塞米松霜　外用 bid

**处方四** 复方地塞米松乳膏 外用 bid

**处方五** 糠酸莫米松乳膏 外用 bid

**处方六** 氟轻松霜 外用 bid

【说明】 取少量涂于患处，并轻揉片刻。

（3）慢性期

**处方一** 糠酸莫米松乳膏 外用 bid

**处方二** 黑豆馏油软膏 外用 bid

**处方三** 糠馏油软膏 外用 bid

**处方四** 鱼石脂软膏 外用 bid

**处方五** 曲安奈德新霉素贴膏 外用 qd

**处方六** 他克莫司软膏 外用 bid

## 4. 其他治疗方法

对皮炎持续患者，可采用紫外线治疗，如手部皮炎用 UVB 或 PUVA（补骨脂加 UVA）。

## 5. 中医药治疗

中医强调辨证论治，多以疏风清热、解毒利湿为主。

（1）消风散加减

**处方** 当归 9g，生地黄 9g，防风 9g，蝉蜕 9g，知母 9g，苦参 9g，亚麻子 9g，荆芥 9g，苍术 9g，牛蒡子 9g，石膏 30g，甘草 3g，木通 3g。水煎服，每日 1 剂。

【说明】 适用于风热证，以疏风清热为主。

（2）龙胆泻肝汤加减

**处方** 龙胆 6g，黄芩 9g，栀子 9g，泽泻 12g，木通 3g，车前子 30g，当归 9g，生地黄 20g，柴胡 9g，生甘草 6g。水煎服，每日 1 剂。

【说明】 适用于湿热证，以解毒利湿为主。

# 五、预防与调护

积极寻找并去除变应原（包括化学结构相类似者）及刺激物，避免再接触而防止再发。在工作需要接触变应原或刺激物时，应做好个人防护工作。与职业有关者，应改善劳动条件，必要时调换工作。

# 第2节 湿 疹

湿疹（eczema）是由多种内外因素引起的有明显渗出倾向的急慢性皮肤炎症反应，皮疹呈多形性，瘙痒剧烈，易复发。

## 一、临床诊断要点

### 1. 根据病程长短分类

（1）急性湿疹 皮损为红斑、丘疹、水疱、渗出、糜烂、结痂，常呈多形性；成群聚集，境界不清；对称，严重时泛发全身。有继发感染时，可出现脓疱、结痂（黄绿色或污褐色），还可发生毛囊炎、疖及局部淋巴结炎。自觉剧痒，呈阵发性。

（2）亚急性湿疹 急性湿疹缓解，糜烂、渗出减轻，出现鳞屑、结痂及浸润，还可有少数丘疹、斑丘疹。自觉瘙痒剧烈。

（3）慢性湿疹 皮疹浸润、肥厚，有色素沉着。多呈局限性斑块，边界较清楚，表面粗糙、苔藓化。病程慢性，易复发。阵发性瘙痒。好发于小腿、手足、肘窝、外阴、肛门等。

### 2. 根据不同发病部位分类

（1）乳房湿疹 多见于哺乳期妇女。发生于乳头、乳晕及其周围，往往双侧同时受累。皮疹呈红斑、浸润、糜烂、渗出及结痂，有时伴皲裂。自觉瘙痒或疼痛。若停止哺乳，症状可迅速改善，直至痊愈。

（2）阴囊湿疹 局限于阴囊皮肤，有时延及肛门周围。急性时阴囊肿胀、糜烂、渗出、结痂。有浸润、肥厚、干燥，瘙痒明显。也可出现苔藓样变，色素沉着明显，该部由于神经分布丰富故自觉奇痒难忍。病程长，常持续多年不愈。

（3）女阴湿疹 发生于大小阴唇及其附近皮肤。肥厚浸润，境界清楚，剧痒，慢性病程。若表现为色素减退时，应注意与女阴白斑病相鉴别。

（4）肛门湿疹 局限于肛门及肛周。皮损潮红、浸润肥厚，可发生皲裂，境界清楚。剧痒，也可有疼痛。

（5）手部湿疹 多发于手指、手掌，对称，可蔓延至手背及手腕部。急性者以丘疱疹为主，伴渗出结痂；慢性时有浸润、肥厚、干燥、粗糙，可发生皲裂。有瘙痒或疼痛。接触肥皂、洗衣粉等病损常加重。病程较长，易受气候影响，多于冬季加重而夏季缓解。

（6）小腿湿疹　好发生于胫部内、外侧面，对称分布。急性时以丘疱疹为主，伴渗出结痂；慢性时有浸润、肥厚、干燥、粗糙，可发生皲裂。某些患者并发静脉曲张，多在小腿下三分之一处，患处因血液回流障碍，可引起慢性淤血，局部色素沉着显著，有的还可发生溃疡。

（7）耳部湿疹　常发于耳后皱襞处，中医称旋耳疮。皮损呈红斑、糜烂、渗出、结痂及皲裂。多对称分布，痒感较显著，易并发感染。儿童患者占多数。

## 二、鉴别诊断

（1）接触性皮炎　与急性湿疹鉴别。有明显的致敏物质接触史，在接触部位发生境界清楚的红斑、丘疹、丘疱疹，范围与接触物一致。

（2）神经性皮炎　与慢性湿疹鉴别。初期瘙痒，后呈苔藓样变，周围可有正常肤色的扁平丘疹。多发于颈项、骶尾、四肢伸侧。慢性经过，无渗出史。

（3）手足癣　与手部湿疹鉴别。手足癣常单侧发病，可有小水疱和干燥脱屑，边界较清楚。真菌检查阳性。

（4）湿疹样癌　发生于中老年妇女的乳房湿疹，如病损为单侧，且病程超过 3 个月者，应排除湿疹样癌的可能性。

## 三、治疗

### 1. 治疗原则

治疗目的是抗炎、止痒。常用抗组胺药、镇静安定药。

### 2. 全身治疗

（1）抗组胺药

**处方一**　氯雷他定　10mg po qd
**处方二**　西替利嗪　10mg po qd
**处方三**　咪唑斯汀　10mg po qd

**处方四**　赛庚啶　2mg po tid

（2）糖皮质激素

**处方一**　泼尼松　20～40mg po qd

**处方二**　泼尼松龙　30～40mg po qd

**处方三**　曲安西龙　4mg po bid

**处方四**　甲泼尼龙注射液　40～80mg ┐
　　　　　5%葡萄糖注射液　500～1000ml ┘ iv drip qd

【说明】　一般不主张常规使用糖皮质激素，适用于病因明确、短期可以去除病因的患者，如接触因素、药物因素引起者或自身敏感性皮炎等；对于严重水肿、泛发性皮疹、红皮病等为迅速控制症状也可以短期应用，但必须慎重，以免发生全身不良反应及病情反跳。可口服糖皮质激素泼尼松片 20～30mg/d，严重者静脉滴注糖皮质激素。注意糖皮质激素的不良反应。

（3）抗感染制剂

莫匹罗星软膏　外用 tid

【说明】　细菌定殖和感染往往可诱发或加重湿疹，因此抗菌药物也是外用治疗的重要方面。可选用各种抗生素、化学性抗菌药物的外用制剂，也可选用糖皮质激素和抗菌药物的复方制剂。当有明显抓痕或剧烈搔抓处，急性、亚急性皮疹渗出时需外用抗菌药物，建议外用抗菌药物与外用糖皮质激素应间隔 2h，使用不超过 2 周。当有细菌定殖的明确表现时，应及时加用外用抗菌药物，严重时建议系统应用抗生素 7～10d 以取得更好的疗效。

（4）免疫抑制药　应当慎用，要严格掌握适应证。仅限于其他疗法无效、有糖皮质激素应用禁忌证的重症患者，或短期系统应用糖皮质激素病情得到明显缓解后、需减用或停用激素时使用。

（5）其他

**处方一**　5%溴化钙　10ml iv qd

**处方二**　10%葡萄糖酸钙　10ml iv qd

**处方三**　复方甘草酸苷　50mg po tid

**处方四**　复方甘草酸苷注射液　60ml ┐
　　　　　5%葡萄糖注射液　250ml ┘ iv drip qd

【说明】 葡萄糖酸钙等有一定抗过敏作用，可以用于急性发作或瘙痒明显者。复方甘草酸苷具有抗炎症作用、免疫调节作用。可用于治疗湿疹、皮炎、荨麻疹等，禁用于醛固酮症患者、肌病患者、低钾血症患者和有血氨升高倾向的末期肝硬化患者。

### 3. 局部治疗

（1）急性期（无渗出时）

**处方一** 丁酸氢化可的松霜　外用 bid

**处方二** 氢化可的松霜　外用 bid

**处方三** 地塞米松霜　外用 bid

**处方四** 氯倍他索霜　外用 bid

**处方五** 曲安奈德霜　外用 bid

**处方六** 氟轻松乳膏　外用 bid

**处方七** 糠酸莫米松乳膏　外用 bid

**处方八** 倍他米松霜　外用 bid

**处方九** 卤米松乳膏　外用 bid

**处方十** 炉甘石洗剂　外用 bid

【说明】 根据皮损的部位、炎症及浸润的程度选择以上一种药物。

（2）急性期（有渗出时）

**处方一** 3%硼酸液　外用 bid

**处方二** 1：5000～1：8000 高锰酸钾液　外用 bid

**处方三** 0.9%氯化钠注射液　外用 bid

**处方四** 氧化锌油　外用 bid

【说明】 选用以上湿敷液湿敷，每次 15～20min。有糜烂但渗出不多时可用氧化锌油剂。湿敷间歇可外用氧化锌油。

（3）亚急性期

**处方一** 氧化锌糊剂　外用 tid

**处方二** 煤焦油软膏　外用 bid

**处方三** 黑豆馏油软膏　外用 bid

**处方四** 松馏油软膏　外用 bid

**处方五** 他克莫司软膏　外用 bid

【说明】 焦油类药物，根据皮损浸润程度选择一种制剂，浸润厚者用浓度高的制剂。钙调神经磷酸酶抑制药如他克莫司软膏、吡美莫司霜对湿疹有明确治疗作用，且没有糖皮质激素的副作用，尤其适合头面部及间擦部位湿疹的治疗。

（4）慢性期

**处方一** 0.05%～0.1%维A酸软膏或霜 外用 qd

**处方二** 曲安奈德新霉素贴膏 外用 qd

**处方三** 20%～40%尿素软膏 外用 bid

**处方四** 5%～10%水杨酸软膏 外用 bid

【说明】 慢性期用焦油类药物、糖皮质激素（参考本节前面处方）软膏、硬膏、乳剂或酊剂等；或与维A酸类合用；可合用保湿剂及角质松解剂。局部顽固肥厚的皮损，可用封包、增加水合作用的方法，疗效较佳，也可用糖皮质激素皮损内局部注射。

### 4. 紫外线疗法

紫外线疗法包括UVA1（320～400nm）照射、UVA/UVB照射及窄谱UVB（311～313nm）照射，对慢性顽固性湿疹具有较好疗效。国外报道紫外线光疗也可减少葡萄球菌和超抗原，可以改善湿疹的渗出和感染。

### 5. 中医药治疗

中医强调辨证论治，常用祛风、清热、利湿、养血法。

（1）消风散加减 详见"接触性皮炎"。

（2）龙胆泻肝汤加减 详见"接触性皮炎"，治疗急性期湿疹为主。

（3）除湿胃苓汤加减

**处方** 苍术9g，厚朴9g，陈皮9g，猪苓9g，泽泻9g，赤茯苓9g，防风9g，栀子9g，滑石9g，白术15g，木通3g，肉桂1g，生甘草3g。水煎服，每日1剂。

【说明】 适用于脾虚湿盛证。治疗亚急性期湿疹为主。

（4）四物消风散加减

**处方** 生地黄15g，当归10g，荆芥10g，防风10g，赤芍10g，川芎15g，白鲜皮15g，蝉蜕10g，薄荷10g，独活12g，柴胡10g，大枣5枚。水煎服，每日1剂。

【说明】 适用于血虚风燥证。治疗慢性期湿疹为主。

#### 四、预防与调护

① 湿疹最忌四个字，即烫、抓、洗、馋。湿疹很怕刺激，即使再痒，也不能用热水烫洗和搔抓，否则只会加重病情。或者用冷水敷一下以缓解瘙痒，千万不要过度搔抓，身边还可以备些止痒药膏，痒时适度抹搽。

② 湿疹有渗液的部位尽量少洗，宜保持干燥，并避免或少接触化学洗涤用品。

③ 湿疹患者应避免喝酒、喝咖啡、吃辛辣刺激与油炸的食品，饮食应清淡，多吃水果蔬菜。榴莲、荔枝、芒果、龙眼等属热性水果，要少吃，以免病情"火上加油"。患者可多吃绿豆、冬瓜、莲子、苦瓜等清热利湿食物。

# 第3节 特应性皮炎

特应性皮炎（atopic dermatitis，AD）又称为异位性皮炎、异位性湿疹、遗传过敏性湿疹等，是一种与遗传过敏素质有关的慢性、复发性、瘙痒性、炎症性皮肤病。若患者血清 IgE 浓度高，可伴发哮喘和过敏性鼻炎。

## 一、临床诊断要点

① 可发生在任何年龄，常初发于 2～6 个月婴儿。病程漫长。

② 婴儿期皮损常累及面部及额部，儿童期和成人期皮损常累及四肢伸侧或屈侧，并好发于肘窝和腘窝。

③ 皮疹可表现为红斑、丘疹、水疱、糜烂、渗出、干燥、苔藓化、色素沉着等多形态损害。婴儿期皮疹好发于头面、躯干、四肢伸侧，皮损常呈急性或亚急性表现，伴剧烈瘙痒，反复发作。儿童期皮疹好发于肘窝、膝窝、小腿、颈部，干燥和苔藓化明显，瘙痒剧烈。青少年、成人期皮损严重程度轻重不一，除肘窝、膝窝外，还可泛发至全身，严重时可出现红皮症。

④ 患者呈过敏性体质，常合并有过敏性哮喘或枯草热。家族中有患有哮喘、过敏性鼻炎、慢性荨麻疹等变应性疾病史。

## 二、辅助检查

多数患者血清 IgE 升高、嗜酸粒细胞增加。

## 三、鉴别诊断

（1）脂溢性皮炎　损害为鲜红或黄红色斑，上覆油腻性鳞屑，常发生在头、面、胸背中上部及腋窝等皮脂分泌多的部位。

（2）湿疹　皮损多形性。常无家族史，无一定的好发部位。

（3）慢性单纯性苔藓　皮损为苔藓样变和多角形扁平丘疹，无家族遗传过敏史。

## 四、治疗

### 1. 治疗原则

尽量避免或去除变应原接触。慎用激素治疗，如果必须使用应限制在较小剂量范围内应用。颜面部和眼周围不宜长时间应用激素外用药。

### 2. 全身治疗

常用药物有抗组胺类止痒药、抗感染药物、糖皮质激素以及其他免疫抑制药物、免疫调节药物。外用药物和内用药物治疗原则与湿疹相似，严重者可酌情系统使用糖皮质激素药物。

（1）糖皮质激素药物

① 成人用量

**处方一**　泼尼松　30～60mg po qd（8am）

**处方二**　泼尼松龙　30～60mg po qd（8am）

② 儿童用量

**处方一**　泼尼松　0.5～1mg/kg po qd

**处方二**　泼尼松龙　0.5～1mg/kg po qd

【说明】　适用于皮损广泛、病情严重者。通常不用于慢性期。连用1～2周，然后每周减10～20mg，直至20mg隔日一次，1～2周停止。

（2）抗组胺药

**处方一**　氯苯那敏　4mg po tid

**处方二**　赛庚啶　2mg po tid

**处方三**　酮替芬　1mg po tid

**处方四**　西替利嗪　10mg po qd

**处方五**　氯雷他定　10mg po qd

**处方六**　咪唑斯汀　10mg po qd

**处方七**　0.2%苯海拉明糖浆　2~4mg/(kg·d)　分三次服用

【说明】　对婴儿特应性皮炎可用处方七。

（3）雷公藤制剂

雷公藤总苷片 1~1.5mg/(kg·d)　分 3 次服用

【说明】　雷公藤总苷可导致卵巢功能减退和衰竭，产生月经紊乱或者闭经（男性则表现为精子减少和无精子），故不作为首选药物。

### 3. 局部治疗

（1）保湿、润肤药物

**处方一**　尿素霜　外用 tid

**处方二**　尿囊素乳膏　外用 tid

【说明】　适合缓解期的患者使用。

（2）外用免疫抑制药物

**处方一**　他克莫司软膏　外用 bid

**处方二**　吡美莫司乳膏　外用 bid

【说明】　以上药物连用 3~4 周以上。

（3）抗细菌感染药物

**处方一**　莫匹罗星软膏　外用 bid

**处方二**　金霉素软膏　外用 bid

【说明】　金葡菌的密度与 AD 严重程度呈正相关，并能加重 AD 的病情，已为大多数学者所公认。抗生素加糖皮质激素外用的疗效较单用糖皮质激素更好。

（4）糖皮质激素类药物及止痒药

**处方一**　黑豆馏油软膏　外用 bid

**处方二**　多塞平霜　外用 bid

**处方三**　曲安奈德霜　外用 bid

**处方四**　丁酸氢化可的松软膏　外用 bid

**处方五**　卤米松三氯生乳膏　外用 bid

**处方六**　莫米松霜　外用 bid

【说明】　注意外用糖皮质激素选择。①不同部位：外生殖器、面部、间擦部位一般使用中弱效激素。②不同年龄：儿童患者一般使用中弱效激素。③推荐方案：治疗开始时首先选择足够强度的外用糖皮质激素，以求迅速（1～2周内）控制症状。

### 4. 其他特殊治疗

① 口服 8-甲氧补骨脂素加长波紫外线照射的光化学疗法（PUVA）对本病颇为有效，但需维持治疗。

② 急性期、严重者：大剂量 UVA1、PUVA、光免疫化学疗法，单用或与糖皮质激素合用。

③ 慢性期、中度者：311nmUVB、UVA/UVB、低剂量 UVA1、UVA、UVB。中国特应性皮炎诊断和治疗指南中指出，紫外线是治疗 AD 的有效方法且以窄谱中波紫外线（NB-UVB）的疗效最佳。

### 5. 中医药治疗

中医强调辨证论治，常用健脾除湿、养血祛风法。

**处方** 除湿胃苓汤、四物消风散加减（详见"湿疹"）。

## 五、预防与调护

① 婴幼儿湿疹期患者应避免与患单纯疱疹的患者接触，以免发生水痘样疹等并发症。

② 母乳哺养的婴儿的母亲也应忌食辛辣、海鲜等刺激性食物。

③ 可试用螨浸液脱敏治疗。如螨浸液皮试阳性者，可在医师指导下做脱敏治疗。

# 第4节 尿布皮炎

尿布皮炎（diaper dermatitis）发生在新生儿的肛门附近、臀部、会阴部等处皮肤发红，有散在斑丘疹或疱疹，又称为新生儿红臀。但它不是仅由尿布单一因素所致，其主要原因是湿尿片及不透气的尿布包裹刺激，兼以尿布区皮肤长时间受尿、粪刺激，也有可能是婴儿皮肤娇嫩、清洁剂的刺激以及尿布上残留的肥皂等刺激引起。

## 一、临床诊断要点

① 多发生于 1～4 个月龄的婴儿及新生儿，也可见于年龄较

大的尿失禁的儿童、成人。

②皮疹发生部位以臀部及大腿内侧为主。

③可见水肿性红斑、丘疱疹，严重时可发生渗液及糜烂，局限于尿布区域。如有继发感染，可有小脓疱。

## 二、鉴别诊断

摩擦红斑：常见于肥胖婴幼儿及成人，特别是湿热季节易诱发。皮损好发于皱褶部位，如腹股沟、腋下、乳房下、颈前。表现为边界清楚的水肿性红斑，重者可发生糜烂、渗出。

## 三、治疗

### 1. 治疗原则

轻者可用灯光照射，外用保护性的霜剂或软膏，使皮肤与刺激物之间形成一道屏障。重者需综合治疗及护理。防止发生细菌及念珠菌等真菌感染。一般不需全身治疗。

### 2. 局部治疗

（1）皮损以红斑、丘疹为主者

**处方一** 炉甘石洗剂 外用

**处方二** 氧化锌油剂 外用

**处方三** 氧化锌糊膏 外用

**处方四** 1%氢化可的松软膏 外用 qd

【说明】严重的尿布皮炎可以外用弱效糖皮质激素，如1%氢化可的松软膏，同时应注意间歇使用糖皮质激素，以避免局部皮肤萎缩和全身吸收的副作用。强效糖皮质激素，包括强效糖皮质激素与抗生素的混合制剂应避免使用。

（2）皮损有渗出时

**处方一** 3%硼酸 湿敷 bid 15～20min

**处方二** 氢化可的松霜 外用 bid

（3）继发细菌感染时

**处方一** 依沙吖啶液 湿敷

**处方二** 1∶8000 高锰酸钾液 湿敷

**处方三** 莫匹罗星软膏 外用 bid

**处方四** 金霉素眼膏 外用 bid

**处方五** 红霉素软膏 外用 bid

（4）继发真菌感染

**处方一** 克霉唑霜 外用 bid

**处方二** 酮康唑霜 外用 bid

**处方三** 咪康唑霜 外用 bid

### 3. 中医药治疗

**处方一** 青黛散加锡类散外用于严重病例，可以缩短病程。

**处方二** 马齿苋 30g 或金银花 15g，每日一剂，水煎外洗或湿敷患处，然后外擦紫草油。

## 四、预防与调护

① 选用吸水性强的尿布或纸尿裤，保持局部干燥，勤换尿布，及时清洁局部皮肤，保持局部干燥清洁。不用橡皮布或塑料包扎尿布。

② 尿布应在清水中浸泡，开水煮，冷水洗净，晒干，以免刺激皮肤；不要用肥皂洗婴幼儿的下身，可用浴液代替肥皂。

# 第 5 节 药 疹

药疹（drug eruption）又称药物性皮炎，系指药物通过内服、注射、吸入等各种途径进入人体，引起皮肤黏膜的炎症反应，严重者可累及内脏器官组织，甚至危及生命。

## 一、临床诊断要点

### 1. 各型药疹共有的特点

（1）有明确的用药史。有一定的潜伏期，初次发病在用药后 4～20d，再次用药后可在数分钟到数小时内发病。药疹的发生与药物的剂量及其药理作用无关。

（2）突然发生。皮疹色泽鲜明（如鲜红、紫红色）、一致；除固定性药疹外，一般多为对称性、广泛性分布。

（3）自觉不同程度的瘙痒、灼热感，严重者可有疼痛。多伴有发热、关节痛、疲乏不适等全身症状。

### 2. 不同类型的药疹诊断要点

（1）固定红斑型 局限性圆形水肿性红斑，呈紫红色。可形成大疱，边界清楚。损害常为单发，可多发。病损多发生于口唇、外阴等皮肤黏膜交界处。愈后遗留棕褐色或灰褐色色素沉着斑。常由磺胺类、解热镇痛类、巴比妥类药物引起。再次用药在原病损处出现同样损害。

（2）荨麻疹及血管水肿型　皮损似急性荨麻疹，但持续时间长，自觉瘙痒。常由青霉素、血清制品、呋喃唑酮（痢特灵）等引起。

（3）湿疹皮炎型　皮损类似湿疹。表现为红斑、肿胀、丘疹、水疱、脓疱、糜烂、渗液、结痂、鳞屑等多形性皮疹，常泛发、对称分布。自觉瘙痒。常由青霉素、链霉素、磺胺类药物等引起。

（4）大疱性表皮坏死松解型　皮疹初为鲜红色或紫红色斑片，很快融合扩展，迅速遍及全身。红斑上发生松弛性大疱，尼氏征阳性，易出现糜烂、大片表皮剥露。鼻、眼、口腔、食管黏膜均可受累。胃肠、心、肾、脑等脏器可同时被侵犯。

（5）麻疹样或猩红热样型（又称发疹型药疹）　散在或密集、红色、针头大的斑疹或丘疹。对称分布，以躯干为多，皮疹似麻疹或猩红热，但皮损较多，色泽更鲜红，瘙痒更剧烈。全身症状较麻疹或猩红热轻。常由解热镇痛类药物、巴比妥类药物、青霉素、链霉素及磺胺类药物引起。

（6）光敏皮炎型　服用光敏性药物，再经日光（紫外线）照射后发生。皮疹形态呈湿疹样。暴露部位皮炎较重，但远隔部位亦可发生。停用药物后，反应可持续几周。再次使用致敏药物，经日光照射，在48h内皮炎可再发。常由四环素、灰黄霉素、磺胺类药物、磺脲类药物及酚噻嗪类药物引起。

（7）多形红斑型　蚕豆大小的圆形水肿性红斑，中心紫红，可有水疱。对称分布，好发于四肢伸侧、躯干。重症多形红斑型常累及口腔部位的黏膜，泛发全身，出现大疱、糜烂。全身症状严重。自觉瘙痒或疼痛。常由磺胺类药物、巴比妥类药物及解热镇痛类药物引起。

（8）剥脱性皮炎型　全身弥漫性潮红肿胀，尤其面部水肿显著，继之出现表皮剥脱，多伴高热、寒战及水电解质平衡失调。

该型药疹潜伏期多在 20d 以上。病程可持续 1 个月以上。常由巴比妥类药物、磺胺类药物、苯妥英、保泰松、砷剂、青霉素、链霉素等药物引起。

## 二、鉴别诊断

在临床上，对发疹型药疹，应特别注意和一些发疹性传染病相鉴别，如麻疹样或猩红热样红斑型药疹需与麻疹或猩红热相区别，除皮疹外需注意全身情况，特别是后者所特有的一些特征，再结合有关实验室检查，一般不难区别。

## 三、治疗

### 1. 治疗原则

① 立即停用致敏药物；如果患者原有疾病较严重，停用原来应用的药可影响病情，应该从患者具体情况出发权衡利弊，做出是否停药或换用化学结构不相关、较安全并有相似药理作用的药物的选择。

② 有些类型的药疹，病情严重甚至危重，应及时诊断，及早治疗，以避免病情恶化，失去救治的时机。对严重型药疹，要立即进行抢救，如抗休克、保持呼吸道通畅等。

③ 促进致敏药物的排出，可多饮水或输液。

### 2. 全身治疗

（1）抗组胺药　参见"湿疹"章节。

（2）糖皮质激素

**处方一**　泼尼松　40～50mg po qd

**处方二**　氢化可的松　200～500mg $\left.\vphantom{\begin{matrix}a\\b\end{matrix}}\right\}$ iv drip qd
　　　　5% 葡萄糖注射液　500ml

**处方三**　地塞米松 15～20mg $\left.\vphantom{\begin{matrix}a\\b\end{matrix}}\right\}$ iv drip qd
　　　　5% 葡萄糖注射液　500ml

**处方四**　甲泼尼龙注射液　40～80mg $\left.\vphantom{\begin{matrix}a\\b\end{matrix}}\right\}$ iv drip qd
　　　　5% 葡萄糖注射液　500～1000ml

【说明】　泼尼松用于症状较轻者；甲泼尼龙、氢化可的松或地塞米松静脉滴注用于严重药疹。亦可选用其他相当剂量的糖皮质激素，待症状控制后，迅速减量，用药 3 周左右停用。

（3）免疫抑制药物

**处方一** 5%葡萄糖注射液　500ml ⎫
　　　　环磷酰胺　100～300mg ⎭ iv drip qd

**处方二** 环孢素　4mg/kg po qd

**处方三** 5%葡萄糖注射液　500ml ⎫
　　　　环孢素　4mg/kg ⎭ iv drip qd

【说明】用于表皮坏死松解症型药疹。

（4）营养与支持疗法

**处方一** 维生素C　1～3g ⎫
　　　　5%葡萄糖注射液　500ml ⎭ iv drip qd

**处方二** 14-氨基酸注射液　250～500ml ⎫
　　　　5%葡萄糖注射液　1000ml ⎭ iv drip qd

【说明】氨基酸注射液可用于皮损广泛、大量脱皮致低蛋白血症者。氨基酸代谢失调，心、肾功能不全者禁用。

（5）血压低时加

0.1%盐酸肾上腺素　0.5～1.0ml iv st

【说明】若血压不升，可于15～20min内再注射1次

（6）免疫球蛋白（IVIg）　0.4～2g/(kg·d)　iv drip

【说明】国内外已有使用免疫球蛋白成功治疗大疱性表皮坏死松解型药疹的多篇报告。

（7）重症药疹　要预防和控制继发感染，要给予强有力且致敏性小的抗菌药物，并注意水和电解质的平衡。

## 3. 局部用药

（1）皮疹若有渗出

**处方一** 3%硼酸溶液　湿敷 bid

**处方二** 生理盐水　湿敷 bid

【说明】每次15～20min。

（2）皮疹若无渗出

**处方一** 炉甘石洗剂　外用 bid

**处方二** 单纯扑粉　外用 bid

**处方三** 皮质类固醇霜剂　外用 bid

（3）若有口腔损害

**处方一**　碳酸氢钠溶液　漱口 tid

**处方二**　过氧化氢　漱口 tid

**处方三**　金银花液　漱口 tid

**处方四**　凡士林纱布　贴唇部 qd

**处方五**　口腔溃疡膏　外用 bid

（4）若有眼部损害

**处方一**　生理盐水　冲洗 tid

**处方二**　氢化可的松眼药水　滴眼 q4h

**处方三**　金霉素眼膏　滴眼 qn

### 4. 中医药治疗

中医强调辨证论治，常用祛风、清热、凉血、解毒、养阴法。

（1）消风散加减　参见"接触性皮炎"。

（2）萆薢渗湿汤加减

**处方**　萆薢 9g，生薏苡仁 9g，牡丹皮 9g，黄柏 9g，茯苓 9g，泽泻 9g，滑石 9g，通草 3g。水煎服，每日 1 剂。

【说明】　适用于湿毒蕴肤证，以清热利湿解毒为主。

（3）犀角地黄汤合黄连解毒汤加减

**处方**　水牛角 30g，生地黄 24g，赤芍 12g，牡丹皮 9g，黄连 9g，黄芩 6g，黄柏 6g，栀子 9g，紫草 9g，甘草 6g。水煎服，每日 1 剂。

【说明】　适用于热毒入营证，以清热解毒凉血为主。

（4）清营汤加减

**处方**　水牛角 30g，生地黄 15g，玄参 9g，竹叶心 3g，麦冬 9g，丹参 6g，黄连 5g，金银花 9g，连翘 6g。水煎服，每日 1 剂。

【说明】　适用于火毒证，以清热凉血为主。

（5）增液汤合益胃汤加减

**处方**　玄参 30g，麦冬 24g，生地黄 24g，沙参 9g，玉竹 9g，党参 12g，五味子 6g，甘草 5g。水煎服，每日 1 剂。

【说明】　适用于气阴两虚证，以益气养阴清热为主。

## 四、预防与调护

① 严格掌握用药指征，避免滥用药物，以减少发生过敏的机

会，包括外用磺胺类药物、青霉类、抗组胺药等。青霉素、链霉素、普鲁卡因、抗血清等应用前应做皮肤试验。

② 药疹患者治愈后，不但要告诉患者，而且要在其病历上写明以后禁用该致敏药物。由于重症药疹可危及生命，用药前必须详细询问药物过敏史，若以往对某种药物已发生过敏者，切勿再次使用，包括与该药化学结构相似的药物，因其可发生交叉过敏反应。

# 第6节 荨麻疹

荨麻疹（urticaria）是一种血管反应性皮肤病，主要表现为在皮肤和黏膜上发生风团、红斑，自觉瘙痒。多种原因均可引起本病，如药物、感染、食物、吸入物（花粉、动物皮屑）、物理因素、精神因素、遗传因素、内分泌改变以及许多内科疾病等。

## 一、临床诊断要点

（1）急性荨麻疹 突然发病，可见形态、大小不一的风团，风团持续数分钟至数小时后消退，消退后不留痕迹，皮疹可反复发生，剧痒，可发生恶心、腹痛、喉头水肿等全身症状，病程一般数日至 2 周。

（2）慢性荨麻疹 荨麻疹持续时间 6 周以上，反复或持续发生风团。自觉瘙痒。

（3）皮肤划痕症 自觉瘙痒，手抓或钝器划皮肤后，沿划痕处发生条状隆起的风团，不久自行消退。

（4）寒冷性荨麻疹 遇冷后发生风团。临床上可分为家族性及获得性两型。

① 家族性寒冷性荨麻疹遇冷后起风团，可伴有发热、畏寒、头痛、关节和肌肉痛等，冰块试验阴性，被动转移试验阴性，女性多见，婴儿时开始发病，持续终身；染色体显性遗传。

② 获得性寒冷性荨麻疹遇冷后起风团，冰块试验阳性，儿童时期开始发病，被动转移试验阳性。较家族性寒冷性荨麻疹常见。

（5）胆碱能性荨麻疹 自觉剧痒，有时仅有瘙痒而无皮疹，多见于青年；在受热、出汗、运动、情绪紧张、摄入热食或酒精饮料等数分钟后出现小风团，直径为 $1\sim3mm$，不融合，持续 $0.5\sim1h$ 消退。

## 二、辅助检查

① 血常规、免疫学检查（抗核抗体、循环免疫复合物、冷球蛋白、补体以及乙肝表面抗原和抗体）。

② 顽固荨麻疹病因不明者应检测抗甲状腺微粒体抗体、抗甲状腺球蛋白抗体。

③ 其他如过敏原检查、光感试验、热水试验等对日光荨麻疹具有辅助诊断作用。

④ 自身血清皮试（ASST）阳性提示存在自身免疫机制：在未受累部位（通常可选前臂内侧）皮内注射 0.05ml 新鲜血清，以皮内注射生理盐水作为阴性对照，风团直径至少较盐水产生者大 1.5mm 即为阳性。但 ASST 只是筛查诊断，并不能确诊自身免疫性荨麻疹，确诊需要进行体外实验。

## 三、鉴别诊断

（1）丘疹性荨麻疹 该病好发儿童，皮损为风团样丘疹、丘疱疹，群集分布多于四肢、躯干，皮损常持续数日，退后留有色素沉着。

（2）离心性环状红斑 是一组原因不明，以四肢、躯干、臀部出现环状红斑，缓慢离心性扩大，可以自然消退，但反复发作为特征的疾病。皮肤活检提示，真皮层血管周围炎症细胞浸润，主要为淋巴细胞，有少数单核细胞和嗜酸粒细胞。

## 四、治疗

### 1. 治疗原则

寻找并去除病因，发现过敏源，避免再接触，如避免进食致敏食物，停用可疑致敏药物；进行脱敏治疗，治疗病灶感染或急性感染等。

### 2. 全身治疗

（1）急性荨麻疹

① 抗组胺药

**处方一** 氯苯那敏 $4\sim8mg$ po tid

| **处方二** | 苯海拉明 | 25～50mg po tid |
|---|---|---|
| **处方三** | 氯雷他定 | 10mg po qd |
| **处方四** | 咪唑斯汀 | 10mg po qd |
| **处方五** | 西替利嗪 | 10mg po qd |
| **处方六** | 左西替利嗪 | 5mg po qd |
| **处方七** | 依巴斯丁 | 10mg po qd |

【说明】 一般说的抗组胺药是指 $H_1$ 受体拮抗药，该类药物竞争性地抑制组胺 $H_1$ 受体，抑制组胺所引起的过敏症状。有第一代和第二代之分。第一代即指传统的抗组胺药，这类药作用时间较短，具有镇静、口干等副作用。且作用时间短，每天需服药 2～4 次，使其应用受到了一定的限制。苯海拉明特点是镇静作用较强，肠胃反应较弱。氯苯那敏的抗过敏与中枢抑制作用均较强。酮替芬是一种特殊的抗组胺药，除具有抗组胺效能外，还有稳定肥大细胞膜和抗 5-羟色胺作用。第二代抗组胺药最突出的特点是中枢抑制作用轻微，且多数为缓释长效制剂，每日只需服用 1～2 次，给患者带来方便。西替利嗪（仙特敏）是羟嗪的体内代谢物，部分患者服用后有轻微嗜睡作用。可使过敏反应引起的分泌物增多和血管扩张得到控制。氯雷他定除具有抗组胺作用外，还有拮抗细胞间黏附分子的作用，达到减轻变态反应性炎症的效果，无明显的抗胆碱和中枢抑制作用主要包括头痛、嗜睡、疲乏、口干、视物模糊、血压降低或升高、心悸、晕厥、运动功能亢进、肝功能改变、黄疸、肝炎、肝坏死、脱发、癫痫发作、乳房肿大、多形红斑及全身性过敏反应。对本品过敏者或特异体质的患者禁用。与酮康唑大环内酯类抗生素、西咪替丁、茶碱等药物并用可抑制氯雷他定的代谢。咪唑斯汀具有抗组胺、抗白三烯作用，咪唑斯汀禁忌与抑制细胞色素 P450 氧化作用的药物配伍使用，否则可能造成心电图有 Q-T 间期延长以及心脏功能衰竭等副作用。

② $H_2$ 受体拮抗药

| **处方一** | 西咪替丁 | 200mg po tid |
|---|---|---|
| **处方二** | 雷尼替丁 | 150mg po bid |
| **处方三** | 法莫替丁 | 20mg po tid |

【说明】 单用 $H_1$ 受体拮抗药无效时可与 $H_2$ 受体拮抗药联合应用。本品为组胺 $H_2$ 受体拮抗药，可抑制基础胃酸及各种刺激引起的胃酸分泌。多用于消化性溃疡、胃食管反流性疾病、胰源性溃疡综合征（卓-艾综合征）、上消化道溃疡或糜烂引起的出血的治疗。以西咪替丁为例，一般轻微不良反应包括腹泻、便秘、恶心、头痛、头晕、肌肉痛、一过性皮疹等。极少数有白细胞减少及粒细胞缺乏症、肝炎、体温升高、间质性肾炎、胰腺炎及男子乳房发育、血肌酐轻度升高。罕见血小板减少症和再生障碍性贫血、窦性心动过缓、窦性心动过速及心脏传导阻滞。严重心脏呼吸系统疾病、器质性脑病及慢性炎症、系统性红斑狼疮、肝肾功能不全者慎用；孕妇、乳母禁用、儿童禁用或慎用。与其他肝代谢药物如与香豆素类抗凝血药、茶碱、咖啡因、氨茶碱、华法林钠、地西泮、苯妥英钠、普萘洛尔、地西泮等药同用时可使上述药物血浓度增高，如必须同用时，应减少此类药物用量，并监测血药浓度。法莫替丁抑制胃酸分泌的 $ED_{50}$ 比较其强度比西咪替丁强 38 倍，安全性高。

③ 糖皮质激素

**处方一** 泼尼松 30～50mg po qd

**处方二** 氢化可的松 150～200mg ⎫
　　　　　5% 葡萄糖注射液 500ml ⎬ iv drip qd

【说明】 以上处方主要用于急性病情较严重者。疗程根据病情而定，一般 1 周左右，病情控制后逐渐减量。

**处方三** 0.1% 肾上腺素 0.3～0.5ml iv 或 im st

**处方四** 氢化可的松 200～400mg ⎫
　　　　　5% 葡萄糖注射液 500ml ⎬ iv drip qd

**处方五** 5% 葡萄糖注射液 500ml ⎫
　　　　　地塞米松 10～20mg ⎬ iv drip qd
　　　　　维生素C 2.0～3.0g ⎭

【说明】 以上处方用于急性荨麻疹伴喉头水肿、哮喘或低血压时应立即抢救。伴有支气管痉挛、呼吸困难者应迅速吸氧，用氨茶碱 0.25g 加入 5% 葡萄糖注射液 250ml 中静滴。必要时气管切开、气管插管和辅助呼吸另选 1～2 种抗组胺药口服或肌注。

69

糖皮质激素有抗炎、抗过敏、抗毒、抗休克作用，皮肤科用于治疗严重的过敏性疾病、结缔组织病、天疱疮、剥脱性皮炎、湿疹等。氢化可的松为短效糖皮质激素，主要用于皮肤病的危重症。地塞米松为长效类糖皮质激素，本品易透入组织，因此作用发生快，对急性患者较为适用。乳膏、软膏用于治疗湿疹、皮炎、银屑病等，高血压、糖尿病、溃疡病、心功能不全、青光眼患者慎用，单纯性疱疹、活动性结核、精神病患者禁用。维生素C能降低毛细血管的通透性，并有抗组胺作用。皮肤科广泛用于急慢性感染、紫癜、银屑病、过敏性皮肤病及坏血病等。忌与维生素$B_{12}$、氧化剂及碱性药物配伍，大量可致血栓形成、溶血等。与降糖药合用，可产生尿糖假阳性。

（2）慢性荨麻疹

**处方一** 组胺球蛋白　2～4ml im

**处方二** 多塞平　12.5～25mg po tid

**处方三** 抑肽酶　10万U/次 iv

**处方四** 氯喹　0.125g po tid

**处方五** 羟氯喹　0.1～0.2 g po bid

【说明】　组胺球蛋白每周1～2次，6～8次为1个疗程；抑肽酶10次为1个疗程，可用2～3个疗程。在慢性荨麻疹治疗中，病情稳定控制后，抗组胺药可用阶段式逐步减量的方法。

（3）皮肤划痕症

**处方一** 去氯羟嗪　25mg po tid

**处方二** 西替利嗪　10mg po qd

**处方三** 阿伐斯汀　8mg po bid

**处方四** 氨甲环酸　250mg po tid

**处方五** 组胺球蛋白　2～4ml po im

【说明】　组胺球蛋白每周1～2次，6～8次为一疗程。上述药物可与$H_2$受体拮抗药物合用。

（4）寒冷性荨麻疹

**处方一** 氨基己酸　2～4g po qid

**处方二** 赛庚啶　2～4mg po tid

**处方三** 多塞平　25mg po tid

| 处方四 | 酮替芬 | 1mg po bid |
| 处方五 | 桂利嗪 | 25～50mg po tid |
| 处方六 | 咪唑斯汀 | 10mg po qd |
| 处方七 | 曲尼司特 | 0.1g po tid |

**【说明】** 须避免冷刺激，注意保暖，积极治疗原发疾病，同时可选用以下一种药物或方法。药物治疗的同时采取冷脱敏疗法。开始时采用20℃冷水浸泡手足，每次15～20min，每天1～2次；每2周水温降低3℃，直至水温达8℃。坚持长期在此温度下洗脸、洗手足，可减轻风团的发生。但在治疗过程中可诱发晕厥，故应慎用。曲尼司特是种过敏递质阻释药，最初，主要用于Ⅰ型变态反应性疾病如支气管哮喘和变应性鼻炎的治疗，后来发现该药亦有抗Ⅱ型、Ⅲ型、Ⅳ型变态反应等多种作用，其适用的病种亦不断增加。

（5）胆碱能性荨麻疹

| 处方一 | 羟嗪 | 25mg po tid |
| 处方二 | 氯雷他定 | 10mg po qd |
| 处方三 | 西替利嗪 | 10mg po qd |
| 处方四 | 左西替利嗪 | 5mg po qd |
| 处方五 | 山莨菪碱 | 10mg po bid |

**【说明】** 应避免剧烈运动，可选用以下一种药物。羟嗪开始时剂量可高一些，以后减量，最后用维持量。山莨菪碱即654-2，此药阻断M胆碱受体，有抗乙酰胆碱的作用。

## 3. 局部治疗

| 处方一 | 炉甘石洗剂 | 外用 |
| 处方二 | 氢化可的松洗剂 | 外用 |

此外皮质类固醇类软膏均可选择使用。

## 4. 其他治疗方法

（1）紫外线光疗 国外临床试验表明对于症状性皮肤划痕症、日光性荨麻疹应用UVA、PUVA及窄谱UVB照射取得较好疗效。

（2）穴位埋线 常选用血海、三阴交、曲池、足三里、肺俞等穴位交替进行。

（3）拔罐　神阙闪罐。

（4）耳针　取神门、肺区、枕部、荨麻疹区、肾上腺、内分泌、皮质下等穴。

（5）自体血疗法

取穴：曲池、血海、足三里、肝俞、百虫窝、风市、三阴交、大肠俞、肺俞等穴位。

操作方法：每次选取 2 个穴位，患者取舒适体位，用一次性 5ml 注射器，皮肤常规消毒，抽取 4ml 静脉血。用常规针刺法，取得针感后，每穴注入静脉血 2ml，以上穴位交替使用。间隔6～7d 治疗 1 次，4 次为 1 个疗程。治疗期间嘱患者保持舒缓情志，并忌食辛辣刺激性食物。

## 5. 中医药治疗

中医强调辨证论治，常用祛风寒、祛风热、凉血、养血、健脾法。

（1）桂枝汤或麻黄桂枝各半汤加减

**处方**　桂枝 9g，白芍 9g，麻黄 4.5g，杏仁 6g，炙甘草 6g，生姜 6g，大枣 3 枚。水煎服，每日 1 剂。

【说明】　适用于风寒表证，以疏风散寒、调和营卫为主。

（2）消风散加减

**处方**　荆芥 9g，防风 6g，牛蒡子 9g，蝉蜕 9g，苦参 9g，知母 9g，当归 9g，胡麻仁 15g，生地黄 15g，生石膏 30g，甘草 6g，薄荷 6g，连翘 9g。水煎服，每日 1 剂。

【说明】　适用于风热表证，以疏风清热为主。

（3）防风通圣散合茵陈蒿汤加减

**处方**　防风 6g，川芎 6g，当归 6g，芍药 6g，大黄 6g，薄荷叶 6g，麻黄 6g，连翘 6g，芒硝 6g，生石膏 12g，黄芩 12g，桔梗 12g，滑石 20g，荆芥 3g，白术 3g，栀子 3g，茵陈 18g，甘草 6g。水煎服，每日 1 剂。

【说明】　适用于肠胃湿热型，以通腑泄热、除湿止痒为主。

（4）当归饮子加减

**处方**　当归 30g，白芍 30g，川芎 30g，生地黄 30g，白蒺藜 30g，防风 30g，荆芥 30g，何首乌 15g，黄芪 15g，甘草（炙）

15g。水煎服，每日 1 剂。

**【说明】** 适用于血虚风燥证，以养血祛风、润燥止痒为主。

## 五、预防调护

积极寻找并去除病因及可能的诱因；注意气候变化时，冷暖适宜；忌食腥、辣、发等食物，避免摄入可疑致敏食物、药物。

# 第7节　丘疹性荨麻疹

丘疹性荨麻疹（papular urticaria）又称急性单纯性痒疹，为一鲜红色风团样丘疹性皮肤病，主要与某些节肢动物叮咬有关，好发于婴幼儿、儿童及青少年。

## 一、临床诊断要点

① 好发于婴幼儿、儿童及青少年。春、夏、秋季多见。

② 多分布于腰部、臀部和四肢。

③ 皮损为鲜红色纺锤形或椭圆形风团样丘疹，中央可有水疱，反复分批发生，群集或呈条状分布，退后留有色素沉着。

④ 感觉剧烈瘙痒。

## 二、鉴别诊断

（1）水痘　皮损为丘疹、红斑、水疱，但以水疱为主，水疱性皮疹绕以红晕，呈痘疮样表现，皮损皮疹呈向心性分布，以躯干为多，其次为头面部，四肢较少，口腔黏膜常有损害。有流行性。

（2）荨麻疹　主要表现为边缘清楚的红色或苍白色的瘙痒性风团，消退后不留痕迹。

## 三、治疗

### 1. 治疗原则

以抗过敏、止痒为主，同时寻找和去除病因，消灭蚊子、跳蚤、臭虫等；避免进食某些致敏食物，治疗消化道疾病。

### 2. 全身治疗

**处方一**　氯苯那敏　4mg po tid

**处方二**　赛庚啶　2mg po tid

**处方三**  氯雷他定  10mg po qd

**【说明】**  儿童用药不同于成人，小儿用药如下：氯苯那敏 0.35mg/(kg·d)，分 3 次口服；赛庚啶 0.25mg/(kg·d)，分 3 次口服；氯雷他定 2～12 岁儿童：体重＞30kg，每天 1 次口服 10mg，体重＜30kg，5mg 口服，每天一次，2 岁以下儿童慎用。

### 3. 局部治疗

（1）无感染时

**处方一**  炉甘石洗剂  外用 bid

**处方二**  酚炉甘石洗剂  外用 bid

**处方三**  氢化可的松霜  外用 bid

**处方四**  丁酸氢化可的松霜  外用 bid

（2）继发感染时

**处方一**  莫匹罗星  外用 bid

**处方二**  依沙吖啶  外用 bid

**处方三**  炉甘石洗剂  外用 bid

### 4. 中医药治疗

中医强调辨证论治，参见"荨麻疹"治疗。

## 四、预防与调护

应注意清洁卫生，消灭家中的臭虫、跳蚤、虱、蚊、螨等，并防止节肢动物的侵入。养宠物者，也要消灭其所带有的跳蚤等寄生物。

# 第8节  血管性水肿

血管性水肿（angioedema）又称巨大荨麻疹，是一种发生于皮下疏松组织或黏膜的局限性水肿，可分为获得性和遗传性两种类型，后者罕见。

## 一、临床诊断要点

① 遗传性血管性水肿为常染色体显性遗传病。常在 10 岁前开始发病，外伤或撞击和精神因素常能诱发本病，除皮肤水肿外，黏膜常受累。急性腹痛是本病重要表现。

② 好发于组织疏松部位，如眼睑、口唇、外生殖器等处，喉头黏膜亦可发生。喉头黏膜受累时，可出现呼吸困难，甚至窒息。

③ 皮损为突发的局限性肿胀，边界不清，呈肤色、淡红或苍白色，表面光滑，触之有弹性。皮损多为单发，偶有多发，持续时间较久，约数小时或 2～3d 后消退。

④ 有轻度烧灼或发胀感。

## 二、辅助检查

遗传性血管性水肿实验检测血清 $C_1$ 酯酶抑制蛋白，及 $C_2$、$C_4$ 补体值降低。

## 三、鉴别诊断

（1）虫咬皮炎　除局部肿胀外，尚有发红，因叮刺后出现的瘀点或小丘疹，伴瘙痒或灼痛感。

（2）丹毒　皮疹为红斑，水肿发亮，边界清，有明显红、肿、热、痛的炎症表现。伴畏寒、发热等全身症状，血象白细胞总数及中性粒细胞升高。

（3）接触性皮炎　眼睑部接触性皮炎早期可类似血管性水肿，但前者有明显接触史，不久即出现丘疹、水疱、结痂等。

（4）上腔静脉压迫综合征　面部发生持久性水肿，伴有眼睑红斑和胸壁静脉怒张。

## 四、治疗

### 1. 治疗原则

进行脱敏治疗、治疗病灶感染或急性感染等。

### 2. 全身治疗

（1）获得性血管性水肿的处理和治疗　一般与荨麻疹相同。病情严重者可用肾上腺素和糖皮质激素。

（2）遗传性血管性水肿的预防和治疗　一般抗组胺、糖皮质激素、肾上腺素无效。急性喉头水肿应立即气管切开或插管。

**处方一**　达那唑　400～600mg qd po，无症状者每日 50mg

**【说明】**　一年以上长期服药。

**处方二**　达那唑　600mg po qd　连续 5d

**【说明】**　以上剂量用于拔牙及外科手术前预防本病发作，必要时术后加用 8～10d。

（3）桂利嗪　25mg po tid

（4）国外报告输注新鲜冰冻血浆有效。

### 3. 局部治疗

**处方一**　炉甘石洗剂　外用　1日多次

**处方二**　氢化可的松洗剂　外用　1日多次

【说明】　外用药物以护肤、止痒为主。

### 4. 中医药治疗

中医强调辨证论治，多以疏风清热或疏风散寒为主。

（1）荆防败毒散加减

**处方**　荆芥 30g，防风 30g，羌活 30g，独活 30g，川芎 30g，柴胡 30g，前胡 30g，桔梗 30g，枳壳 30g，茯苓 30g，甘草 15g。水煎服，每日 1 剂。

【说明】　适用于风寒证，以疏风散寒为主。

（2）四物消风散加减

**处方**　当归 10g，白芍 10g，生地黄 10g，荆芥 6g，柴胡 6g，蝉蜕 6g，黄芩 6g，浮萍 12g，生石膏 12g，白茅根 30g。水煎服，每日 1 剂。

【说明】　适用于风热证，以疏风清热为主。

## 五、预防调护

寻找并去除病因，发现过敏原，避免再接触，如避免进食致敏食物，停用可疑致敏药物。

# 第9节　口周皮炎

口周皮炎（perioral dermatitis）是围绕口周的炎症性皮肤病。其发病可能与长期外用含氟的皮质激素制剂，或日晒、感染（毛囊虫）、内分泌紊乱等有关。

## 一、临床诊断要点

① 好发于青年女性。病因不明，一般认为与长期应用含氟皮质类固醇激素及含氟牙膏有关。

② 皮损分布于口周、鼻唇沟、颏部、上唇甚至颊部。但环绕唇红缘有一狭窄的"无皮损圈"。

③ 皮损表现为红斑，有针头大红色或皮肤色丘疹、丘疱疹。可群集分布，间有少许脓疱。时轻时重，反复发作，轻时可为鳞屑性红斑。

④ 自觉微痒或灼热感。

## 二、鉴别诊断

（1）酒渣鼻：鼻部和面中央部发生的充血性红斑、毛细血管扩张、复发性丘疹和脓疱。

（2）脂溢性皮炎：皮损为在皮脂溢出的基础上发生的黄红色斑、上有丘疹、小脓疱及糠秕样鳞屑或油腻性痂。边界清楚，毛囊口扩大，自觉有痒感。除面部外，头皮、胸背部往往也有皮损。

（3）接触性皮炎：有过敏原接触史，皮损多为鲜红斑、丘疱疹及水疱。境界清楚，有潮湿渗出倾向。自觉灼热、瘙痒。

## 三、治疗

### 1. 治疗原则

对症处理并除去可疑的病因，如避免接触含氟牙膏、化妆品等及停用避孕药，停用高效皮质激素外用药等。

### 2. 全身治疗

**处方一**　多西环素　0.1g po qd

【说明】　系统口服抗生素如多西环素常能有效控制病情。

**处方二**　异维 A 酸　10mg po qd

【说明】　对于难治性病例可口服小剂量异维 A 酸，疗程为 8～12 周。

### 3. 局部治疗

**处方一**　甲硝唑霜　外用 bid

**处方二**　硫黄霜　外用 bid

**处方三**　他克莫司软膏　外用 bid

**处方四**　吡美莫司乳膏　外用 bid

【说明】　局部禁用皮质激素制剂，避免任何刺激。皮损处有脓包时，可外用硫黄霜或甲硝唑霜。局部干燥时可用滋润保护剂防护。

#### 4. 中医药治疗

中医强调辨证论治，多以健脾利湿、养血润燥为主。

（1）泻黄散加减

**处方** 藿香 12g，佩兰 12g，黄芩 12g，生地黄 12g，防风 10g，竹叶 6g，生石膏 15g，黄连 6g，升麻 6g，焦栀子 6g，芦根 12g，蒲公英 10g，玄参 10g，生薏苡仁 15g。水煎服，每日 1 剂。

【说明】 适用于脾胃实火证，以清胃泄热、健脾利湿为主。

（2）四物消风饮加减

**处方** 生地黄 32g，当归 9g，赤芍 8g，防风 10g，黄芩 8g，柴胡 6g，荆芥 5g，甘草 7g，升麻 5g。水煎服，每日 1 剂。

【说明】 适用于脾经血燥证，以益气健脾、养血润燥为主。

（3）参苓白术散加减

**处方** 党参 10g，白术 10g，茯苓 13g，甘草 10g，陈皮 10g，白扁豆 10g，山药 30g，薏苡仁 30g，砂仁 6g，桔梗 6g。水煎服，每日 1 剂。

【说明】 适用于气虚风盛证，以补气健脾利湿为主。

## 四、预防调护

① 去除可疑因素。

② 忌搔抓、热水烫、肥皂洗，忌食刺激性食物，忌盲目用药。

# 第3章 病毒性皮肤病

## 第1节 疣

疣（verruca，wart）是由人类乳头瘤病毒（human papilloma virus，HPV）感染皮肤黏膜所引起的良性赘生物，临床上常见有寻常疣、扁平疣、跖疣和尖锐湿疣等，疣状表皮发育不良也被认为与 HPV 感染密切相关。

## 一、临床诊断要点

### 1. 寻常疣

① 多见于儿童和青年人。

② 好发于手背、手指、足和甲缘等处，亦可发生于身体其他部位。甲周疣发生在甲周；甲下疣发生在在甲床者；丝状疣好发于颈、额和眼睑，疣体细长突起伴顶端角化；指状疣好发于头皮及趾间，疣体表面呈参差不齐的突起。

③ 典型皮损为黄豆大小或更大的灰褐色、棕色或肤色丘疹，表面粗糙，质地坚硬，可呈乳头瘤状增生。

### 2. 跖疣

① 系发生于足底的寻常疣。

② 皮损初起为细小发亮的丘疹，渐增至黄豆大小或更大，因受压而形成淡黄或褐黄色胼胝样斑块或扁平丘疹，表面粗糙，界限清楚，边缘绕以稍高的角质环，去除角质层后，其下方有疏松的角质软芯，可见毛细血管破裂出血而形成的小黑点。若含有多个角质软芯，称为镶嵌疣。

③ 自觉疼痛。

### 3. 扁平疣

① 好发于青少年的颜面、手背及前臂。

② 病程慢性，多可自行消退，少数患者可复发。

③ 典型皮损为米粒至黄豆大小的扁平隆起性丘疹，圆形或椭圆形，表面光滑，质硬，正常肤色或淡褐色，多骤然出现，数目较多且密集；搔抓后皮损可呈串珠状排列，即自体接种反应。

## 二、鉴别诊断

(1) 鸡眼　跖疣应与鸡眼鉴别，后者多见于足前弓处，皮疹为单个淡黄色角质栓，外围透明黄色环，形似鸡眼，垂直压痛明显。

(2) 汗管瘤　扁平疣应与汗管瘤鉴别，后者主要发生于眼睑，为扁平状或半球状丘疹或小结节，表面光滑，质较硬。

## 三、治疗

### 1. 治疗原则

采用局部治疗为主，避免采用造成永久性瘢痕的疗法。全身治疗适用于皮损数目较多或久治不愈者。

### 2. 全身治疗

**处方一**　左旋咪唑　50mg po tid

**处方二**　吗啉胍片　0.3～0.5g po tid

【说明】　左旋咪唑可促进 T 细胞和巨噬细胞对各种抗原的反应性，提高细胞免疫能力，有免疫调节和免疫增强功能，左旋咪唑 3d 停 11d，连用 3 个月。可与其他抗病毒药物如吗啉胍等联合应用。可能会出现恶心、呕吐、腹痛等反应，肝肾功能不全者及妊娠早期禁用。吗啉胍又称病毒灵，为广谱抗病毒药物，对多种病毒增生期的各个环节都有作用。连服 1 个月为 1 个疗程，偶可引起出汗、食欲下降，有时可引起低血糖，糖尿病患者应加以注意。

**处方三**　胸腺肽　10mg im qod

**处方四**　结核菌多糖核酸　2ml im qod

**处方五**　异维 A 酸　10mg po bid

【说明】　维 A 酸类药物影响细胞的增殖和分化，对体液免疫及细胞免疫均有影响，有抗增生及抗肿瘤作用。

### 3. 局部治疗

**处方一**　0.05%～0.1%维 A 酸软膏　外用 bid

**处方二**　阿达帕林霜　外用 bid

**处方三**　氟尿嘧啶软膏　外用 bid

**处方四**　3%酞丁胺霜或 3%酞丁胺二甲亚砜　外用 bid

**处方五**　30%冰醋酸溶液　外用 bid

**处方六**　1%～5%咪喹莫特　外用 qd

【说明】　适用于皮损较大或不宜用物理治疗者。维 A 酸乳膏不良反应有干燥、脱屑，少数有红斑、水肿及烧灼感，治疗时间延长则反应减轻，不影响治疗。

### 4. 物理治疗

适用于皮损数目较少者，包括冷冻、电灼、刮除和 $CO_2$ 激光等。

### 5. 中医药治疗

中医强调辨证论治，多以清热利湿解毒为主。

（1）紫兰方加减

**处方**　马齿苋 60g，板蓝根 30g，紫草根 15g，生薏苡仁 15g，大青叶 30g，赤芍 15g，红花 15g，生牡蛎 30g，珍珠母 30g，赤芍 20g，甘草 6g。水煎服，每日 1 剂。

【说明】　适用于湿毒证，以清热利湿解毒为主。

（2）大青薏仁汤

**处方**　生赭石 30g，生龙骨 30g，生牡蛎 30g，生薏苡仁 30g，马齿苋 30g，大青叶 30g，丹参 12g，柴胡 6g，熟地黄 10g。水煎服，每日 1 剂。

【说明】　适用于湿毒瘀结证，以清热解毒、活血化瘀为主。

## 四、预防与调护

① 注意避免皮肤外伤或搔抓，以免自身接种。

② 加强体育锻炼，提高自身免疫力。

# 第 2 节　传染性软疣

传染性软疣（molluscum contagiosum）是由传染性软疣病毒所致的一种病毒性传染病，其特点为在皮肤上发生蜡样光泽的半球形小丘疹，顶端凹陷，能挤出乳酪状软疣小体。本病通过直接接触而传染，也可自体接种。

## 一、临床诊断要点

① 好发于躯干、四肢、肩胛、阴囊等处。本病为自限性，一般经过 6～9 个月即可消退，但也可持续 3～4 年。愈后不留瘢痕。

② 皮损是半球状丘疹，直径 2～8mm，单发或多发。中心微凹如脐窝，表面有蜡样光泽，顶端挑破后，可挤出白色乳酪样物质，称为软疣小体。

③ 自觉轻度瘙痒，可由于搔抓引起继发感染。

## 二、鉴别诊断

（1）基底细胞癌结节型初期　初起为针头至绿豆大小突出皮肤的蜡样结节，缓慢增大为非炎症性浅黄褐色或淡灰白色蜡样半透明的结节，质硬，表面皮纹消失，表皮菲薄伴浅表毛细血管扩张，表皮受外伤易出血。

（2）单发性角化棘皮瘤　皮损增长迅速，半球形或圆屋顶形皮肤色结节，结节表面可见平滑的火山口状，中央充以角栓，皮损光滑发亮，与周围界限清楚，表面可见毛细血管走行。愈后有瘢痕。

## 三、治疗

### 1. 治疗原则

以局部刮除为主要治疗手段，一般不主张全身治疗。

### 2. 全身治疗

多发性损害可试用灰黄霉素口服或 α-干扰素皮下注射。

### 3. 局部治疗

**处方一**　酞丁胺霜　外用 tid

**处方二**　鬼臼毒素乳膏　外用

**处方三**　10%氢氧化钾溶液　外用 bid

**处方四**　1%～5%咪喹莫特　外用

**处方五**　0.1%维 A 酸乳膏　外用 bid

**处方六**　阿达帕林凝胶 外用

【说明】　先用刮匙从根部刮除疣体，或用血管钳夹除，务必要去除软疣小体，然后外涂 2% 碘酊或莫匹罗星软膏，或者外用以上一种药物。其中鬼臼毒素乳膏每隔 3d 使用一次，连用 4 周。国外报告外用 10% 氢氧化钾溶液治疗传染性软疣，直接外擦，直到皮疹出现炎症及溃疡，32 例用了平均 30d 的时间治愈。成人外用咪喹莫特每天 3 次，每周 5d，持续 1 个月；儿童每周 3 次，治疗 10～16 周，有一定疗效。

**4. 其他特殊治疗**

液氮冷冻治疗。国外报告可应用脉冲染料激光、光动力学治疗。

**5. 中医药治疗**

中医强调辨证论治，以平肝解毒为主。

（1）祛疣汤加减

**处方**　板蓝根 30g，大青叶 30g，薏苡仁 30g，山豆根 20g，生牡蛎 30g，桃仁 10g，红花 6g，丹参 10g，白芷 10g，甘草 6g。水煎服，每日 1 剂。

【说明】　适用于湿热蕴毒证，以清热解毒为主。

（2）木贼草 30g，香附 30g，板蓝根 30g，山豆根 30g，苦参 30g，蛇床子 30g，苍术 20g，马齿苋 30g。煎浓汤擦洗患处，一日 2 次。

## 四、预防调护

① 注意公共卫生，不与患者共用衣物。

② 患病后禁止搔抓，以免抓破感染和传染，衣物要煮沸消毒，洗澡勿用搓澡巾搓洗，以免损伤皮肤，引起皮损泛发。

# 第 3 节　带状疱疹

带状疱疹（herpes zoster）是由水痘-带状疱疹病毒引起的急性疱疹性皮肤病。发病后一般可获得对该病毒的终生免疫，但偶有复发者。

## 一、临床诊断要点

① 好发于春秋季节，成人多见。

② 最常累及的神经是肋间神经，其次是三叉神经、坐骨神经，较少见的是颈神经、臂丛神经、阴部神经等。本病多累及感觉神经，对运动神经几乎没有影响。

③ 损害为在炎性红斑上发生簇集状粟粒至绿豆大小的丘疱疹，迅速变为水疱，内容透明澄清，疱壁紧张发亮。各群之间皮肤正常，排列成带状，间有出现丘疹、大疱、出血、坏疽者。皮疹沿外周神经呈单侧分布，不超中线，亦偶有双侧发病者。病程常为2～3周，能自愈，愈后多不复发，可有暂时性淡红色斑或色素沉着，不留瘢痕。神经痛有时持续1～2个月或更久。

④ 病起突然或先有痛感。主观有程度不等的痒、痛感。

## 二、辅助检查

与皮疹相应的神经节内病变表现为：脊髓神经后根于后根神经节有剧烈炎性反应；单发性周围神经炎；脊髓后柱之单侧阶段性脊髓灰白质炎；局限性软脑膜炎。

## 三、鉴别诊断

① 当疱疹尚未出现之前或表现为顿挫性带状疱疹时，可能将神经痛疑为其他疾病，须加注意。

② 单纯疱疹：好发生于皮肤黏膜交界处，多见于发热性疾病的过程中，且常有反复发作史。

## 四、治疗

### 1. 治疗原则

抗病毒、消炎止痛、营养神经、局部对症处理，从而达到缩短病情和防止继发感染为原则。

### 2. 全身治疗

（1）抗病毒药物

**处方一**　阿昔洛韦　200mg po q5h

**处方二**　泛昔洛韦　250mg po tid

**处方三**　伐昔洛韦　300mg po tid

【说明】　目前认为阿昔洛韦、泛昔洛韦、伐昔洛韦是治疗带状疱疹的一线药物，宜早期使用。泛昔洛韦治疗疗程为7d，其他药物疗程为10d。早期应用可减少急性神经痛和后遗神经痛，加速痊愈，能缩短病程，而且使疼痛减轻。

（2）止痛药物

**处方一**  吲哚美辛（消炎痛）  20mg po tid

**处方二**  对乙酰氨基酚  0.5g po qid

**处方三**  布洛芬  0.3g po bid

【说明】 活动性消化道溃疡、肾功能不全患者禁用止痛药。

（3）抗炎治疗

泼尼松  30mg po qd

【说明】 一般从中小剂量开始，泼尼松＜1mg/(kg·d)，依病情逐渐减量，疗程越短越好。年老体弱或免疫功能低下者不主张使用或应在使用抗病毒药物的前提下酌情使用。相关文献报道可减少后遗神经痛的发生率。

### 3. 局部治疗

**处方一**  多塞平霜  外用 tid

**处方二**  辣椒辣素霜  外用 tid

**处方三**  2%利多卡因  2ml

　　　　　曲安西龙（去炎松）  125mg ｜局部封闭

　　　　　注射用水  8ml

### 4. 硬膜外麻醉阻滞治疗

布比卡因和甲泼尼龙硬膜外阻滞，连用 7d。

### 5. 中医药治疗

中医强调辨证论治，多以清利肝胆湿热、疏肝理气止痛为主。

（1）龙胆泻肝汤加减

**处方**  龙胆6g，木通6g，生地黄15g，柴胡6g，当归12g，生甘草6g，黄芩9g，栀子9g，泽泻9g，大青叶15g，青黛1.5g。水煎服，每日1剂。

【说明】 适用于热盛证，以泻肝胆湿热为主。

（2）除湿胃苓汤加减

**处方**  苍术9g，白术9g，猪苓9g，茯苓9g，泽泻9g，六一散9g，厚朴6g，陈皮6g。水煎服，每日1剂。

【说明】 适用于湿盛证，以清热燥湿、健脾和中为主。

（3）柴胡疏肝饮合金铃子散加减

**处方** 柴胡 9g，白芍 9g，香附 9g，川芎 6g，枳壳 6g，陈皮 6g，延胡索 10g，全蝎 6g，炙甘草 5g，川楝子 9g。水煎服，每日 1 剂。

【说明】 适用于后遗神经痛，以疏肝理气止痛为主。

（4）羚羊角粉 0.1～0.15g 口服

【说明】 适用于高热患者，尤其三叉神经受累有角膜疱疹者。

（5）季德胜蛇药片 醋调外敷 tid

### 6. 其他疗法

针灸、拔罐、放血、壮医药线点灸。

## 五、预防与调护

① 春季是多种传染病流行季节，老年人及体质虚弱者应尽量少去空气不洁的公共场所，以免感染。平时要坚持锻炼身体，保持心情愉快，生活起居要有规律。

② 治疗期间应卧床休息，注意营养，还应穿清洁柔软的棉制内衣，以减轻摩擦。如疼痛影响睡眠，可适当服用镇静止痛药。

# 第4节 单纯疱疹

单纯疱疹（herpes simplex）系由人类单纯疱疹病毒（HSV）所致，主要感染人体任何部位的黏膜和受损皮肤，尤其易感染口唇、眼、口腔等部位的皮肤黏膜，容易复发。同时，HSV 还可引起疱疹性脑膜炎、疱疹性角膜结膜炎、播散性单纯疱疹、新生儿疱疹等严重疾病。大约 90% 的 HSV 感染者不出现症状。临床上将单纯疱疹分为原发性和复发性两大类。

## 一、临床诊断要点

① 多发生于皮肤、黏膜交界处，以颜面及生殖器为多见。

② 损害为密集成群的针头大小的水疱，常为一群，亦有 2～3 群，破裂后露出糜烂面，逐渐干燥结痂。历时 1 周左右自愈可反复发作。

③ 自觉灼热或瘙痒。

## 二、辅助检查

① 病毒培养是 HSV 实验室诊断的"金标准"，敏感性和特异性高。

② 在患者血清中可发现 IgM 抗体。

③ 疱液涂片检查可见许多棘刺松解，一个或数个核的气球状细胞以及嗜伊红性核内包涵体。

④ 组织病理检查可见表皮细胞发生气球变性、网状变性和凝固变性坏死，表皮细胞棘刺松解。

## 三、鉴别诊断

（1）虫咬皮炎　虫咬皮炎是指由昆虫叮咬、刺蛰、毒毛刺伤或接触虫体内毒液所引起的急性皮炎反应。多见于夏季。起病常较突然，有时可追寻到有关接触史。多见于暴露部位。皮疹以水肿性斑丘疹、丘疹、丘疱疹或风团为主，疏散或群集，偶呈线状。常伴剧烈、灼热或刺痛感，一般 3～5d 可逐渐消退。

（2）面部带状疱疹　皮损多数沿三叉神经或面神经的分支分布，基底炎症明显，呈带状排列，伴有神经痛。很少复发。

（3）口周皮炎　口周皮炎常见于中青年女性，皮损局限于口周、鼻唇沟、上唇、颏部，但口唇周围有一狭窄的正常皮肤区。表现为红斑、小丘疹及少许鳞屑，酷似脂溢性皮炎。自觉不同程度瘙痒或灼热感。可呈周期性发作。

## 四、治疗

### 1. 治疗原则

抗病毒，缩短病程，防止继发感染和并发症，减少复发。一般给予局部治疗，对皮疹泛发者给予支持疗法，对反复发作者应积极避免或去除可能的诱发因素。

### 2. 全身治疗

| 处方一 | 阿昔洛韦 | 200mg po q5h | |
| 处方二 | 阿昔洛韦 | 30～60mg | |
| | 0.9%氯化钠注射液 | 250ml | iv drip qd |
| 处方三 | 泛昔洛韦 | 250mg po tid | |
| 处方四 | 伐昔洛韦 | 300mg po tid | |

【说明】 阿昔洛韦可用于原发性单纯疱疹，亦可用于复发性单纯性疱疹，最好在出现前驱症状时或皮损出现 24h 内开始用药；阿昔洛韦 30～60mg/(kg·d) 用于新生儿疱疹，疗程为 10～21d。

### 3. 局部治疗

**处方一** 2%甲紫溶液 外用 bid

**处方二** 5%硫黄炉甘石洗剂 外用 bid

**处方三** 0.5%新霉素软膏 外用 bid

【说明】 0.5%新霉素软膏用于继发感染者。

**处方四** 2%阿昔洛韦霜 外用 bid

**处方五** 1%喷昔洛韦乳膏 外用 bid

**处方六** 3%酞丁胺霜 外用 bid

**处方七** 0.1%碘苷（疱疹净）溶液 滴眼 qid

【说明】 0.1%磺苷溶液局部用于疱病性角膜结膜炎。

### 4. 中医药治疗

中医强调辨证论治，常用清热、解毒、利湿法。

（1）辛夷清肺饮加减

**处方** 辛夷9g，生地黄30g，牡丹皮9g，赤芍9g，黄芩9g，知母9g，桑白皮9g，枇杷叶9g，生石膏30g，板蓝根20g，甘草6g。水煎服，每日1剂。

【说明】 适用于肺胃风热证，以疏风清热为主。

（2）龙胆泻肝汤加减

**处方** 龙胆6g，木通6g，生地黄15g，柴胡6g，当归12g，生甘草6g，黄芩9g，栀子9g，泽泻9g，大青叶15g，土茯苓30g。水煎服，每日1剂。

【说明】 适用于湿热证，以清利肝胆湿热为主。

（3）增液汤加减

**处方** 生地黄24g，玄参30g，麦冬24g，知母12g，大青叶10g，连翘12g，黄连6g，土茯苓30g。水煎服，每日1剂。

【说明】 适用于阴虚内热证，以益气养阴、扶正祛邪为主。

## 五、预防调护

① 患处局部保持清洁干燥，以利结痂，预防细菌感染。

② 患有特应性皮炎或其他皮肤病者，暂时与本病患者隔离，以预防疱疹性湿疹的发生。

# 第5节 水 痘

水痘（varicella）是由水痘-带状疱疹病毒（varicella-zoster virus, VZV）感染引起的急性发疹性疾病，由呼吸道传染，以冬、春两季较多，主要发生于儿童。

## 一、临床诊断要点

① 潜伏期2周左右，起病急，多先有发热等全身不适，1～2d后出现皮疹。

② 皮损皮疹呈向心性分布，以躯干为多，其次为头面部，四肢较少，口腔黏膜常有损害。

③ 典型损害为散在性绿豆大小水疱，周围绕以红晕，疱顶部可有脐窝状，水疱破裂形成糜烂结痂，继发感染可形成脓疱。皮损常陆续分批发生，故可同时见到丘疹、水疱、结痂等不同时期。病程2～3周。

④ 自觉症状可有轻度瘙痒。

## 二、辅助检查

① 疱液的涂片中见有多核气球状细胞。

② 组织病理：水疱处棘层细胞有气球状变性，即棘层细胞变大，内含嗜酸性包涵体。

## 三、鉴别诊断

（1）脓疱病 多在夏秋季发病，好发于颜面特别是口周、鼻周，疱壁薄，破后糜烂结蜜黄色痂。

（2）丘疹性荨麻疹 好发于躯干四肢，典型损害为风团样丘疹，中央有小水疱，黏膜无损害。

## 四、治疗

### 1. 治疗原则

因本病有自限性，治疗主要是加强护理、预防继发感染，并隔离患者至全部皮疹干燥结痂。

## 2. 全身治疗

**处方一** 阿昔洛韦 0.2g po q5h

**处方二** 利巴韦林 0.1~0.2g po tid

**处方三** 板蓝根冲剂 10g po bid~tid

**处方四** 丙种球蛋白 3ml im qd 共3d

**处方五** 转移因子 3mg 上臂皮下注射 qd×4d

**处方六** 双黄连注射液 60mg/(kg·d)
10%葡萄糖注射液 250ml $\Big|$ iv drip qd

【说明】 全身治疗可口服抗病毒药物,病情较重者可静脉给药,并适当应用抗生素。抵抗力低下者可肌注丙种球蛋白。

## 3. 局部治疗

**处方一** 1%樟脑5%硫黄炉甘石洗剂 外用 1日数次

**处方二** 1%甲紫溶液 外用 bid

**处方三** 莫匹罗星软膏 外用 bid

**处方四** 阿昔洛韦软膏 外用 qid

【说明】 局部治疗可用1%樟脑5%硫黄炉甘石洗剂外擦,每日数次。水疱破裂或有继发感染者可用1%甲紫溶液及莫匹罗星(商品名为百多邦)、红霉素等抗生素软膏。也可用阿昔洛韦等抗病毒软膏外擦,每日数次。

## 4. 中医药治疗

中医强调辨证论治,以清热解毒为主。

(1)银翘散加减

**处方** 连翘30g,金银花30g,苦桔梗18g,薄荷18g,竹叶12g,生甘草15g,荆芥穗12g,淡豆豉15g,牛蒡子18g。水煎服,每日1剂。

【说明】 适用于风热夹湿证,以疏风清热、除湿解毒为主。

(2)清瘟败毒饮加减

**处方** 生石膏30g,生地黄15g,水牛角10g,黄连10g,栀子10g,桔梗10g,黄芩10g,知母10g,玄参10g,连翘10g,甘草6g,牡丹皮15g,鲜竹叶6g。水煎服,每日1剂。

【说明】 适用于湿热炽盛证,以清热利湿、凉血解毒为主。

## 五、预防调护

① 患者需隔离至皮疹干燥结痂为止。

② 患者的房间、衣物和用具等应用通风、紫外线照射、煮沸等方法进行消毒。

③ 易感儿童可注射水痘减毒疫苗，有一定预防作用。

④ 接触水痘患者后应留察 2 周。严重病例伴高热者，应卧床休息。

⑤ 宜清淡易消化饮食，忌食鱼腥刺激性食物。

# 第 6 节　风　　疹

风疹（rubella）是由风疹病毒引起的呼吸道传染病，好发于儿童，亦见于青年或成人，冬春两季多见，可形成小流行。一般通过咳嗽、谈话或喷嚏等传播。儿童发病者症状轻微，成人患者则症状较重。早孕妇女感染此病毒后有致胎儿畸形的报道。

## 一、临床诊断要点

① 好发于儿童，亦可见于青年人。

② 前驱症状儿童轻微或无，成人及青年人有发热、头痛、倦怠、咽痛等。发疹前 1～2d 可出现耳后及枕骨下淋巴结肿大，部分可出现口腔黏膜疹，为玫瑰色斑疹或出血点。

③ 前驱症状后 1～2d 发疹，皮疹从头面部开始渐向颈部、躯干、上肢及下肢发展，全身泛发性分布。为稀疏或密集的粉红色斑疹或斑丘疹，可有轻微痒感，掌跖少累及，2d 后皮疹即开始消退，伴轻微脱屑。

## 二、辅助检查

① 血常规：白细胞总数及中性粒细胞数降低，淋巴细胞先下降而后增多。

② 抗体检测：发疹时或发疹后 1～2d 内，血清中出现风疹特异性 IgM 抗体，可明确诊断。

## 三、鉴别诊断

### 1. 麻疹

前驱症状较重，高热 3～4d 后发疹，卡他症状明显，口腔黏膜可见 Koplik 斑，皮疹较密集，颜色较深红。

### 2. 幼儿急疹

发生于 2 岁以内幼儿，无前驱症状，突然高热 3～5d 后，热骤降而出疹。

## 四、治疗

### 1. 治疗原则

治疗以对症为主，卧床休息，多饮水，食易消化食物。

### 2. 全身治疗

**处方一**　板蓝根冲剂　10g po bid～tid

**处方二**　双黄连注射液　60mg/(kg·d)　｜
　　　　　5% 葡萄糖注射液　250ml　　　　｜ iv drip qd

**处方三**　丙种球蛋白　3ml im qd

### 3. 局部治疗

炉甘石洗剂　外用　1 日数次

### 4. 中医药治疗

中医强调辨证论治，以疏风清热为主。

（1）五味消毒饮加减

**处方**　荆芥 10g，蝉蜕 10g，升麻 10g，赤芍 10g，防风 10g，牛蒡子 10g，连翘 20g，生甘草 6g，金银花 15g，大青叶 30g。水煎服，每日 1 剂。

【说明】适用于时邪袭肺证，以疏风清热、宣肺透疹为主。

（2）透疹凉解汤加减

**处方**　荆芥 6g，薄荷（后下）6g，蝉蜕 6g，桑叶 10g，菊花 10g，连翘 10g，牛蒡子 10g，紫花地丁 10g，金银花 12g，赤芍 12g。水煎服，每日 1 剂。

【说明】适用于邪热炽盛证，以清热凉血、解毒透疹为主。

## 五、预防调护

① 出疹发热期间，卧床休息，避风寒，多饮水及食用易消化食物。

② 本病病程约 1 周，一般预后良好，但妊娠 4 个月内患风疹，有可能发生流产、死产及胎儿畸形。

③ 隔离患者，一般在出疹后隔离 5d 即可，孕妇接触风疹患者后应在 1 周内注射胎盘球蛋白或丙种球蛋白 2～3 次，每次 3ml。

# 第 7 节　手足口病

手足口病（hand-foot-mouth disease）是由肠道病毒引起的传染病。多见于 5 岁以下儿童，是以手、足和口腔发生水疱为特征的一种儿童病毒性皮肤病。

## 一、临床诊断要点

① 多见于 5 岁以下儿童。

② 皮损可同时发生于口腔内颊部、舌、软腭、硬腭、口唇内侧、手足心、肘、膝、臀部和前阴等部位，也可呈不全表现，以口腔受累最多见，可达 90％以上。

③ 潜伏期 3～7d，发疹前可有不同程度的低热、头痛、纳差等前驱症状，1～3d 后手、足、口部出现皮损，皮损初为小米粒或绿豆大红色斑疹，很快发展为 2～4mm 大小的水疱，疱壁薄，内液清亮，周围绕以红晕，水疱溃破后可形成灰白色糜烂面或浅溃疡。病程 1 周左右，愈后极少复发。

④ 临床上不痒不痛、不结痂、不遗留瘢痕。

## 二、辅助检查

血清抗 Coxsackie 病毒抗体滴度增高。

## 三、鉴别诊断

(1) 多形红斑　好发于青年女性，皮损特征为靶形或虹膜样红斑。

(2) 疱疹性口炎　四季均可发病，以散在为主。一般无皮疹，偶尔在下腹部可出现疱疹。

## 四、治疗

### 1. 治疗原则

治疗原则为对症治疗。可服用抗病毒药物及清热解毒中草药及 B 族维生素、维生素 C 等。有合并症的患者可肌注丙种球蛋白。

### 2. 全身治疗

**处方一** 板蓝根冲剂　po tid

**处方二** 维生素 C 片　0.1g po tid

**处方三** 维生素 $B_6$　5mg po tid

**处方四** 更昔洛韦　5～10mg/(kg·d)　｜iv drip qd
10% 葡萄糖注射液　100ml

**处方五** 干扰素　100 万 U im　qd

**处方六** 利巴韦林　10mg/(kg·d)　｜iv drip qd
10% 葡萄糖注射液　100ml

**处方七** 阿昔洛韦　20mg/(kg·d)　｜iv drip qd
10% 葡萄糖注射液　100ml

**【说明】** 全身治疗适用于皮疹较多或有并发症的患者，如有重症病例出现则给予相应的支持治疗。口服 B 族维生素有利于黏膜的修复。

### 3. 局部治疗

**处方一** 口腔溃疡涂膜　外用（口腔）　一日多次

**处方二** 利多卡因液　外用（口腔）　一日多次

**处方三** 1% 樟脑 5% 硫黄炉甘石洗剂　外用 bid

**处方四** 思密达适量，用温开水搅成糊状，4 次 /d，分别于早、午、晚饭后及睡前涂于口腔溃疡局部。

**【说明】** 口腔糜烂溃疡可涂口腔溃疡涂膜。手掌和足底的水疱可用含硫黄的炉甘石洗剂治疗，硫黄对破损的皮疹有消炎、防止继发感染的作用；炉甘石洗剂起干燥、保护作用，有利于水疱的消退。思密达对口腔黏膜表面的各种致病因子具有很强的固定和抑制作用，可明显缩短小儿口腔溃疡的愈合时间，无明显毒副作用，且思密达口味香甜，患儿易于接受，值得在临床推广使用。

### 4. 中医药治疗

中医强调辨证论治，以清热解毒化湿为主。

（1）大黄黄连泻心汤加减

**处方**　大黄 3g，黄芩 6g，黄连 3g，五倍子 6g，薄荷 6g。水煎 50ml，分 2 次服。

【说明】 适用于心脾积热证，以清热解毒化湿为主。

（2）甘草泻心汤加减

**处方** 生甘草 10g，半夏 6g，黄芩 6g，黄连 2g，干姜 3g，柴胡 10g，藿香 6g。水煎 50ml，分 2 次服。

【说明】 适用于湿热交阻证，以清热化湿解毒为主。

（3）风引汤加减

**处方** 大黄 3g，生石膏 20g，寒水石 10g，滑石 10g（包煎），赤石脂 10g，白石脂 10g，紫石英 10g，生牡蛎 10g，生龙骨 10g，干姜 3g，桂枝 6g，甘草 3g。水煎 50ml，分 2 次服。

【说明】 适用于热毒风动重型，以清热化湿、镇肝息风为主。

## 五、预防调护

① 注意个人卫生，不食生冷，避免接触患儿。

② 本病流行期间不宜带儿童到人群聚集、空气流通差的公共场所。居室要经常通风，勤晒衣被。

③ 注意患儿的口腔护理。

④ 治愈出院的患儿 3 周内仍具有传染性，应做好隔离工作。

# 第 8 节  麻    疹

麻疹（measles）是由麻疹病毒引起的急性传染病。以发热、咳嗽、流涕、眼结膜充血、流泪畏光、口腔颊黏膜斑及全身皮肤红斑、丘疹为主要表现的疾病。易流行，病后有持久免疫力，再次发病者较少见。

## 一、临床诊断要点

（1）多见于 5 岁以下儿童。6 个月以内婴儿很少发病。全年均可发病，以冬春季为多。用减毒的麻疹疫苗做预防注射可使麻疹发病率显著下降。

（2）潜伏期  9～11d。

（3）前驱期  高热，眼结膜充血、怕光、分泌物增多。可流黏液脓性鼻涕，咳嗽，有时出现呕吐、腹泻。起病 2～3d 后，在第二白齿对面的颊黏膜上出现蓝白色或紫色小点，周围有红晕，称为 Koplik 斑，可蔓延到整个颊黏膜及唇内侧，发疹后 2d 开始消退。

（4）发疹期　起病后第 4d 开始发疹，先出现于而后、发际、颜面，后迅速蔓延到颈部、上肢、躯干及下肢。皮疹为玫红色的斑丘疹，压之退色，疹盛时可互相融合，疹间皮肤正常。2～5d 出全。体温可达 41℃ 左右，中毒症状加重。

（5）恢复期　出疹 5～7d 后，体温下降，皮疹按出疹顺序逐渐消退，留有棕褐色色素沉着斑并有细小的糠麸样脱屑。

## 二、辅助检查

① 血白细胞计数降低，中性粒细胞减少，淋巴细胞增多。
② 鼻咽部或颊黏膜黏液涂片镜检多核巨细胞阳性（90％）。
③ 免疫荧光技术检测麻疹病毒抗原。
④ 鸡胚及组织细胞培养分离麻疹病毒。

## 三、鉴别诊断

（1）风疹　前驱期短，全身症状轻，无黏膜斑，皮疹散在，色稍淡，1～2d 即退，无色素沉着及脱屑。

（2）幼儿急疹　多见于婴幼儿，突发高热数日，热退时出散在玫瑰色皮疹为其特征。

（3）猩红热　发热、咽痛 1～2d 后全身出现猩红色针尖大小皮疹，疹间皮肤发红，疹退后伴大片脱皮，白细胞计数增多。

## 四、治疗

### 1. 治疗原则

卧床休息，出疹高热期应多饮开水，吃易消化的食物。疹退时根据患者食欲及时增加营养以利恢复。经常清除眼部分泌物，保持口腔和皮肤清洁。高热时可用退热药。

### 2. 全身治疗

对症治疗为主，高热时可用小量退热药；烦躁者可适当给予苯巴比妥等镇静药；剧咳时用镇咳祛痰药；继发细菌感染可给抗生素。

### 3. 局部治疗

3％硼酸水或生理盐水洗眼、鼻和口腔。为防止继发感染可应用抗生素。

### 4. 中医药治疗

中医强调辨证论治，多以疏风清热为主，兼以益气养阴。

（1）升麻葛根汤合银翘散加减

**处方** 升麻 6g，葛根 6g，荆芥穗 6g，淡豆豉 6g，牛蒡子 6g，连翘 6g，竹叶 6g，金银花 15g，芦根 15g。水煎服，每日 1 剂。

【说明】 适用于初热期，以疏风清热为主。

（2）清解透表汤加减

**处方** 西河柳 6g，蝉蜕 6g，升麻 6g，葛根 6g，牛蒡子 6g，金银花 15g，紫草 15g，生石膏 15g，连翘 10g，知母 10g，生甘草 10g。水煎服，每日 1 剂。

【说明】 适用于出疹期，以清热透表为主。

（3）竹叶石膏汤加减

**处方** 淡竹叶 6g，甘草 6g，生石膏（先煎）30g，太子参 10g，麦冬 10g，粳米 10g，天花粉 10g，山药 10g，白薇 10g。水煎服，每日 1 剂。

【说明】 适用于气血两虚证，以益气养阴为主。

## 五、预防调护

① 单间隔离至疹后 5d，有并发症者延至 10d。

② 保持居室空气新鲜，衣被不宜过多，保持适当温度。

③ 饮食宜营养易消化，多饮温开水，不忌口。

④ 对易感人群实施计划免疫预防麻疹。发现患者应立即做疫情报告，在麻疹流行期间，应大力宣传患者不出门、医药送上门、易感儿不出门，对可疑者应隔离观察。

# 第 4 章　细菌性皮肤病

## 第 1 节　脓疱病

脓疱病（impetigo）是由金黄色葡萄球菌或溶血性链球菌或两者混合感染的化脓性皮肤病，主要因接触传染所致。

### 一、临床诊断要点

（1）多见于 2～7 岁儿童，流行于夏末秋初多汗闷热的季节。

（2）好发于颜面、口周、鼻孔周围、耳郭以及四肢等暴露部位。

（3）皮损初起为点状红斑或丘疹，随即变为大小不等的水疱、脓疱，稍痒、不痛。脓液接触部位可形成新疱，愈后不留瘢痕。

（4）严重者伴乏力、恶寒、发热等全身症状。

（5）临床分型

① 大疱性脓疱病：多由金黄色葡萄球菌引发，疱壁初紧张而后逐渐松弛，尼氏征阴性。脓液常沉积于疱底，呈半月形积脓现象，此为本病特征。

② 寻常性脓疱病：多由溶血性链球菌或与金黄色葡萄球菌混合感染所引发，传染性强，薄壁水疱易破溃，干燥后形成黄褐或金黄色脓痂，由乙型溶血性链球菌感染所致者可诱发急性肾小球肾炎。

### 二、辅助检查

① 白细胞计数轻度升高。

② 疱液培养可培养出金黄色葡萄球菌、乙型溶血性链球菌或表皮葡萄球菌。

③ 组织病理可见表皮内角层下和粒层间脓疱，脓疱内有中性粒白细胞和球菌，真皮上部示炎症反应。

### 三、鉴别诊断

羊痘：该病直接接触传染，多见于兽医、牧羊人、屠宰人员。皮损好发于手指、手背等暴露部位。皮损单个或数个，为平顶的出血性脓疱或大疱，中心有脐凹和结痂。周围绕以特征性灰白色或紫色晕。具有自限性，皮损3～6周消失。

## 四、治疗

### 1. 治疗原则

应以杀菌、消炎、收敛、干燥为原则，局部抗菌药清洁和外涂，全身应用敏感抗生素。

### 2. 全身用药

应首选耐青霉素酶类青霉素药物，也可选用青霉素、氨苄西林及头孢类抗生素如头孢拉定、头孢唑林、头孢呋辛、头孢他啶、头孢哌酮等；对于青霉素或头孢类药物过敏者可予红霉素口服治疗。

另外，瘙痒剧烈者，加服抗组胺药。

**处方一**　赛庚啶　2mg po bid

**处方二**　酮替芬　1mg po bid

**处方三**　西替利嗪　5mg po qd

**处方四**　氯雷他定　5mg po qd

【说明】　抗组胺药用量按儿童千克体重计算。

### 3. 局部治疗

(1) 局部清洗剂

**处方一**　碘伏溶液　外用 bid

**处方二**　1∶8000 高锰酸钾溶液　外用 bid

**处方三**　新霉素溶液　外用 bid

**处方四**　3% 硼酸溶液　外用 bid

(2) 局部外用制剂

**处方一**　莫匹罗星软膏　外用 tid

**处方二**　盐酸环丙沙星软膏　外用 bid

**处方三**　诺氟沙星软膏　外用 bid

**处方四**　新霉素软膏　外用 bid

**处方五**　金霉素软膏　外用 bid

**处方六**　呋喃西林软膏　外用 bid

**处方七** 红霉素软膏 外用 bid

**处方八** 四环素软膏等 外用 bid

**处方九** 2%夫西地酸霜 外用 bid

【说明】 无全身症状者仅局部治疗即可。

### 4. 中医药治疗

中医强调辨证论治，常以清暑利湿、清热解毒为法。

（1）清暑解毒饮加减

**处方** 青蒿 9g，厚朴 6g，黄连 6g，牡丹皮 6g，赤芍 6g，金银花 9g，连翘 9g，绿豆衣 9g，甘草 6g。水煎服，每日 1 剂。

【说明】 适用于暑湿热蕴证，以清暑利湿、清热解毒为主。

（2）参苓白术散加减

**处方** 党参 15g，茯苓 15g，苍术 12g，白扁豆 12g，陈皮 9g，莲子 10g，淮山药 15g，砂仁 6g，薏苡仁 10g，桔梗 6g，甘草 6g，蒲公英 15g。水煎服，每日 1 剂。

【说明】 适用于脾虚湿蕴证，以健脾渗湿为主。

## 五、预防与调护

① 平时注意卫生，保护皮肤清洁。

② 患儿应隔离，防止接触传染，其接触过的衣服、毛巾、用具等均应消毒。

③ 病变处禁用水洗，如欲清洗脓痂，可用 0.02％呋喃西林液或 10％黄柏溶液。

④ 病变部位应避免搔抓，以免接触传染。

# 第 2 节 细菌性毛囊炎

细菌性毛囊炎（bacterial folliculitis）是主要由金黄色葡萄球菌引发的毛囊化脓性炎症。

## 一、临床诊断要点

① 好发于头皮、颈项和背部等易摩擦部位。

② 初起为红色充实性丘疹，以后顶端迅速发展成丘疹性疱，中间贯穿毛发，四周红晕有炎症，继而干燥、结痂，痂皮脱

落不留痕迹。

③ 轻微痒，头部毛囊炎刺激发根引起剧烈疼痛。

## 二、辅助检查

① 皮损部脓液细菌培养，可见金黄色葡萄球菌或表皮葡萄球菌。

② 组织病理可见毛囊口、毛囊及其周围组织有化脓性炎症。

③ 全血细胞计数、免疫学的诊断检查〔对免疫学的诊断检查（对免疫缺陷者）〕、常规血液生化、肾功能，必要时行 HIV 相关检查。

## 三、鉴别诊断

（1）马拉色菌毛囊炎　好发于 16～40 岁，男性多于女性，皮损为毛囊性半球状红色丘疹，有光泽，周围有红晕，可间杂有小脓疱或黑头粉刺。病原菌为马拉色菌。

（2）坏死性痤疮　常见于 20～50 岁者，男性多见，从不发生在青春期前。好发于额、颞、头皮前缘。为成簇的褐色脓丘疹，常有脐凹并迅速坏死。

## 四、治疗

### 1. 治疗原则

酌情选用敏感的抗生素。对反复发作的毛囊炎可注射丙种球蛋白。

### 2. 局部治疗

**处方一**　碘酊　外用 bid

**处方二**　氯柳酊　外用 bid

**处方三**　鱼石脂软膏外敷　外用 qd

**处方四**　莫匹罗星软膏　外用 tid

**处方五**　2% 夫西地酸霜 外用 bid

【说明】　如已化脓，可切开引流。

### 3. 中医药治疗

中医强调辨证论治，以清热解毒为主，兼用化湿、扶正、托毒之法。

（1）五味消毒饮加减

**处方** 金银花 20g, 野菊花 12g, 蒲公英 12g, 紫花地丁 12g, 天葵子 12g, 重楼 10g, 连翘 12g, 甘草 6g。水煎服, 每日 1 剂。

【说明】 适用于热毒蕴结证, 以清热解毒为主。

（2）清暑解毒饮加减

**处方** 青蒿 9g, 厚朴 6g, 黄连 6g, 牡丹皮 6g, 赤芍 6g, 金银花 9g, 连翘 9g, 绿豆衣 9g, 甘草 6g。水煎服, 每日 1 剂。

【说明】 适用于暑湿浸淫证, 以祛暑清热、化湿为主。

（3）八珍汤合托里消毒散加减

**处方** 党参 12g, 茯苓 12g, 白术 10g, 当归 10g, 熟地黄 10g, 白芍 10g, 川芎 6g, 生黄芪 12g, 皂角刺 6g, 白芷 3g, 升麻 3g, 穿山甲 5g, 甘草 5g。水煎服, 每日 1 剂。

【说明】 适用于体虚邪恋证, 以补气扶正、托毒祛邪为主。

## 五、预防与调护

① 搞好个人卫生, 保持皮肤的清洁干燥, 勤换衣服, 勤修指甲。

② 忌食辛辣之物, 少食甜腻食品, 保持大便通畅。

# 第 3 节　疖与疖病

疖（furuncle）是金黄色葡萄球菌毛囊引起的急性化脓性深毛囊炎和毛囊周围炎。多发及反复发生者称为疖病。

## 一、临床诊断要点

① 好发于颜面、发际、头部、臀部及会阴部等处。

② 初起为红色圆锥形毛囊性炎性丘疹, 形成鲜红色或暗红色结节, 伴有灼热疼痛, 数日后结节化脓变软, 顶端发生脓疱, 中心形成脓栓, 扪之有波动感, 破后有血性脓液流出, 随即炎性消退, 结疤而愈; 可有附近淋巴结肿大。

③ 重者可伴有发热、畏寒等。

④ 发生于耳道者, 称耳道疖, 外耳道及患侧面部剧痛; 发生于鼻部和上唇的疖, 因此处静脉与海绵筛窦吻合, 当未成熟的疖被挤捏后, 可使病菌经血行引起海绵窦炎及颅内感染。

⑤ 疖通常数目不多，若反复发生成批出现多数疖肿者，则称疖病（furunculosis）。

## 二、辅助检查

（1）细菌培养　脓液及败血症或脓毒血症患者的血液中培养出金黄色葡萄球菌。

（2）组织病理　皮损早期表现为毛囊炎及毛囊周围炎，毛囊周围有密集的中性粒细胞和少许淋巴细胞浸润，以后形成脓疡，毛囊和皮脂腺均被破坏。

## 三、鉴别诊断

（1）假疖　好发于婴幼儿头皮、颈部和上胸部，产妇也常发病。损害初起为针尖大小丘疹，很快发展成黄豆至蚕豆大小紫红色结节，结节软化，破溃，溢脓，但中心无脓栓，愈后常无瘢痕。

（2）化脓性汗腺炎　多见于青壮年。好发于腋部和会阴部等大汗腺部位。皮损初期为一个或多个小结节，以后逐渐增多、扩大，可排列成群或成片，并融合成斑块，表面红肿，可伴有疼痛，最后穿破排脓，形成窦道和不规则溃疡，愈后留有瘢痕。

## 四、治疗

### 1. 治疗原则

抗感染治疗为主。早期皮损和急性炎症期应避免切开，可采用热湿敷、口服抗生素可阻止早期疖发展。顽固者可选用紫外线或红外线照射、超短波治疗。如已化脓，可切开引流。

### 2. 全身治疗

应首选耐青霉素酶类青霉素药物，也可选用青霉素、氨苄西林及头孢类抗生素如头孢拉定、头孢唑林、头孢呋辛、头孢他啶、头孢哌酮等；对于青霉素或头孢类药物过敏者可予磺胺、红霉素、氨基糖苷类或喹诺酮类药口服治疗。

对反复发作的疖病，可注射丙种球蛋白，或注射自家菌苗、多价葡萄球菌菌苗。

### 3. 局部治疗

**处方一**　3%碘酊溶液　外涂 bid

**处方二**　10%鱼石脂软膏　外敷 bid

**处方三**　夫西地酸钠软膏　外用 bid

**处方四**　莫匹罗星软膏　外用 bid

**处方五**　盐酸环丙沙星软膏　外用 bid

**处方六**　诺氟沙星软膏　外用 bid

**处方七**　新霉素软膏　外用 bid

**处方八**　金霉素软膏　外用 bid

**处方九**　呋喃西林软膏　外用 bid

**处方十**　红霉素软膏　外用 bid

**处方十一**　四环素软膏等　外用 bid

### 4. 物理治疗

可选用超短波、紫外线或毫米波等治疗。

### 5. 中医药治疗

中医强调辨证论治，多以清热解毒、滋阴凉血为主。

（1）五味消毒饮加减

**处方**　野菊花 12g，蒲公英 12g，紫背天葵 12g，赤芍 12g，金银花 15g，败酱草 30g，黄芩 10g，当归 10g，紫花地丁 10g，甘草 6g。水煎服，每日 1 剂。

【说明】　适用于湿火蕴结证，以祛暑清热为主，兼以化湿。

（2）滋膵汤加减

**处方**　生地黄 20g，黄芪 30g，南沙参 15g，北沙参 10g，蒲公英 30g，金银花 10g，山药 20g，山茱萸 10g，玄参 15g，石斛 10g，麦冬 10g，天冬 10g，赤芍 20g，茯苓 20g，桔梗 6g。水煎服，每日 1 剂。

【说明】　适用于阴虚血热证，以滋阴清热凉血为主。

（3）单方成药　如连翘败毒丸、牛黄解毒丸。

## 五、预防与调护

① 搞好个人卫生，保持皮肤清洁干燥，勤换衣服，勤修指甲。

② 积极治疗消渴病（糖尿病）、尿毒症、皮肤瘙痒症等疾病，对体质衰弱者应加强体育锻炼，以增强体质。

③ 忌食辛辣、鱼腥之物，少食甜腻食品。

④ 疖不宜自行挤压。

# 第4节 痈

痈（carbuncle）是由于金黄色葡萄球菌所引起的多个相邻的毛囊和皮脂腺或汗腺的急性化脓性感染。

## 一、临床诊断要点

① 糖尿病患者或身体比较衰弱的患者易患痈。

② 好发于皮肤韧厚的颈项、背部、臀部，有时也见于上唇和腹壁。

③ 临床表现主要有早期呈大片紫红色炎症浸润区，微微隆起、硬、肿与正常组织界限不清；中期中央区皮肤坏死，形成粟粒状脓栓，缓慢脱落，中心塌陷，状如蜂窝。

④ 痈发生时，局部光软无头，红肿疼痛，结块 6～9cm，发病迅速，非常疼痛，易肿、易脓、易溃、易敛，常伴有畏寒、发热等全身症状，可有近卫淋巴结肿大，白细胞总数及中性粒细胞增加，严重者可继发败血症而死亡。

## 二、辅助检查

① 脓液及血培养多为金黄色葡萄球菌。

② 血常规检查往往可见外周血中白细胞总数和中性粒细胞比例增高。

③ 组织病理表现相邻的毛囊、毛囊周围组织及皮下组织的急性化脓性改变，部分组织坏死，形成互相沟通的脓肿，毛囊和皮脂腺被破坏。脓肿周围组织充血、水肿及中性粒细胞浸润。

## 三、鉴别诊断

（1）蜂窝织炎  痈初期未成熟时需与蜂窝织炎鉴别，后者为皮肤和皮下组织弥漫性化脓性炎症。而痈为毛囊和皮脂腺或汗腺的急性化脓性感染。

（2）丹毒  常有外伤史，皮损为境界清楚的水肿性鲜红斑，自觉灼热及疼痛，伴发热。本病是皮肤及其网状淋巴管的急性炎症。

## 四、治疗

### 1. 治疗原则

抗感染治疗。早期皮损和急性炎症期应避免切开，可采用湿敷、口服抗生素可阻止痈发展。如发现有糖尿病及其他疾病，应及时治疗。

## 2. 全身治疗

应首选耐青霉素酶类青霉素药物，也可选用青霉素、氨苄西林及头孢类抗生素如头孢拉定、头孢唑林、头孢呋辛、头孢他啶、头孢哌酮等；对于青霉素或头孢类药物过敏者可予磺胺、红霉素、氨基糖苷类或喹诺酮类药口服治疗。

## 3. 局部治疗

**处方一**　50%硫酸镁溶液　湿敷 tid

**处方二**　70%乙醇溶液　湿敷 tid

**处方三**　10%鱼石脂软膏　外敷 bid

**处方四**　夫西地酸钠软膏　外用 bid

**处方五**　莫匹罗星软膏等　外用 bid

## 4. 物理治疗

可选用紫外线疗法或红外线照射、超短波治疗。

## 5. 手术治疗

对病变范围扩展者，应做切开引流，切开长度超出炎症范围少许，深达筋膜或筋膜下，切开后将皮瓣向四周剥离，清除坏死组织，手术操作轻巧，切勿挤压，避免感染扩散。若皮肤切开较多，等健康肉芽组织形成后进行植皮，以加速愈合。

## 6. 中医药治疗

中医强调辨证论治，多以清热解毒、活血消痈为主。

（1）实证期

消痈汤加减

**处方**　金银花 30g，连翘 15g，蒲公英 30g，赤芍 10g，当归 10g，川贝母 10g，花粉 10g，白芷 10g，乳香 10g，没药 10g，陈皮 10g。水煎服，每日 1 剂。

【说明】　适用于毒热炽盛、气血壅滞证。以清热解毒、活血消痈为主。

（2）溃脓后期

若腐肉脓毒已出尽，一般不需内服，如气血不足，肉芽生长缓慢，则可用八珍丸、人参养荣丸调补气血。

**处方一** 黄芪 30g，党参 10g，当归 10g，赤芍 10g，白芍 10g，天花粉 10g，白芷 10g，黄连 6g，白术 10g，金银花 10g。水煎服，每日 1 剂。

**【说明】** 适用于气血两虚、正不胜邪证。以益气养血、扶正祛邪为主。

**处方二** 石膏 30g，紫花地丁 30g，天花粉 15g，金银花 30g，玄参 30g，麦冬 15g，知母 10g，黄连 10g。水煎服，每日 1 剂。

**【说明】** 适用于阴虚火盛证，以滋阴清热为主。

## 五、预防与调护

① 搞好个人卫生，保持皮肤清洁干燥，勤换衣服，勤修指甲。

② 积极治疗糖尿病、尿毒症、皮肤瘙痒症等疾病，对体质衰弱者应加强体育锻炼，以增强体质。

③ 忌食辛辣、鱼腥之物，少食甜腻食品。

④ 不宜自行挤压。

# 第5节 蜂窝织炎

蜂窝织炎（cellulitis）为金黄色葡萄球菌、溶血性链球菌、厌氧菌等细菌引起的广泛的皮肤和皮下组织弥漫性化脓性炎症。

## 一、临床诊断要点

① 好发于四肢、眶周、指趾及肛周。发生于眶周者，病情多严重，可累及眼肌、球后甚至中枢神经系统。

② 感染局部红、肿、热、痛。皮损初起呈弥漫性浸润性水肿性红斑，境界不清，此后局部组织逐渐软化而有波动感、破溃，亦有不破溃者。约在 2 周左右留有瘢痕而愈。

③ 皮损位于较疏松组织且较浅表时，局部肿胀明显而疼痛较轻，如病变位于较深的致密组织，则疼痛剧烈而肿胀不明显。

④ 患者往往伴有畏寒、发热等全身症状。可伴有局部淋巴管及淋巴结炎。严重者可发生坏疽、转移性脓疡及败血症。如损害反复发作，称复发性蜂窝织炎。

⑤ 发生于唇部或颊部等处呈间歇性发作的轻型病例,皮损略红或不红,全身症状很轻或缺如,几天后可消退,常易误诊为血管炎性水肿。

## 二、辅助检查

① 细菌培养可分离出金黄色葡萄糖、溶血性链球菌、厌氧菌等细菌。

② 血常规检查往往可见白细胞总数和中性粒细胞比例增高及核左移。

③ 组织病理可见真皮及皮下组织有广泛性化脓性炎症改变,有中性粒细胞和淋巴细胞浸润,血管及淋巴管扩张。毛囊、皮脂腺及汗腺被破坏。后期可见有成纤维细胞、组织细胞及巨细胞所形成的肉芽肿。

## 三、鉴别诊断

丹毒:常有外伤史,皮损为境界清楚的水肿性鲜红斑,自觉灼热及疼痛,伴发热。本病是皮肤及其网状淋巴管的急性炎症。

## 四、治疗

### 1. 治疗原则

主要是早期应用抗生素,剂量要足。若脓肿形成应及时切开引流。

### 2. 全身治疗

一经诊断,应先明确感染的病原菌,选择合适的抗感染治疗措施,剂量要足。寻找潜在的感染因素,并进行治疗以防止复发。最常见、最易被忽视而未予治疗的易感因素是足癣,可成为细菌进入皮肤的门户。

(1) 最初治疗处方

| 处方一 | 乙氧萘胺青霉素 | 1~2g | iv drip q4~6h |
| | 生理盐水 | 250ml | |
| 处方二 | 头孢唑林 | 1g | iv drip q8h |
| | 生理盐水 | 250ml | |
| 处方三 | 头孢曲松 | 1g | iv drip qd |
| | 生理盐水 | 250ml | |

| **处方四** | 克林霉素 | 600～900mg | iv drip q8h |
| | 生理盐水 | 250ml | |
| **处方五** | 万古霉素 | 15mg/kg | iv drip q12h |
| | 生理盐水 | 250ml | |
| **处方六** | 罗红霉素 | 0.15g po bid | |

【说明】一般选用青霉素治疗，若患者对青霉素过敏，可选用红霉素类药物，因红霉素类可明显增加组织的渗透性，一些专家建议使用克林霉素。

（2）后续治疗处方

**处方一** 双氯西林 500mg po qid

**处方二** 头孢氨苄 500mg po qid

**处方三** 头孢拉定 500mg po qid

**处方四** 头孢羟氨苄 500～1000mg qd～bid

**处方五** 克林霉素 150～300mg qid

【说明】为成人使用的剂量，患者不再发热以及皮肤炎症开始消退后（3～5d），应转为口服治疗。总疗程应为 7～14d 或以上。伴有脓肿、组织坏死的患者治疗时间应更长。

### 3. 局部治疗

**处方一** 50%硫酸镁溶液 湿敷 tid

**处方二** 10%鱼石脂软膏 外敷 bid

**处方三** 夫西地酸钠软膏 外用 bid

**处方四** 莫匹罗星软膏 外用 bid

**处方五** 盐酸环丙沙星软膏等 外用 bid

### 4. 物理治疗

可选用超短波、紫外线或毫米波等治疗。

### 5. 手术治疗

皮损中间软并有波动感时，应及时手术切开引流。

### 6. 高压氧治疗

抗生素及外科治疗无效的患者，可考虑配合高压氧治疗。

### 7. 中医药治疗

参考本章疖、痈治疗。

## 五、预防与调护

① 搞好个人卫生，保持皮肤清洁干燥，勤换衣服，勤修指甲。

② 积极治疗潜在的疾病，如血液系统恶性肿瘤、糖尿病或心血管疾病，去除诱发因素，如创伤、足癣、湿疹等；减少细菌进入皮肤的门户。

③ 补充维生素如维生素 C、复合维生素 B 等。

④ 体质衰弱者应加强体育锻炼，以增强体质。

# 第 6 节　丹　　毒

丹毒（erysipelas）俗称"流火"，为溶血性链球菌感染引起的皮肤及皮下组织内淋巴管及周围组织的急性炎症。

## 一、临床诊断要点

① 损害好发于小腿和面部。

② 皮损表现为大片水肿性炎症浸润性红斑，界限清楚，其上偶见水疱。病情重者常伴畏寒、发热及病灶临近淋巴结肿大和压痛。病程 1～2 周可愈，但可复发；小腿丹毒反复发作后可引起象皮肿。

③ 局部常伴疼痛、压痛及皮温增高。

## 二、辅助检查

① 细菌培养可分离出 A 组乙型溶血性链球菌，偶有丙型或庚型链球菌。

② 血液白细胞及中性粒细胞增高。

③ 面部丹毒应行鼻旁窦放射线检查，以排除潜在的鼻窦炎。

## 三、鉴别诊断

（1）丹毒样型癣菌疹　是由癣病皮损中的真菌引起过敏反应而发生的皮损。皮损为轻度水肿性红斑，散在数片或融合成大片，无明显红肿热痛。

（2）蜂窝织炎　蜂窝织炎表现为大片暗红色肿胀，边界不清；重者可现大疱、化脓、出血、组织坏死。局部疼痛和压痛，皮温增高，伴发热等全身症状。病程 2～4 周，少数可反复发作，症状轻，易误诊。

## 四、治疗

### 1. 治疗原则

抗感染治疗，首选大剂量青霉素。急性发作时宜卧床休息，抬高患肢（小腿丹毒）。

### 2. 全身治疗

**处方一**　普鲁卡因青霉素　600 万 U ｜ iv drip bid（皮试）
　　　　　0.9%氯化钠　250ml ｜

**处方二**　头孢曲松　1g ｜ iv drip qd
　　　　　0.9%氯化钠　250ml ｜

**处方三**　头孢氨苄　500mg po qid

**处方四**　头孢拉定　500mg po qid

**处方五**　红霉素　500mg po qid

**处方六**　克林霉素　150～300mg po qid

**处方七**　克拉霉素　0.5g po qd

【说明】可首选青霉素类药。对青霉素过敏者，可选用不易耐药的大环内酯类药物。

### 3. 局部治疗

**处方一**　50%硫酸镁溶液　热敷 tid

**处方二**　0.1%依沙吖啶溶液　冷湿敷 tid

**处方三**　如意金黄散　外用

**处方四**　20%～30%鱼石脂软膏　外用

【说明】皮损初期可用溶液冷湿敷，外用抗生素药膏效果不明显。

### 4. 中医药治疗

中医强调辨证论治，治则以清热解毒为主。

**处方一**　牛蒡子10g，薄荷3g，桔梗6g，板蓝根15g，黄连3g，黄芩6g，金银花15g，连翘10g，赤芍10g，牡丹皮10g。水煎服，每日1剂。

【说明】适用于头面部丹毒。

**处方二**　生石膏30～60g，连翘15g，葛根30g，柴胡30g，金银花 30～90g，赤芍 15g，黄芩 15g，蒲公英 30g，野菊花 15g，紫花地丁 30g，重楼 20g，栀子 15g，当归 20g，生甘草 6g，大贝母 20g，乳香 10g，没药 10g，牡丹皮 15g，穿山甲 10g，皂角刺 30g。水煎服，每日 1 剂。

【说明】 适用于下肢丹毒。

**处方三** 南北沙参各 12g，知母 12g，牡丹皮 10g，地骨皮 10g，蒲公英 30g，紫花地丁 30g，生地黄 30g，生甘草 5g。水煎服，每日 1 剂。

【说明】 适用于丹毒（各个部位）。

## 五、预防调护

① 预防面部丹毒应纠正挖鼻习惯。注意休息，避免过度劳累，适当隔离。

② 头面部丹毒可取半卧位，下肢丹毒应卧床，抬高患肢。避免搔抓，以免造成再次感染。

③ 饮食宜清淡，忌辛辣刺激之物。

# 第 7 节　化脓性甲沟炎

甲沟炎（paronychia）是指甲周围皮肤皱襞的一种炎症。急性甲沟炎多由葡萄球菌感染所致，且常继发于局部外伤、撕裂、咬伤之后，但亦有无局部外伤史者。慢性甲沟炎多由于经常受到潮湿浸渍，如厨师、鱼商、洗衣或缫丝工人，致使皱襞浸软，使之易与甲廓分离，而遭到化脓球菌、铜绿假单胞菌、念珠菌及普通变形杆菌等的感染。

## 一、临床诊断要点

### 1. 急性甲沟炎

① 常继发于局部外伤、撕裂及咬伤之后。往往是一甲受累，多由葡萄球菌感染引起。

② 初起时甲沟轻度红肿、疼痛（局部搏动性疼痛）及压痛。可自然消退或化脓，严重者可演变为甲周围炎或甲下脓肿、疼痛较前更剧，甲下见有黄色脓液积聚，甲与基底部分离。

③ 一般无全身症状，但急性期处理如不及时，可伴有恶寒、发热、食欲减退等全身症状。

### 2. 慢性甲沟炎

① 工作中经常受到潮湿浸渍历史。往往是多甲受累，可由葡萄球菌或白色念珠菌感染引起。

② 病程慢性，甲沟有轻度红肿、疼痛，甲小皮剥脱，严重时甲沟流脓，甲松动脱落。慢性甲沟炎病程长，甲的边缘和甲沟处变黑，且可逐渐产生结节状或蕈状突起的炎症肉芽组织，不时分泌出脓液，易擦伤出血，部分甲受损，甲变形缩小，甲上有纵脊或横沟可产生肉芽肿。

## 二、辅助检查

外周血可有白细胞计数及中性粒细胞升高。

## 三、鉴别诊断

（1）甲胬肉　常开始于1个指甲，以后扩展至其他指甲，甲皱的表皮向前长，与甲床融合，病甲遂分成两部分，逐渐缩小，以致完全消失，最后代之以瘢痕组织。

（2）疱疹性瘭　多发生于手指近指甲处，开始为单个水疱，不久即发生成群的水疱，疱内容物浑浊呈脓液样，疱破后形成糜烂和结痂，自觉疼痛，疱液检查发现病毒。

## 四、治疗

### 1. 治疗原则

针对不同的病因进行治疗，主要是保护受损甲，避免进一步损伤，以及尽力保持受累甲干燥。

### 2. 全身治疗

**处方一**　红霉素　500mg po qid

**处方二**　头孢氨苄　500mg po qid

**处方三**　头孢拉定　500mg po qid

**处方四**　克林霉素　150～300mg po qid

**处方五**　伊曲康唑胶囊　200mg po qd

**处方六**　氟康唑　150mg po qd

【说明】　根据病原菌选择合适的抗感染治疗措施，剂量要足。全身使用广谱抗生素。对慢性甲沟炎，可应用杀真菌药或杀细菌药物，必要时应用糖皮质激素制剂。

### 3. 局部治疗

**处方一**    3%硼酸溶液    湿敷 tid

**处方二**    新霉素软膏    外用 qid

**处方三**    莫匹罗星软膏    外用 bid

**处方四**    夫西地酸钠软膏    外用 bid

**处方五**    克林霉素溶液    外用 qid

**处方六**    10%鱼石脂软膏    外敷 bid

**处方七**    特比萘芬软膏    外用 bid

**处方八**    制霉菌素软膏    外用 bid

**处方九**    克霉唑滴剂    外用    qid

**处方十**    益康唑溶液    外用    qid

【说明】 急性甲沟炎早期尚无脓液形成时，以三角巾托高患肢，可外用抗真菌药及杀菌剂如制霉菌素软膏与新霉素软膏交替使用。

### 4. 手术治疗

若有脓液积聚时，可沿甲沟做一纵行切开，排出脓液，由嵌甲引起者或甲下亦有脓肿时拔甲治疗。当有过多炎症肉芽组织时，可手术切除甲缘过多的肉芽组织，在手术过程中应避免损伤甲床。

### 5. 有湿疹样改变时按湿疹处理。

### 6. 中医药治疗

中医强调辨证论治，多以清热解毒为主。

（1）清热解毒饮加减

**处方**    金银花10g，蒲公英10g，牡丹皮10g，赤芍10g，甘草10g，大黄10g，栀子10g，连翘12g，浙贝母12g，赤小豆12g，枳壳6g。水煎服，每日1剂。

【说明】 适用于毒热蕴结证，以清热解毒为主。

（2）解毒排脓汤加减

**处方**    紫花地丁12g，蒲公英12g，野菊花12g，赤芍10g，浙贝母10g，桔梗10g，皂角刺10g，赤小豆30g，桑枝6g，甘草

6g。水煎服，每日 1 剂。

【说明】 适用于热毒炽盛证，以清热解毒排脓为主。

## 五、预防与调护

① 避免外伤、撕裂；必须接触水时，应在棉手套外再戴橡胶手套。

② 注意皮肤卫生，加强身体锻炼，增进皮肤的抵抗力。

③ 保持皮肤功能的完整性。对于皮肤病，尤其是瘙痒性皮肤病，应及时进行合理治疗。防治皮肤损伤，避免搔抓及皮肤摩擦等刺激。

④ 衣帽、毛巾、面盆等禁止公用，防止接触传染，对患者适当进行隔离。患者所用敷料及接触物要严格消毒或焚毁。在患病期间，除应用药液清洗皮损外，禁止用自来水洗涤患部，以防扩延。

⑤ 发病时应禁饮酒或食辛辣刺激食物。

# 第8节　红　　癣

红癣（erythrasma）由棒状杆菌属的微细棒状杆菌引起，好发于皮肤皱褶部位，皮损主要损害为境界清楚的红斑。红癣曾被认为由放线菌引起，现已从红癣的鳞屑中分离出微细棒状杆菌，近来用电子显微镜已证实此种棒状杆菌是红癣的病原菌。该菌属棒状杆菌属，是一种类白喉杆菌，革兰染色阳性，常寄生在正常人的鼻、咽、眼、外耳道及皮肤表面，当局部温暖潮湿或皮肤损伤时，该菌侵入角质层引起感染。

## 一、临床诊断要点

① 本病可发生于任何年龄，但以成年男性多见。

② 好发于腹股沟、腋下、乳房下及趾间等褶皱部位。在糖尿病及抵抗力低下的患者，皮损可广泛分布。

③ 皮损为境界清楚、边缘不规则的淡红色斑块，时间较久可演变为红褐色或褐色。表面光滑而干燥，局部可见极细的皱纹，上覆有细小鳞屑。

④ 瘙痒不明显。

## 二、辅助检查

① 刮取皮损上的鳞屑做革兰染色,可见大量革兰染色阳性棒状菌体。

② 在 Wood 灯照射下皮损呈现出粉红色荧光,有助于确诊。

## 三、鉴别诊断

### 1. 花斑癣

好发于躯干上部。每一个皮损是小的,不发生红斑。镜检见厚壁孢子,皮损在吴氏灯下有金黄色荧光。

### 2. 间擦疹

皮疹发生于皱褶部位,皮疹为红斑、丘疹,部分呈水疱,继而糜烂、渗出,边界清楚,可有花边样的浸软发白的鳞屑。

### 3. 体癣

皮疹为丘疹、水疱或丘疱疹,组成圆形或类圆形的红斑,中心常消退,边缘扩展,形成环状红斑,与正常皮肤之间的边界清楚。真菌镜检阳性。

## 四、治疗

### 1. 治疗原则

抗感染治疗。局部保持清洁干燥,内衣裤等应煮沸消毒。

### 2. 全身治疗

红霉素  0.25g po qid

【说明】 疗程为 2 周,可获得临床治愈。

### 3. 局部治疗

处方一  红霉素软膏  外用 tid

处方二  夫西地酸软膏  外用 tid

处方三  硫黄水杨酸软膏  外用 tid

### 4. 中医药治疗

马齿苋 60g,水煎外洗,每日一剂。

## 五、预防调护

① 本病容易复发,经常使用抗菌肥皂沐浴可预防复发。

② 有并发体癣或手足癣者应同时予以治疗。

116

# 第9节 麻 风

麻风（leprosy，Hansen disease）是由麻风杆菌引起的一种慢性传染病，主要侵犯皮肤和周围神经。可致残，影响劳动力。为了及早中断传播和防止致残，对该病除了诊断必须准确外，还应做到早发现、早诊断和早治疗。麻风是可以治愈的。

## 一、临床诊断要点

### 1. 诊断标准

临床上往往要同时具备以下两项或两项以上的证据才能确诊。

① 皮损伴明确的感觉丧失。

② 周围神经粗大，伴相应的功能障碍。

③ 皮肤涂片查抗酸杆菌阳性，但皮肤查抗酸杆菌阴性者不能排除麻风病。

④ 皮肤活检的组织病理学检查有麻风特异性病理改变，或查抗酸杆菌阳性。

### 2. 分型

（1）结核样型（TT）

① 典型皮损是大的红色斑片，或由成簇丘疹形成的片状或环状损害。

② 皮损好发于四肢、面部、肩部和臀部等易受摩擦的部位。

③ 周围神经常在早期即受累，如耳大神经、尺神经、腓总神经变粗变硬，有压痛，常为单侧。病久者，受损神经支配区可出现肌萎缩、爪形手、垂腕、垂足、指骨吸收及营养性溃疡等。

④ 常规细菌检查阴性，麻风菌素试验呈强阳性，细胞免疫功能正常或接近正常。

（2）界线类偏结核样型（BT）

① 皮损常为斑疹或斑块，色红或淡黄，边界清楚，有时在大片损害附近出现卫星状损害。

② 皮损多发，以躯干、四肢、面部为多，分布较广泛。

③ 浅感觉障碍出现较 TT 稍迟且稍轻，眉毛一般不脱落，黏

膜、淋巴结、睾丸、眼及内脏较少受累，且程度轻微。

④ 查菌阳性（＋～＋＋＋），麻风菌素试验弱阳性、可疑或阴性，细胞免疫功能比正常人低。

（3）中间界线类（BB）

① 皮损斑块、浸润和结节等，并可有多种形态；颜色有浅色、橘黄、棕黄、红色、棕褐色等。

② 数目较多，大小不一，分布广泛，多不对称。

③ 神经受损后，浅感觉障碍比 TT 轻些；眉毛常不脱落，黏膜、淋巴结、睾丸、眼及内脏可受累。

④ 查菌阳性（＋＋～＋＋＋＋），麻风菌素试验阴性，细胞免疫功能介于两极型之间。

（4）界线类偏瘤型（BL）

① 皮损主要是浅在的弥漫性浸润，常呈粉红色，可有斑疹、斑块、丘疹或结节，红色或橘红色。

② 损害数目较多，分布较广，有对称倾向。

③ 浅感觉障碍较轻，出现较迟；周围神经干累及数目较多，粗大，质软。眉毛稀少或脱落；早期可累及黏膜，中、晚期淋巴结、睾丸、眼及肝、脾等常受累。

④ 查菌强阳性（＋＋＋＋～＋＋＋＋＋），麻风菌素试验阴性，细胞免疫功能示有缺陷。

（5）瘤型（LL）

① 本型的特点是患者对麻风杆菌的抵抗力很低，麻风杆菌侵入体内后大量繁殖，并经淋巴管或血循环播散全身，故发展较快，除皮肤及黏膜有广泛损害外，晚期常侵犯多种组织和器官，皮损数目多而对称，传染性强。按病期、轻重、范围可分早、中、晚三期。

② 查菌极强阳性（＋＋＋＋＋～＋＋＋＋＋＋），麻风菌素试验阴性，细胞免疫功能呈明显缺陷。

（6）未定类（I）

① 是原发的早期麻风表现，未列入五级分类中，性质不稳定，可自行消退，亦可持续为未定类麻风，或向其他类型转变。演变为哪一型则依患者机体免疫力的强弱而定。本型临床症状较

轻，不累及内脏，易被忽视。皮损表现为淡红斑或浅色斑，边缘清楚或不清楚，数目一片或数片，分布不对称，有不同程度的浅感觉障碍。

② 查菌多阴性，少数为弱阳性（＋），麻风菌素试验多数阳性。

### 3. 麻风反应

麻风反应是机体对麻风杆菌抗原的一种变态反应。药物、气候、精神因素、预防注射、外伤、酗酒、过度疲劳、月经不调、妊娠等因素可诱发。分Ⅰ型和Ⅱ型。

（1）Ⅰ型麻风反应为细胞免疫型变态反应，表现为部分或全部皮损红肿、浸润、局部发热，但无全身症状，受累的神经干粗大，有疼痛和触痛。主要见于 TT、BT 及 BB 型。

（2）Ⅱ型麻风反应为免疫复合物型变态反应，表现为发热、头痛、麻风性结节红斑反应，严重时出现多形红斑或坏死性红斑，神经干粗大并有压痛，其他尚可有急性虹膜睫状体炎、急性睾丸和附睾炎、淋巴结肿大、关节肿痛及血白细胞数增高等，多见于 LL 及 BL 型。

## 二、辅助检查

### 1. 麻风杆菌检查

主要从皮损和黏膜上取材。选择活动性皮损，局部乙醇消毒，戴消毒手套，一手将取材区皮肤捏起，另一手持手术刀做长 5mm、深 3mm 的切口，刮取组织液，在载玻片上做约 7mm 的圆形涂片，在火焰上加热、固定，抗酸染色，镜检。切口以棉球贴压。一般应同时做 6 处切口取材。

阳性涂片的细菌密度按以下标准（Ridley 对数分级法），按六级记录，每级间呈 10 倍之差。

0：200 个油镜视野未检出麻风菌（至少 100 视野）。

1＋：100 个视野内查见 1～10 条菌。

2＋：10 个视野内查见 1～10 条菌。

3＋：平均每个视野内查见 1～10 条菌（至少 50 视野）。

4＋：平均每个视野内查见 10～100 条菌（至少 50 视野）。

5＋：平均每个视野内查见 100～1000 条菌（至少 50 视野）。

6＋：平均每个视野内的菌数在 1000 条以上，并有大量菌团（至少 50 视野）。

细菌密度指数（bacterisl index，BI）＝各个涂点 "＋" 数的总和/查菌部位数。结果计算至小数点后两位。

## 2. 麻风菌素试验

本试验是一种测定机体对麻风杆菌迟发性细胞免疫反应的方法，可有助于对患者抵抗力及预后的估计，并有助于分型。目前通用粗制麻风菌素作为变应原。

## 3. 组胺试验

用 1：1000 磷酸组胺水溶液 0.05～0.1ml 分别皮内注射于健康皮肤和皮损处，20s 后，正常皮肤处先出现直径约 10mm 的红斑（称原发性红斑），再经 30～40s，在原红斑的周围出现直径 30～40mm 的红斑，边缘弥散不整（称第二红斑），以后在注射的红斑处出现风团。出现第二红斑即为异常，表明神经轴突反射功能丧失，提示末梢神经受损。

## 4. 毛果芸香碱出汗试验

在皮损及其周围正常皮肤分别涂上碘酊，待干燥后，在两处分别皮内注射 1：1000 毛果芸香碱 0.1ml，立即撒上薄层淀粉，3～5min 后，如皮损处无蓝点出现，或蓝点少于正常皮损，则提示局部出汗功能障碍。此法适用于任何疑为麻风的皮损。

## 5. 立毛肌功能试验

分别在正常皮肤及皮损处皮内注射 1：10 万苦味酸烟碱各 0.1ml，如神经末梢正常，则立毛肌收缩出现鸡皮现象，如无则表示神经末梢受累。

# 三、鉴别诊断

（1）贫血痣　皮损为单个或数个，面积小，可类似于未定类或结核样型麻风。本病存在于出生时或幼儿早期，常呈线条状，皮肤纹理正常，无感觉障碍。

（2）体癣　虽可出现环形皮损，但感觉正常而有痒感，神经干不粗大。

（3）白癜风　应与早期重型麻风的白斑相鉴别。白癜风的皮肤色素完全脱失，界限清楚，无感觉改变，表面毫毛也变白。

（4）斑秃　个别斑秃患者发展到普秃时，伴有眉毛脱落，此时易与麻风混淆。斑秃无感觉障碍和皮疹，皮肤查菌阴性。

（5）结节性红斑　应和麻风反应的结节性红斑鉴别。此病多见于女性下肢，春秋好发，无麻风其他体征，皮肤查菌阴性。

（6）寻常狼疮　皮损常位于面部，表现为鼻颊部红褐色结节损害，以后形成大片红褐色浸润损害，损害中心通常有溃疡和瘢痕。玻片压诊可见有苹果酱色结节。本病破坏性较强，但神经并不受累，感觉正常，神经也不粗大。

（7）股外侧皮神经炎　位于大腿外侧，有感觉减退但无皮疹，无肌萎缩及运动障碍，周围神经不粗大。

（8）非麻风性周围神经炎　多具有有关发病因素，如病毒、细菌感染、营养不良、化学药物中毒及代谢障碍等，并伴有其他秀发疾病症状如糖尿病及铅、汞、砷等中毒症状。本病无浅神经粗大，可同时发生感觉、运动和营养障碍，而麻风多以感觉障碍为先，以后才出现运动障碍。

（9）面神经麻痹　可由中耳炎、带状疱疹、腮腺肿瘤等疾病引起，只有单一面瘫而无其他神经受累和皮损，这在麻风中罕见。

（10）脊髓空洞症　较少见，病程缓慢。病变为胸髓以上发生空洞，出现有关部位的感觉丧失、肌无力和萎缩，易误认为纯神经炎性麻风。本病在上肢尤其手指逐渐发生肌肉软弱、多汗及知觉障碍；出汗实验及组胺试验皆呈阴性反应；淋巴结及神经干都不肿大。

# 四、治疗

## 1. 治疗原则

早期及时，足量足程，规则治疗。为了减少耐药性菌株的产生，多主张应用多种有效的抗麻风化学药物联合治疗。不论选用何种疗法，按临床治愈标准，及时给以判定，进行监测。

## 2. 联合化疗

（1）多菌型（成人）

**处方一**　利福平　600mg po 1次/月（监服）

**处方二**　氨苯砜　100mg po qd（自服）

**处方三**　氯法齐明　300mg po 1次/月（监服）

**处方四**　氯法齐明　50mg po qd（自服）

【说明】　氨苯砜对麻风杆菌有抑制作用，为治疗麻风的首选药物，主要用于治疗各型麻风。氨苯砜有蓄积作用，故连服6d后休息1d。氯法齐明是二线抗麻风病药，对麻风杆菌和其他的一些分枝杆菌有抑菌作用，对于瘤型麻风和其他型麻风均有一定的疗效，也可用于麻风反应。利福平对麻风杆菌有很强的杀灭作用，且速度快，但易产生耐药，不宜单用。近年来由于耐氨苯砜麻风杆菌的出现，故多主张采用联合化学疗法。上述药物联合应用，疗程24个月。每个月自服药物不得少于20d，否则此月不计入疗程。1年中至少服药8个月，连续中断超过4个月者需要重新计算疗程开始治疗。24个月的疗程可在36个月内完成。1年服药时间少于8个月者为治疗不规则。

（2）少菌型（成人）

**处方一**　利福平　600mg po 1次/月（监服）

**处方二**　氨苯砜　100mg po qd（自服）

【说明】　上述药物联合应用，疗程为6个月。每月自服药物不得少于20d，否则此月不计入疗程。6个月的疗程可在9个月内完成，连续中断治疗3个月及3个月以上者，需重复6个月的疗程。

### 3. 麻风反应的处理

（1）Ⅰ型反应轻度反应予以止痛药和氯喹治疗，大多获好转。中度、重度反应者首选皮质类固醇治疗，待病情缓解后逐渐减量。雷公藤制剂亦可选用。

**处方一**　吲哚美辛　25mg po tid

**处方二**　雷公藤总苷片　10～20mg po tid

**处方三**　泼尼松　10～20mg po tid

（2）Ⅱ型反应可选用沙利度胺、皮质类固醇、雷公藤或氯法齐明治疗。根据反应的轻重程度，可单用亦可两种药物联合应用，待症状控制后逐渐减量。

**处方一**　沙利度胺　100mg po tid

处方二　氯法齐明　0.1g po tid

处方三　泼尼松　30mg po qd

【说明】　症状控制后，用沙利度胺（反应停）50～100mg 口服维持至停用。沙利度胺作为麻风结节性红斑的有效的辅助治疗用药已经得到肯定，也可替代激素治疗。

### 4. 中医药治疗

中医强调辨证论治，多以祛风化湿、活血杀虫为主。

（1）万灵丹、神应消风散、磨风丸　第 1 天服万灵丹 1 粒，温酒送下；第 2～4 天服神应消风散，每天 6g，早晨空腹温酒送下；第 5～6 天服磨风丸，每次 60～70 丸（约 9g），每天 2 次，温酒送下。连续循环应用，至痊愈为止。

（2）苍耳草膏，每次 1 匙，每天 3 次，开水冲下。

（3）苍耳草 30g，加水煎服，并逐渐增加剂量到 90g，每天 1 剂。

（4）何首乌酒，体虚者服用。按患者酒量大小，时时饮之，以微微作汗为度，宜避风。

### 5. 临床治愈标准

完成治疗的患者在监测期间活动性症状完全消失，且皮肤查菌为阳性者待阴转后每 3 个月查菌 1 次，连续 2 次持续为阴性者，以及皮肤查菌阴性者在活动性症状完全消失后，皮肤查菌仍为阴性者为临床治愈。

## 五、预防与调护

① 在麻风流行区开展群众性调查，早期发现麻风患者。麻风流行较严重的地区，进行预防性服药。

② 治疗现病患者。

③ 患者应加强营养，建立合理生活制度，参加适当劳动。

④ 对麻风患者家属及密切接触者，定期进行健康检查和测定其对麻风的免疫能力。

# 第 10 节　皮肤结核

皮肤结核（tuberculosis of the skin）是由于结核杆菌侵犯皮

肤或其他脏器的结核病灶所继发的皮肤损害。

# 一、临床诊断要点

## 1. 寻常狼疮 (lupus vulgaris)

① 多发于面颈部，其次为四肢、臀部。

② 基本皮损为粟粒至豌豆大小的半透明的狼疮结节，呈红棕色，上附黏着性鳞屑。结节用玻璃片压诊，呈淡黄色或黄褐色，呈"苹果酱"样。常形成溃疡，破坏性大，愈后留下瘢痕，严重者可发生畸形或功能障碍。

③ 一般无自觉症状。病程常迁延数十年不愈。

④ 组织病理显示结核样肉芽肿。

## 2. 疣状皮肤结核 (tuberculosis cutis verrucosa)

① 皮损分布于易受外伤的部位，如手、膝、肘及臀部等。

② 基本损害表现为疣状结节，基底浸润发硬、周围有炎症性红晕，压之可有脓液流出。愈后形成网状瘢痕。

③ 一般无自觉症状。慢性病程，可数年或数十年不愈。

④ 组织病理检查显示结核样肉芽肿及干酪性坏死，抗酸染色可查到抗酸菌。

## 3. 瘰疬性皮肤结核 (scrofuloderma)

本病由皮肤下面的淋巴结、骨或关节结核病灶，直接扩展或经淋巴管蔓延至皮肤而发病。

① 好发于颈侧、腋下、腹股沟及上胸部。

② 皮损初起为皮下结节，以后发生干酪性坏死，破溃形成瘘管，其上皮坏死，形成溃疡。损害一面愈合，一面向外扩展，愈后形成条索状不规则瘢痕。

③ 一般情况欠佳，但无全身症状，慢性病程。

## 4. 丘疹坏死性皮肤结核 (papulonecrotic tuberculid)

① 本病以青年人为多见。

② 多发于四肢伸侧，肘、膝关节附近更多。

③ 皮损为红褐色粟粒至绿豆大丘疹，中心坏死，上结黑痂，愈后留下凹陷性瘢痕及色素沉着。可同时存在丘疹、结痂、瘢痕。

④ 病程迁延。

## 二、辅助检查

① 旧结核菌素试验阳性反应，说明曾有过结核杆菌感染或已建立免疫力；若呈强阳性反应则说明体内存在活动性结核病灶。

② 皮损处脓液（干酪样物）直接涂片进行抗酸染色或培养找到结核杆菌可以协助诊断。

③ 必要时可采用 PCR 方法检测。

④ X 线等影像学及痰液检查有助于发现肺和其他脏器的结核感染。

## 三、 鉴别诊断

(1) 盘状红斑狼疮　皮疹呈持久性盘状红色斑片，多为圆形、类圆形或不规则形，大小有几毫米甚至 10mm 以上，边界清楚。皮疹表面有毛细血管扩张和灰褐色黏着性鳞屑覆盖，鳞屑底面有角栓突起，剥除鳞屑可见扩张的毛囊口。

(2) 孢子丝菌病　多有外伤史，好发于四肢和头面等暴露部位。皮下结节或暗红色浸润性斑块，表面可呈轻度疣状增生，挤压有少许分泌物，逐渐扩大于皮肤粘连，可沿淋巴管蔓延，自觉症状轻微。

## 四、治疗

### 1. 治疗原则

依照早期、足量、规范及联合用药的原则，以保证疗效，防止耐药，疗程至少在半年以上。

### 2. 全身治疗

**处方一**　利福平　450～600mg po qd

**处方二**　异烟肼　5mg/kg po qd

【说明】　利福平 1 个疗程为 6 个月；异烟肼最大剂量 300mg，1 个疗程为 6 个月，异烟肼为第一线抗结核药，与其他抗结核药联合用于各种结核病，有胃肠道反应、血液系统症状，如贫血、白细胞减少、眼底出血、肝功能损害、皮肤过敏、内分泌失调等；必要时可用大环内酯类药物（阿奇霉素、罗红霉素）或氟喹诺酮类药物（氧氟沙星、环丙沙星、氟罗沙星）。

### 3. 局部治疗

**处方一** 异烟肼软膏 外用 bid

**处方二** 对氨基水杨酸钠软膏 外用 bid

**处方三** 三氯醋酸溶液 外用 bid

**处方四** 焦性没食子酸软膏 外用 bid

### 4. 外科治疗

寻常狼疮、疣状皮肤结核的小块损害可做外科切除，瘰疬性皮肤结核外科治疗后可缩短化疗时间。

### 5. 物理治疗

物理治疗包括激光及冷冻疗法。

### 6. 中医治疗

中医强调辨证论治，多以养阴清热、益气解毒为主。

（1）六味地黄丸合芩部丹加减

**处方** 熟地黄 30g，山茱萸 12g，山药 12g，泽泻 9g，牡丹皮 9g，茯苓 9g，黄芩 10g，百部 15g，丹参 15g。水煎服，每日 1 剂。

【说明】 适用于阴虚内热证，以滋阴清热为主。

（2）阳和汤加减

**处方** 熟地黄 30g，肉桂 3g，麻黄 3g，鹿角胶 9g，芥子 6g，姜炭 2g，生甘草 3g，法半夏 6g，陈皮 6g，苏木 6g，乌梢蛇 10g。水煎服，每日 1 剂。

【说明】 适用于痰湿互结，阴寒凝滞证。以化湿祛痰，温经祛寒为主。

（3）内消瘰疬丸加减

**处方** 生牡蛎 30g，浙贝母 10g，玄参 10g，昆布 15g，海藻 15g，赤芍 12g，连翘 12g，白蔹 12g，穿山甲 9g，茯苓 12g，草河车 6g，山慈菇 15g。水煎服，每日 1 剂。

【说明】 适用于痰瘀凝滞证，以解毒散结、活血通络为主。

## 五、预防与调护

定期进行肺部和其他部位健康检查，早期发现结核病灶，并及时治疗。做好防结核工作，普及新生儿卡介苗接种。适当增加营养，忌食辛辣刺激性食物。保持心情舒畅，情绪稳定，注意适当休息。

# 第 11 节　皮肤炭疽

皮肤炭疽（anthrax cutis）亦称恶性脓疱（malignant pus-tuls），是由炭疽杆菌引起的急性传染病，人与畜类均可发生。主要发生于牧民及皮毛、肉食、畜产加工等职业者。其临床特征是典型的暗红色血疱，周围软组织红肿明显，病变中心发生坏死并结成坚硬的黑色干痂，其周围有成群的灰绿色小水疱，创面形如脐凹，伴有严重的全身症状。损害内容涂片及培养可查见炭疽杆菌。

## 一、临床诊断要点

① 病史中有接触皮毛或病畜的历史，患者多为从事肉类加工、皮毛、制革等与畜产有关的职业者。牛、羊、骆驼、骡等食草动物是其主要传染源。

② 通常发生于面部、颈部、手部、肩部等暴露部位，故皮损大多发生于不同程度的外伤处，皮损多为单发。

③ 皮损初发为红色小丘疹或皮下硬结，1～2d 后变为紫红色血疱或脓疱，周围有显著的非凹陷性肿胀和浸润性红晕。水疱在短期内出现出血性坏死，形成黑色凹陷焦痂。愈后留有瘢痕。皮损无疼痛和触痛是其特点。自然病程在 3 周左右。可伴有淋巴管炎及淋巴结炎。发生在眼睑颈部等皮肤松弛部位时可仅有弥漫性水肿而无水疱，可迅速形成坏死。

④ 伴有轻重不等的全身症状，重症者体温达 40℃ 以上，中毒症状严重者，可引起败血症和脑膜炎，于数日内死亡。

## 二、辅助检查

① 血液常规检查白细胞总数和中性粒细胞增高。

② 水疱内容物检查（涂片及培养）及血液培养可发现革兰阳性炭疽杆菌，有中枢神经系统症状者，脑脊液检查亦可发现炭疽杆菌。

③ 组织病理主要变化为出血性水肿，血管和淋巴管扩张，表

皮坏死。坏死组织中及真皮内可见多量有荚膜的炭疽杆菌。

## 三、鉴别诊断

（1）急性蜂窝织炎　在红肿的中央有时也可有脓疱出现，但局部有显著的疼痛和触痛，与职业和接触史无关。

（2）痈　好发于皮肤较厚的部位，化脓时脓液由多数毛囊口溢出，状若蜂窝。中央有时虽可发生黑色坏死性焦痂，但伴有剧烈的疼痛与触痛，无接触疫畜的病史，亦无传染性。

## 四、治疗

### 1. 治疗原则

尽早隔离住院治疗，全身应用敏感抗生素。

### 2. 全身治疗

（1）青霉素

**处方一**　青霉素　100万 U im bid

**处方二**　链霉素　0.5g im tid

**处方三**　青霉素　40万 U im q6h

【说明】青霉素为治疗皮肤炭疽疗效最好的抗生素，给予大剂量青霉素同时，可加用链霉素。然后用青霉素。对于炭疽性脑炎及败血症，每日青霉素总量要超过1000万 U。疗程一般为7～14d，直至局部水肿完全消退，损害完全干燥后，可将青霉素改为口服。

对青霉素耐药或过敏者，可选用四环素、红霉素、氯霉素或磺胺类药物等。

**处方一**　多西环素　100mg po bid

**处方二**　米诺环素　100mg po bid

**处方三**　罗红霉素　150mg po bid

**处方四**　阿奇霉素　0.5g po qd 或 iv drip qd

**处方五**　克拉霉素　500mg po qd～bid

**处方六**　四环素　250mg po q6h

（2）如全身症状严重时可在足量应用青霉素的同时，短期给予中等剂量糖皮质激素静注，如泼尼松 60～80mg/d，中毒症状缓解后减量、停药。

（3）注射抗炭疽血清，初次剂量为 80～100ml，12～48h 后可再给 20～40ml，严重者可注射 100～200ml。

### 3. 局部治疗

**处方一** 生理盐水或 1∶1000 高锰酸钾溶液湿敷 每天数次

**处方二** 莫匹罗星软膏 外用 bid

**处方三** 盐酸环丙沙星软膏 外用 bid

**处方四** 夫西地酸钠软膏 外用 bid

**处方五** 红霉素软膏 外用 bid

**处方六** 四环素软膏等 外用 bid

**处方七** 氯化氨汞（白降汞）软膏 外用 bid

【说明】 禁止手术或其他挤压处理，以免炎症扩散。中药可用玉露膏、蟾酥合剂或梅花点舌丹调敷患部，后期坏死脱落后可用生肌散或生肌玉红膏。

### 4. 中医药治疗

中医强调辨证论治，多以清营凉血、解毒为主。

（1）五味消毒饮、黄连解毒汤加减

**处方** 金银花20g，野菊花20g，紫花地丁30g，蒲公英30g，半枝莲30g，草河车30g，天葵子15g，栀子10g，黄芩10g，黄连10g，牡丹皮10g，赤芍10g，水煎服，每日 1 剂，分 2～3 次服，同时送服蟾酥丸 6 粒，分 2 次吞服。亦可送服梅花点舌丹或小金丹。

【说明】 适用于火毒内蕴证，以清热解毒为主。

（2）五味消毒饮、黄连解毒汤、犀角地黄汤三方合并加减

**处方** 鲜生地黄50g，紫花地丁30g，野菊花30g，金银花30g，草河车30g，半枝莲30g，连翘20g，栀子10g，黄连10g，牡丹皮10g，赤芍10g，生甘草6g，水牛角（先煎）9g，水煎服，每日 1～2 剂，分 3～4 次服。同时加服安宫牛黄丸 2 粒，分 2 次化服。

【说明】 适用于疔毒走黄证，以凉血清热解毒为主。

## 五、预防与调护

① 加强畜类检疫工作，病畜应严格隔离或宰杀。死畜严禁剥

皮或煮食，必须焚毁或深埋。对畜产品加工前应经过严密消毒。

② 加强对畜牧及肉类、皮毛工人的卫生宣传教育及防护设备。对此类工作者可注射炭疽疫苗，初次注射 0.5ml，6 周或 6 个月后可再注射 1 次，以后每年注射 1 次。

# 第 12 节　类丹毒

类丹毒（erysipeloid）是发生于猪丹毒的病原菌侵入人体皮肤伤口后，引起像丹毒样的皮损。病原菌为红斑丹毒丝菌，又称猪丹毒杆菌。

## 一、临床诊断要点

（1）多见于经营家畜、水产、屠宰业、制革工人等人群。发病前往往有程度不同的局部外伤史。手部为好发部位。潜伏期平均 2d。

（2）潜伏期为 1～3d。初起时患处疼痛，可有轻微发热、头痛及全身酸痛等症状，数日以后皮疹出现。通常发生于手部，表现为一个疼痛的红点，逐渐扩大，成为一片边界清楚的紫红色斑状肿块，边缘部分稍高起，不化脓，也不破溃，可有水疱。自觉瘙痒或刺痛，手指如被波及，常因肿胀及按痛不能自由屈伸。

（3）本病临床上可分为三型。

① 局限型：在病菌侵入部位发生疼痛，继之患部肿胀，出现界限清楚的紫红色斑，红斑边缘向周围扩展，而中央消退，边缘微隆起呈环状。有时可形成水疱。皮损不化脓，愈后留有色素沉着。通常在 2～4 周自愈。

② 弥漫型：较少见。皮损形态同局限型，但可弥漫性或分布于全身。常伴有发热及关节症状。血培养阴性。

③ 败血症型：相对罕见。患者无典型皮损，但可发生广泛性红斑和紫癜全身症状，往往伴有关节痛及心、肾等多脏器受累。血培养可阳性。死亡率高。后两型很少见。

## 二、鉴别诊断

（1）丹毒　与类丹毒皮损相似，但丹毒为鲜红色斑，水肿明显，好发于小腿及颜面，伴有寒战高热等明显的全身症状。

（2）蜂窝织炎　多见于颜面及躯干部，呈弥漫性红肿，疼痛明显，伴有寒战、高热、全身不适等全身症状。

## 三、治疗

### 1. 治疗原则

抗菌治疗为主，首选青霉素。

### 2. 全身治疗

**青霉素**　80万～160万 U/d im

【说明】　病原菌对青霉素极度敏感，治疗首选青霉素，通常需连续用药1周左右。严重者可将剂量增大至200万～400万 U/d，iv drip，qd。对青霉素过敏者，可用四环素、红霉素、麦迪霉素或磺胺药等；皮损局限者治疗以大剂量青霉素肌内注射，或于病灶周围以青霉素与盐酸普鲁卡因混合做环状封闭。弥漫型或发生败血症者，除用青霉素外，可内服磺胺类药，或注射免疫血清。

### 3. 局部治疗

**处方一**　10%～20%鱼石脂软膏　敷包 bid
**处方二**　硫酸铝稀溶液　湿敷 bid

【说明】　局部禁用水洗。

### 4. 中医药治疗

中医强调辨证论治，多以清瘟解毒为主。

（1）七星剑汤加减

**处方**　金银花15g，野菊花15g，半枝莲15g，蒲公英15g，紫花地丁12g，连翘12g，甘草12g，牡丹皮12g，草河车30g，生薏苡仁30g，赤小豆30g。水煎服，每日1剂。

【说明】　适用于湿热毒邪证，以清热解毒为主。

（2）清瘟败毒饮加减

**处方**　连翘12g，玄参12g，大青叶12g，栀子10g，黄连10g，黄芩10g，赤芍10g，牡丹皮10g，生地黄30g，石膏30g，莲子心6g，琥珀4g，水牛角粉（冲服）4g，加服安宫牛黄丸1粒。

【说明】　适用于毒陷营血证，以凉血清营为主。

## 四、预防与调护

① 要注意做好养猪场、屠宰场、肉品加工和经营部门的卫生防疫工作。

② 避免接触、宰杀、食用病死和不明原因死亡的猪、羊等牲畜。

③ 加强畜类检疫工作，接触猪肉及鱼类等水产品时防止刺伤及切伤皮肤。做好肉品加工及水产部门的卫生防疫工作均有利于预防本病的发生。

# 第13节 面部脓皮病

面部脓皮病（pyoderma faciale）特点为在面部发生急性炎症性、穿凿性、化脓性结节，好发于青年女性。

## 一、临床诊断要点

① 病因目前尚不清，但酒渣鼻可能是一个重要的先决条件。好发于健康的年轻女性。

② 面部、颊部和前额均可受累。

③ 面部急性肿胀，形成痛性结节，继而形成窦道，窦道口通常流出黄色或绿色黏稠脓液，穿凿性损害和窦道导致线状脓肿和结痂，在正常皮肤和损害之间有明显的分界线。

④ 此病有时像聚合性痤疮，但没有黑头。

⑤ 如不治疗可持续数周到数月，愈后可留有瘢痕。

## 二、辅助检查

① 脓液培养可培养出凝固酶阳性的葡萄球菌。

② 组织病理可见毛囊周围急性或亚急性炎症反应，表现为中性粒细胞及淋巴细胞浸润，并有部分坏死，毛囊皮脂腺可以受累。显微镜下表现为寻常狼疮。

## 三、鉴别诊断

聚合性痤疮：聚合性痤疮好发于青年男性，偶见于女性。主要分布于面颈和躯干部。皮损除脓疱、囊肿外，常伴有丘疹、黑头，囊肿多为紫红色的柔软的斑块，破溃后形成凹陷性瘢痕。常伴有疲劳、不适、发热和关节疼痛等全身症状。病程顽固，常持续多年。

## 四、治疗

### 1. 治疗原则

早期热敷、抗感染治疗，有波动感时切开排脓。

### 2. 全身治疗

可以红霉素、四环素、多西环素或异维 A 酸等口服治疗。

### 3. 局部治疗

**处方一** 新霉素溶液 湿敷 bid

**处方二** 3% 硼酸溶液 湿敷 bid

**处方三** 10% 鱼石脂软膏 外敷 bid

**处方四** 夫西地酸钠软膏 外用 bid

**处方五** 红霉素软膏 外用 bid

**处方六** 四环素软膏等 外用 bid

**处方七** 莫匹罗星软膏 外用 bid

**处方八** 盐酸环丙沙星软膏 外用 bid

### 4. 手术治疗

有波动感时切开排脓。

### 5. 物理治疗

可选用红光、蓝光、紫外线等治疗。

### 6. 中医药治疗

中医强调辨证论治，多以疏风清热、利湿解毒为主。

（1）荆防败毒散加减

**处方** 荆芥 10g，防风 10g，羌活 10g，桔梗 10g，牡丹皮 10g，连翘 10g，白芷 10g，甘草 10g，地榆 10g。水煎服，每日 1 剂。

【说明】 适用于风热挟毒证，以疏风清热为主。

（2）解毒排脓汤加减

**处方** 金银花 15g，牛蒡子 10g，穿山甲片 10g，皂角刺 10g，川芎 10g，黄芩 10g，焦栀子 10g，白芷 10g，浙贝母 10g，黄连 6g，山慈菇 6g。水煎服，每日 1 剂。

【说明】 适用于湿热挟毒证，以清热利湿解毒为主。

## 五、预防与调护

① 在易于发生脓皮病的单位（如某些工厂农机站、小学校等）中广泛进行有关防治化脓性皮肤病的宣传教育工作，定期进行预防检查尽可能消灭一切发病因素。

② 注意皮肤卫生，加强身体锻炼，增进皮肤抵抗力。

③ 保持皮肤功能的完整性。对于皮肤病，尤其是瘙痒性皮肤病应及时进行合理治疗防治皮肤损伤，避免搔抓及皮肤摩擦等刺激。

④ 衣帽毛巾、面盆等禁止公用，防止接触传染，对患者适当进行隔离。患者所用敷料及接触物要严格消毒或焚毁。在患病期间，除应用药液清洗皮损外，禁止用自来水洗涤患部以防扩散。

# 第5章 真菌性皮肤病

## 第1节 头 癣

头癣（tinea capitis）指真菌感染头皮毛发所致的疾病。以往在我国流行很广，经大力防治后已少见。近来随着宠物饲养者增多，一些人兽共患真菌病，尤其是白癣又日益多见。

## 一、临床诊断要点

### 1. 黄癣

① 黄癣多在儿童期发病。

② 初起为毛囊周围发红，继之出现小脓疱，脓疱干涸后形成黄色薄痂，痂逐渐变厚，边缘翘起，中心微凹而成碟状，有2～3根头发穿出，称黄癣痂，嗅之有鼠尿味。除去黄癣痂，可见发红的湿润面。患者头发干燥，无光泽，可脱落。皮损及周围皮肤发生萎缩性瘢痕。

③ 病程慢性，自觉瘙痒剧烈。

### 2. 白癣

① 白癣多见于学龄期儿童，男性多于女性。

② 开始在头顶或枕部发生一局限性红斑，上覆白色或灰白色糠样鳞屑，皮损缓慢扩展呈圆形、椭圆形或不规则形。患部头发呈灰白色、无光泽，毛干上有灰白色鞘，称为菌鞘，系由病原菌组成，毛发常在离头皮2～3mm处折断。这种鳞屑斑可单个发生亦可多个出现。愈后不留瘢痕，到青春期可自愈，很少复发。

③ 病程慢性，常无瘙痒。

### 3. 黑癣

① 从幼儿到成人都可发病。

② 初起为1～2个鳞屑状小点，逐渐扩大呈滴状或小片状鳞屑斑，病发出皮即断（低位断发），断端呈黑点状。一般愈后不

留瘢痕。如治疗不及时，毛囊可破坏，留下瘢痕性秃发。

③ 慢性病程，可多年不痊愈。自觉有程度不同的瘙痒症状。

## 二、辅助检查

（1）黄癣　取黄癣痂和病发做真菌直接镜检可见粗细、大小较一致的菌丝和圆形、方形孢子。病发检查可见发内菌丝和气泡。Wood灯照射，病发呈暗绿色荧光。

（2）白癣　取病发、皮屑做真菌直接镜检阳性，病发镜下表现为发外成堆孢子。病发真菌培养阳性。Wood灯照射，病发呈暗绿色荧光。

（3）黑癣　拔取病发检查，镜下可见到发内链状孢子。真菌培养为断发毛癣菌或紫色毛癣菌。

## 三、鉴别诊断

（1）脂溢性皮炎　瘙痒较显著，鳞屑呈油腻性，头发呈稀疏脱落，无断发和菌鞘，真菌镜检阴性。

（2）头皮银屑病　皮损为堆积较厚的银白色鳞屑性斑块，常超出发际，头发呈束状，无脱发、断发及菌鞘，身体其他部位常有皮损，真菌镜检阴性。

## 四、治疗

### 1. 治疗原则

抗真菌治疗。同时要做到剃发，每周一次；洗头，每日一次。患者帽子、枕巾、梳子、毛巾、床单等煮沸消毒。

### 2. 全身治疗

| **处方一** | 灰黄霉素 | 成人 300mg po bid |
| | | 儿童 15～20mg/(kg·d)　分两次口服 |
| **处方二** | 特比萘芬 | 成人 250mg po qd |
| | | 体重＜20kg 62.5mg po qd |
| | | 体重 20～40kg 125mg po qd |
| **处方三** | 伊曲康唑 | 成人 200mg po qd |
| | | 儿童 5mg/kg po qd |
| **处方四** | 氟康唑 | 成人 50～100mg po qd |
| | | 儿童 3～5mg/kg po qd |

【说明】 服用药物期间应多食油脂类食物，以利于药物吸收。灰黄霉素疗程21～28d，此药目前在很多国家仍是治疗头癣的第一线药物，随着我国头癣病原的变迁，许兰黄癣现已少见，紫色毛癣菌和断发癣菌亦日趋减少，而对灰黄霉素不甚敏感的犬小孢子菌等皮肤癣菌感染产生的白癣及脓癣逐年增多，提示在毛癣菌感染引起的儿童头癣中地位下降。伊曲康唑、特比萘芬均可选择，其药效优于灰黄霉素，安全性更高。特比萘芬疗程4周。伊曲康唑、氟康唑疗程4～6周，但只宜在上述其他药物治疗无效时选用。

### 3. 局部外治

**处方一** 碘酊　外用 qd

**处方二** 2%酮康唑洗剂　洗头 qd

**处方三** 二硫化硒洗剂　洗头 q3d

**处方四** 5%硫黄软膏　外涂 qw

**处方五** 0.5%呋喃西林软膏　外涂 tid

【说明】 局部治疗对面积在5分硬币范围内，损害不超过三块以上者，可考虑用人工手拔法治疗。具体做法：用平头镊子，在病损区沿头发生长方向连根拔出，切勿折断。除病损区外，还应在其周围拔除3mm宽的正常头发一圈，以免病损扩散。头发拔光后，局部涂以2%碘酊，每天1次，连续3～4次。并经常洗头，每周涂硫黄软膏一次。如有化脓，则停用碘酊，改用0.5%呋喃西林软膏。

### 4. 中医药治疗

**处方一** 紫草水　洗头 bid

**处方二** 明矾水　洗头 bid

**处方三** 白鲜皮煎水　洗头 bid

**处方四** 硫黄软膏　外用 bid

**处方五** 苦楝子糊膏　外用 bid

**处方六** 大蒜油　外用 bid

## 五、预防与调护

① 学校要定期给儿童上卫生知识课，经常检查儿童头部，对

发现的新患者立即治疗，以防传播蔓延。

② 对患者污染的衣帽、枕头、被子等采取晒、烫、煮、熏等预防措施。污染的理发工具应采取刷、洗、泡等措施，对带菌的毛发、鳞屑及痂皮等进行焚毁处理。

③ 争取兽医协同对病畜进行防治，以防传播。

# 第2节　手　　癣

手癣（tinea manuum）是由致病真菌所引起的手部慢性真菌感染，常只感染单侧手，也有双侧手掌或指间感染情况。病程长者可发生手部皮肤粗糙甚至冬季皲裂等情况。

## 一、临床诊断要点

① 以青年和中年妇女为多见。发病诱因与手部经常浸水或工作中受摩擦和外伤机会较多有关。

② 皮损常单侧分布，多见于拇指、示指的侧面、屈面和掌心部。

③ 皮疹有水疱、丘疹、鳞屑、角化过度等，指间糜烂少见。水疱鳞屑型皮损开始为针头大小的水疱，壁厚且发亮，内含清澈的液体，水疱成群聚集或疏散分布，水疱干后脱屑并逐渐向四周蔓延扩大形成环形或多环形损害，边缘清楚，病程长。角化过度型多由水疱鳞屑型发展而来，无明显的水疱或脱屑，掌面弥漫性发红增厚，皮纹加深，皮肤粗糙，可有皲裂出血。

④ 慢性病程，水疱型痒感明显。

## 二、辅助检查

直接镜检可见菌丝及孢子。真菌培养因地区不同而异，大部分以红色毛癣菌、须癣毛癣菌、絮状表皮癣菌为主。

## 三、鉴别诊断

（1）汗疱疹　对称发生于手掌，深在小水疱，疱壁紧张，粟粒至米粒大小，呈半球形略高出皮面，无炎症反应，干涸后脱屑。真菌镜检阴性。

（2）慢性湿疹　皮疹为多形性，渗出明显，对称发生，瘙痒剧烈，边界不清。接触洗涤用品后反复发作。真菌镜检阴性。

# 四、治疗

## 1. 治疗原则

以外用药物为主，对于病变范围较广泛、炎症反应明显及局部用药效果不佳的顽固性手癣，可采用全身治疗。忌用糖皮质激素药膏。

## 2. 全身治疗

**处方一** 伊曲康唑　200mg po bid

**处方二** 特比萘芬　250mg po qd

**处方三** 氟康唑　150mg po 2 次/周

【说明】 伊曲康唑持续用 7d；特比萘芬连续用 2～4 周；氟康唑连用 4 周。特比萘芬为丙烯胺类抗真菌药，抗菌谱广。能抑制真菌细胞膜上角鲨烯环氧化酶，从而杀灭和抑制真菌。低浓度时抑菌，高浓度时杀菌。伊曲康唑通过抑制细胞色素 P450 依赖酶，干扰真菌细胞的麦角固醇合成，使真菌细胞生长受到抑制。

## 3. 局部治疗

**处方一** 联苯苄唑霜　外用 bid

**处方二** 特比萘芬霜　外用 bid

**处方三** 达克宁（咪康唑）软膏　外用 bid

**处方四** 复方苯甲酸软膏　外用 bid

**处方五** 20% 尿素脂　外用 bid

【说明】 水疱型宜选用温和搽剂和霜剂，避免刺激和用强剥脱药，以防止发生癣菌疹和细菌感染；丘疹鳞屑型，上述各类药物均可用；浸渍糜烂型，先用粉剂收干。待皮疹收干后再用温和的药物。如继发感染，应先控制细菌感染，再用抗真菌药物；角化过度型，用角质剥脱药 1 周后再用抗真菌药。

## 4. 中医药治疗

风湿蕴肤型

**处方一** 一号癣药水　外用 bid

**处方二** 二号癣药水　外用 bid

**处方三** 复方土槿皮酊　外用 bid

**处方四**　半枝莲 60g，煎汤待温，浸泡 15min，再以雄黄糊膏外涂

**处方五**　癣油膏　外用 bid

**处方六**　雄黄糊膏　外用 bid

## 五、预防与调护

对从事易诱发手癣工作的人员，应注意防护，以避免诱发本病。

# 第3节　足　　癣

足癣（tinea pedis）是由致病真菌引起的足部，尤其是趾间和跖部感染。发病与足部多汗、穿鞋太紧、工作时穿胶鞋、塑料鞋或长筒靴以及足部畸形等因素有关，有足汗蒸发不畅、局部潮湿、平时穿公共拖鞋等多种诱发因素。

## 一、临床诊断要点

① 在青壮年中多见，儿童少见。

② 皮损多见趾间、足底、足侧。

③ 皮损表现多种多样，常见为粟粒至绿豆大深在性水疱，疱壁发亮、较厚，内容物清澈，不易破裂，撕去疱壁可露出蜂窝状基底及鲜红色的糜烂面。水疱干涸后形成白色点状及环形鳞屑。角化过度型可见皲裂出血。浸渍糜烂型趾间浸渍发白，基底湿润潮红，糜烂渗液。

④ 慢性病程，夏季重冬季轻，自觉瘙痒。

## 二、辅助检查

真菌直接镜检，可见菌丝或孢子。

## 三、治疗

同"手癣"章节。

## 四、预防与调护

要积极治疗手足癣，以免接触传染他人。应注意个人卫生。浴室中最好不用公用拖鞋，洗澡应携带个人毛巾及浴巾。

# 第4节　甲真菌病

甲真菌病（onychomycosis）是指由皮肤癣菌、酵母菌及非皮肤癣菌的霉菌感染甲板和/或甲床的真菌感染，若致病菌为皮肤癣菌又称甲癣。就诊患者女性多于男性，随年龄增高，患者增多。

## 一、临床诊断要点

（1）好发于中老年人，儿童少见。女性多于男性。

（2）发病部位为趾甲或指甲，第5趾趾甲及右手示指指甲受累较多。

（3）症状表现为甲板浑浊失去光泽、增厚、表面凹凸不平、变色、甲分离、脆裂、甲板脱落、钩甲或伴甲沟炎。

（4）临床分型

① 浅表白色甲癣：表现为甲板浅层白色云雾状浑浊，表面稍有凹凸不平或变形。

② 远端侧位甲下甲癣：在甲的前缘和侧缘甲下浑浊肥厚，角质增生，表面凹凸不平。

③ 近端甲下甲癣：在近端甲板下面呈现甲板粗糙、增厚、凹凸不平，常伴发慢性甲沟炎。

④ 全营养不良型甲癣：整个甲板被真菌破坏，甲板脱落，甲床表面留有粗糙角化物堆积，本型是以上三型甲真菌病长期不治的最后结果，病程较长。

## 二、辅助检查

① 病理组织学检查，PAS染色可见甲板深层有菌丝或孢子，有时在一张片上可见到两种形态的真菌。

② 真菌直接镜检，于病灶深部取材或多次检查可见到菌丝或孢子。

## 三、鉴别诊断

（1）甲扁平苔藓　指甲皱褶和甲板融合，致部分甲板丧失。真菌镜检和培养阴性。

（2）银屑病性甲病　甲板均增厚，甲质变硬但无脆性增加，或甲板呈点状凹陷。真菌镜检和培养阴性。

## 四、治疗

### 1. 治疗原则

对浅表、轻型、单发的甲真菌病可选择局部治疗，严重的甲真菌病常需内服抗真菌药物治疗方可有效。忌用糖皮质激素药膏。

### 2. 全身治疗

**处方一** 伊曲康唑 200mg po bid

**处方二** 特比萘芬 250mg po qn

**处方三** 氟康唑 150mg po qw

【说明】 伊曲康唑冲击疗法：连服 1 周，停药 3 周，为 1 个冲击疗程，视病情宜应用 3～4 个冲击疗程。因伊曲康唑为高度脂溶性，餐后立即服药可达到最佳吸收；特比萘芬指甲病变连服 6 周，趾甲病变应长于 3 个月，主要适用于皮肤癣菌感染者；氟康唑连服 9 个月或隔日一次，0.1g/次，连服 3 个月。抗真菌素治疗指甲真菌病的疗效略优于趾甲真菌病。上述药物肝功能异常者慎用。

### 3. 局部治疗

**处方一** 5%阿莫罗芬甲涂剂 外用 qw 连续用药 6 个月

**处方二** 8%环吡酮胺甲涂剂 外用 qd 指甲连续用药 16 周，趾甲 24 周

**处方三** 28%喹康唑甲制剂 外用 qd 连续用药 6 个月

**处方四** 替萘芬凝胶 外用 bid 连续用药 6 个月

【说明】 局部用药可作为辅助用药或小范围损害（病甲面积＜30%）时应用。包括外用抗真菌药或结合外科削甲或拔甲疗法，以及患者不适于内服抗真菌药或为甲内型感染者。阿莫罗芬（amorolfine）为广谱高效抗真菌药，主要抑制次麦角类固醇转化成麦角甾醇所需的还原酶和异构酶，造成次麦角类固醇蓄积，麦角类固醇大量减少，导致胞膜结构和功能受损，从而杀伤真菌。环吡酮胺主要通过改变真菌细胞膜的完整性，引起细胞内物质外流，并阻断蛋白质前体物质的摄取，导致真菌细胞死亡。

### 4. 联合治疗

上述局部治疗与全身治疗相结合，适于病情较重、病甲较多或局部治疗无效者。

### 5. 中医药治疗

本病以局部用药为主。

（1）复方土槿皮酊　浸搽　qd

【说明】　每次 10min。用药前最好用小刀刮除部分病甲，每隔 1 天刮除 1 次，连续用药 3 个月以上，方能获效。

（2）白凤仙捣烂涂甲上，用布裹好，每日换 1 次，直到转好为止。

## 五、预防与调护

防治甲真菌病，必须积极治疗其他常见的癣病，尤其是手足癣的治疗。甲真菌病是浅部真菌病中最顽固的一种，因此治疗必须彻底。

# 第 5 节　体　　癣

体癣（tinea corporis）是指除头皮、毛发、掌跖、甲板以外的平滑皮肤上的皮肤癣菌感染。本病系接触传染，可有接触患有癣病的猫、狗等动物或接触患有癣菌病患者的历史。或本身患有足癣、手癣、甲真菌病、头癣时，由于手的搔抓也可能接种传染。患病与机体抵抗力有关，糖尿病、消耗性疾病及长期服用糖皮质激素的患者更易患此病。

## 一、临床诊断要点

① 发病部位包括除头皮、毛发、掌跖、甲板以外的皮肤。

② 皮疹初发为针头到绿豆大小红色丘疹或小水疱，以后逐渐扩大成圆形、环形红色斑疹。呈中央痊愈、边缘活动的现象。夏秋季初发或症状加重，冬季减轻或静止，愈后可留有色素沉着。

③ 自觉瘙痒。

## 二、辅助检查

镜检可查到菌丝或孢子。真菌培养主要是红色毛癣菌、须癣毛癣菌、絮状表皮癣菌或犬小孢子菌等。

## 三、鉴别诊断

（1）**湿疹**　常对称分布，皮疹以红斑、丘疹、水疱、渗出、结痂多形态并存为特点，且急性期病变以中心为重，境界不清。局部真菌检查为阴性。

（2）**神经性皮炎**　常为一片损害，也可累及多个部位，境界清楚，瘙痒明显。皮损以扁平丘疹为主，多形成苔癣化。好发于颈后、肘、膝等摩擦部位，与季节变化无明显关系。真菌检查阴性。

（3）**银屑病**　部分皮损也可呈环状或多环状，尤其是中央好转时与体癣形态很像。但银屑病一般皮损数目较多，以头皮及四肢伸侧为主，多为夏季减轻或消失，冬季复发或加重。点状出血试验阳性。真菌镜检阴性。

## 四、治疗

### 1. 治疗原则

以外用抗真菌药为主，对外用药物治疗无效者或泛发性和炎症较重的皮损可考虑口服抗真菌药进行治疗。忌用糖皮质激素药膏。

### 2. 全身治疗

处方一　伊曲康唑　200mg po qd

处方二　特比萘芬　250mg po qd

处方三　氟康唑　150mg po qw

【说明】伊曲康唑连服 7d；特比萘芬连服 7～14d；氟康唑连续 2～3 周。

### 3. 局部治疗

处方一　克霉唑软膏　外用 bid

处方二　咪康唑软膏　外用 bid

处方三　益康唑软膏　外用 bid

处方四　联苯苄唑软膏　外用 bid

处方五　特比萘芬软膏　外用 bid

处方六　布替萘芬软膏　外用 bid

**处方七** 酮康唑软膏　外用 bid

**处方八** 环吡酮胺软膏　外用 bid

**处方九** 复方间苯二酚洗剂　外用 bid

**处方十** 1%特比萘芬酊剂　外用 bid

【说明】 一般须连续用药 2～3 周。

### 4. 中医药治疗

以外用药物为主。

**处方一** 10%～20%土槿皮酊　外用 bid

**处方二** 10%～20%百部酊　外用 bid

**处方三** 羊蹄根 60g 加入 50%乙醇 240ml 浸泡　外用 bid

【说明】 羊蹄根加 50%乙醇浸泡三昼夜，过滤取液外搽。

## 五、预防与调护

有时泛发性体癣患者常同时伴有机体免疫障碍或糖尿病等潜在疾病，为获疗效，应同时治疗这些基础病。在治疗结束时，内衣、内裤、浴巾等均应煮沸消毒，以免治愈后再感染。

# 第 6 节　股　　癣

位于腹股沟、会阴部的浅部真菌性皮肤病统称股癣（tinea cruris）。因局部的温度、湿度利于真菌生长，可由直接或间接接触传染，也可为原发或由其他病灶传来。

## 一、临床诊断要点

① 主要发生于成年人，男性占多数。

② 发病部位主要在大腿上部内侧及腹股沟皱褶、会阴、肛门处等，可单侧或双侧先后发病。

③ 起初为小片红斑，以后逐渐扩大成边缘清楚的斑疹，颜色常呈淡棕色或暗红色，表面覆有细小鳞屑。中央痊愈，边缘活动，有小丘疹或小水疱。病程长者可有色素沉着或苔藓化。慢性病程，常有夏季发作、冬季减轻或消退现象。愈后留下暂时性色素沉着。

④ 可伴有剧烈瘙痒。

## 二、辅助检查

① 镜检可见菌丝或孢子。

② 真菌培养主要为红色毛癣菌、须癣毛癣菌、絮状表皮癣菌或小孢子菌属的真菌生长。

## 三、鉴别诊断

（1）脂溢性皮炎　有时也可侵犯阴股部，皮疹为淡红色斑，有脱屑，有的呈环状，边界清楚，但直接镜检真菌为阴性。

（2）红癣　由棒状杆菌引起的皮肤病，常见于腋下、股部等处，病变部位皮肤为砖红色，边缘没有炎性环，不痒，直接镜检真菌为阴性。

（3）维生素 $B_2$ 缺乏症　是由于体内缺乏维生素 $B_2$（核黄素）所致的皮肤、阴囊和口腔综合征，主要表现有阴囊炎，开始为阴囊出现弥漫性淡红色斑片，界限清楚，边缘微高出皮面，上覆灰白色鳞屑或棕黑色厚痂，鳞屑查菌阴性。同时合并舌炎和口角炎，在同一伙食单位有集体发病的倾向。

## 四、治疗

参见体癣的治疗。大多数股癣治疗以局部外治为主，但因为股部皮肤薄嫩，故治疗股癣应选用刺激性小的药物；必要时应加用一些抗真菌药粉，如达克宁散，以利治疗。临床上表现为皮炎或湿疹但又不能排除股癣者，直接镜检阴性时，应取鳞屑做真菌培养，在等待结果期间，可暂时性使用同时含有抗真菌药和糖皮质激素的复方制剂以控制炎症，待培养结果出来后再确定治疗方法，培养阳性者使用单纯的抗真菌药，阴性者使用单纯的糖皮质激素制剂。

## 五、预防调护

① 养成良好的卫生习惯，每日清洗阴股部，不要用过热的水清洁。穿着宽松，内衣裤应为吸水性好的柔软棉质品。

② 不使用他人内衣、内裤及洗浴用品，避免与患癣病的患者及动物直接接触。

③ 积极治疗身体其他部位的癣疾，如手足癣、甲癣和体癣等。

④ 不可使用含激素产品；激素可促进真菌生长和繁殖；同

时还有可能形成激素依赖，最终继发激素依赖性皮炎。治疗应持续用药，不应该不痒即停药，治疗应彻底，真菌检查阴性才停止治疗。

# 第7节　花斑癣

花斑癣（pityriasis versicolor）俗称汗斑，主要是由马拉色菌感染所引起的表皮角质层病变。因皮损为局部色素沉着或减退斑而得名。多汗的部位和多汗的季节更易患病，易复发。

## 一、临床诊断要点

① 青壮年多发，男性多于女性。儿童及老人也可发病。

② 好发部位为躯干等皮脂腺丰富部位，如胸、背、颈、上臂、腋窝、腹部。常夏季发作，冬季减轻，可持续多年。

③ 皮损初起为黄豆大小斑疹，上覆极细的鳞屑，呈棕褐色或棕黑色，日久可呈色素减退斑，有少数可伴糠秕孢子菌毛囊炎，出现半球形毛囊炎症丘疹。

④ 慢性病程，多无自觉症状。

## 二、辅助检查

① 真菌镜检：鳞屑在镜下可见腊肠样短棒状菌丝和成堆圆形孢子。

② 用含油培养基培养，可长出奶油样或淡黄色酵母菌落。

## 三、鉴别诊断

（1）白癜风　皮损为成片皮肤色素缺失呈瓷白色，边缘可有色素沉着，一般无脱屑。镜检阴性。

（2）单纯糠疹　皮损与花斑癣相似，但好发部位为面部。真菌镜检阴性。

## 四、治疗

### 1. 治疗原则

局部治疗为主，对皮损面积较大且局部治疗效果不满意者可考虑内服药物治疗。

### 2. 全身治疗

**处方一** 酮康唑 200mg po qd

**处方二** 伊曲康唑 200mg po qd

**处方三** 氟康唑 50mg po qd

【说明】 治疗应坚持到真菌培养阴性为止，以后可改为每月一次服低剂量（0.2g）伊曲康唑。

### 3. 局部治疗

**处方一** 复方间苯二酚涂剂 外用 bid

**处方二** 益康唑霜 外用 bid

**处方三** 酮康唑霜外涂 外用 bid

**处方四** 联苯苄唑霜 外用 bid

**处方五** 克霉唑霜 外用 bid

**处方六** 特比萘芬霜 外用 bid

【说明】 处方二至处方五为咪唑类抗真菌素药，能够抑制细胞色素 P450 酶，导致真菌麦角固醇的合成障碍，使真菌细胞生长受到抑制。

### 4. 中医药治疗

**处方一** 复方土槿皮酊 外用 bid

**处方二** 陀柏散 外用 bid

【说明】 必须持续治疗 1～2 个月以上。

## 五、预防与调护

勤换内衣，预防汗液浸渍，有利于减少复发。

# 第 8 节 癣菌疹

癣菌疹（dermatophytid）是由于真菌及其代谢产物刺激机体发生过敏反应而引起的皮肤损害。常在原发癣病灶加重时发生，当原发病灶减轻时，皮疹自然减轻或消失。

## 一、临床诊断要点

（1）患者有活动性急性炎症性皮肤癣菌感染的病灶；突然在病灶以外的皮肤出现皮疹，皮疹形态多样但无特异性，一般可分为汗疱疹型、丹毒型和湿疹型。

① 汗疱疹型：最为常见。原发皮损日久或治疗失当，手掌指郭、足背突发粟粒状丘疹、丘疱疹。可反复发作，自觉瘙痒剧烈，多见于夏季。原发病灶多为浸渍糜烂的足癣。

② 丹毒样型：皮损为丹毒样红斑，一般不硬，边缘明显，比较规则。不痛或稍有痛感，有淋巴管炎，一般无全身症状。损害多见于小腿，可发展至下肢上部。有时有多片红斑，中间隔以正常皮肤。

③ 湿疹型：突然发生于四肢，尤其是下肢的大片湿疹样损害，对称分布。

④ 丘疹型：突然发生的集聚性丘疹、斑丘疹或毛囊性丘疹。多见于四肢或泛发全身。

（2）起病较急，当原发病灶消退后皮疹也随之消退。

## 二、辅助检查

① 原发病灶处皮肤癣菌镜检和/或培养阳性，而发疹处真菌检查阴性。

② 癣菌素试验多为阳性（必要时才做）。

## 三、鉴别诊断

（1）汗疱疹　发生于双侧手掌、足底和指（趾）侧。皮损为粟米到米粒大小深在性水疱，呈半球形，略高出皮面，散在或成群发生，周围没有红晕，损害常成批出现。癣菌素试验阴性。

（2）丹毒　好发于下肢或面部，为鲜红色的水肿性红斑，边界清楚，灼热肿痛，伴全身症状。

## 四、治疗

### 1. 治疗原则

积极治疗原发病灶。外用药物温和安抚为主，不可过于刺激。全身治疗应用抗组胺类药物，如有发热、厌食、全身浅表淋巴结肿大等全身反应较显著时，适当加用皮质类固醇。

### 2. 全身治疗

**处方一**　氯雷他定　10mg po qd

**处方二**　维生素C　0.1g po tid

**处方三** 西替利嗪 10mg po qd

**处方四** 伊曲康唑 200mg po qd

【说明】 可以对症给予抗组胺药物及镇静药物，如氯雷他定（克敏能）、异丙嗪（非那根）、苯海拉明等。若全身反应剧烈可考虑适当应用皮质类固醇激素，但用药时间不能太久，一旦症状消退时就立即停药。本病关键在于积极治疗原发的活动性癣病灶，应同时给予抗真菌药物口服和/或外用（同体股癣）。

### 3. 局部治疗

**处方一** 樟硫炉洗剂 外用 qid

**处方二** 炉甘石洗剂 外用 qid

【说明】 局部用药以温和保护剂为主，不可用刺激性强的癣药水。

### 4. 中医药治疗

中医强调辨证论治，多以清热解毒、健脾利湿为主。

（1）荆防汤加减

**处方** 荆芥 10g，防风 10g，金银花 10g，浮萍 10g，牛蒡子 10g，僵蚕 10g，蝉蜕 10g，薄荷 10g，生地黄 10g，地骨皮 10g，牡丹皮 10g。水煎服，每日 1 剂。

【说明】 适用于湿热兼风证，以祛风清热为主。

（2）龙胆泻肝汤加减

**处方** 龙胆 10g，泽泻 10g，黄芩 10g，黄连 10g，栀子 10g，车前子 10g，生地黄 10g，木通 10g，山茱萸 10g，当归 10g，柴胡 10g，板蓝根 10g，大青叶 10g，水煎服，每日 1 剂。

【说明】 适用于湿热下注证，以清利湿热为主。

（3）除湿胃苓汤加减

**处方** 苍术 6g，厚朴 6g，陈皮 9g，滑石 12g，白术 12g，猪苓 12g，黄柏 12g，枳壳 9g，泽泻 9g，茯苓 12g，炙甘草 9g。水煎服，每日 1 剂。

【说明】 适用于脾虚湿困证，以健脾利湿为主。

（4）外治 以苦参汤煎洗患处，或搽黛松散、陀柏散。

## 五、预防调护

急性期应卧床休息，以免病情加重。

# 第9节 糠秕孢子菌性毛囊炎

糠秕孢子菌毛囊炎（pity rosporum folliculitis）是由马拉色菌感染引起的毛囊性皮肤真菌病，热带地区更为常见。发病机制是因为皮脂腺开口于毛囊，其脂质不断分泌进入毛囊，使毛囊的局部环境有利于嗜脂性的糠秕孢子菌生长繁殖；同时该菌分泌的酯酶可分解脂质，产生游离脂肪酸，后者可刺激毛囊及周围组织发生炎症反应。

## 一、临床诊断要点

① 多见于中青年，平均年龄 30 岁，男女均可发病，男多于女。

② 主要分布在皮脂腺丰富的部位，如胸背部，颈、肩，少数见于面、前臂、小腿等处，腹部也可发生皮损。

③ 皮疹为弥漫性或散在性，多呈对称性。成批出现的毛囊性半球状红色丘疹，直径 2～6mm，有光泽，周围可见红晕，可间杂有小脓疱或黑头粉刺。散在对称分布，不融合。

④ 如病史有日晒或口服大量抗生素或皮质激素者均应怀疑本病。

⑤ 有不同程度的瘙痒，可伴有灼热和刺痛感。

## 二、辅助检查

（1）直接镜检 不染色，镜下可见圆形或卵圆形带厚壁的成堆孢子或香蕉状菌丝。阳性率 60%。

（2）染色法 乳酸酚苯胺蓝染色，镜下可见糠秕马拉色菌的厚壁透亮，胞质周围染成较深的蓝色，呈圈状。中央较淡，有时可找到芽生孢子。阳性率达 98%。

（3）培养 在含油的培养基中可培养出来。

## 三、鉴别诊断

（1）痤疮 皮损呈多样性，不仅有毛囊性丘疹，而且还间杂有黑白头粉刺、脓疱，甚至结节、瘢痕等，且皮疹的大小、出现时间和炎症程度也有差别。

（2）细菌性毛囊炎 好发于有毛发易摩擦的部位。基本损害为散在分布的红色毛囊丘疹，顶端迅速化脓，周围绕以红晕，中间有毛发穿过。脓液直接涂片和革兰染色可找到病原菌。

## 四、治疗

### 1. 治疗原则

局部治疗主要选择抗真菌药物，对皮损广泛、外用治疗效果不佳者可选择口服抗真菌药治疗。

### 2. 全身治疗

**处方一** 伊曲康唑　400mg　饭后服　qd 每月服一周，间歇冲击 2 个月

**处方二** 酮康唑　200mg　饭后服　qd 15～30d

**处方三** 氟康唑　50mg　饭后服　qd 7～14d 或 150mg/次，每周服 1～2 次，共 4 次

【说明】 伊曲康唑有良好的"药物后效应"，故每月服 1 周、停药 3 周仍有治疗效果，副作用少，停药后有复发。酮康唑可损害肝功能，久服要定期检查肝功能。氟康唑效果好，无副作用，但价格较贵。

### 3. 局部治疗

**处方一** 环吡酮胺乳膏　外用 bid

**处方二** 复方克霉唑软膏　外用 bid

**处方三** 酮康唑乳膏　外用　qd

**处方四** 联苯苄唑霜　晚上洗澡后涂　qd

【说明】 本病侵犯毛囊部位较深，外用一般抗真菌药物效果较差。含有渗透剂的外用抗真菌药疗效明显，但易复发。

### 4. 中医药治疗

可用复方土槿皮酊或陀柏散，密陀僧外搽有效，但需持续治疗 1～2 个月以上。

## 五、预防调护

首先应去除诱发因素，如尽可能避免局部长期使用皮质激素。不论中药或西药外搽前，应行先擦干。为防止复发，患者内衣宜经常煮沸消毒。同时不应交换穿着内衣，以避免交叉感染。

# 第 10 节　念珠菌病

念珠菌病（candidiasis）包括由念珠菌属所引起的患者浅部或深部感染，致病菌主要是白色念珠菌。

## 一、临床诊断要点

（1）发病年龄以新生儿、婴幼儿及老年人多见。

（2）免疫功能低下者和大量使用抗生素、糖皮质激素、免疫抑制药和糖尿病或肿瘤患者易患此病。

（3）分型　根据临床特征可分为以下几种类型。

① 黏膜念珠菌病：a. 念珠菌性口腔炎可见口腔黏膜、舌及口角出现白色假膜，基底有红色糜烂、渗出。b. 阴道炎可见白带增多，脓性，有臭味。外阴瘙痒剧烈，表皮红肿、糜烂。有性交痛。c. 龟头包皮炎可见龟头潮红，散在针头大小红色丘疹，包皮内侧和冠状沟有白色奶酪样膜状物覆盖。

② 皮肤念珠菌病：a. 念珠菌性间擦疹发生于指（趾）间、腹股沟、肛周、腋窝、乳房下等部位，皮肤潮红，有针头大小丘疹、水疱，继之糜烂、结痂。b. 念珠菌甲沟炎和甲念珠菌病可见甲沟红肿，触之发硬，甲板增厚，表面凹凸不平，并有条纹或沟，呈紫色。c. 慢性皮肤损害为红斑基础上的隆起性脱屑。d. 深在性皮肤损害为丘疹、结节、脓疱、脓肿，部分形成溃疡及肉芽肿。可见发热及肌肉痛。

③ 系统性念珠菌病：a. 肠道念珠菌病可引起腹泻，水样或豆腐渣样变，泡沫较多。b. 肺念珠菌病咳嗽、咳黏稠胶状痰，也可发热、胸痛、双肺湿性啰音等。

## 二、辅助检查

① 组织病理可见在角质层内或脓疱内，可查见假菌丝或孢子，慢性病灶呈肉芽肿变化，其中可见大量假菌丝、菌丝及孢子；内脏组织可见坏死病灶，灶内可见大量菌丝和孢子。

② 镜检可见到圆形孢子和芽孢及假菌丝或菌丝。

③ 真菌培养常见白色念珠菌。

## 三、鉴别诊断

（1）黏膜白斑　与口腔念珠菌病鉴别，损害质地较硬，稍隆起，表面可有纵横交错的红色细纹，不糜烂，其他皮肤无皮疹无自觉症状。

（2）尿布皮炎　与婴幼儿念珠菌间擦疹鉴别，尿布接触部位出现边界清楚的大片红斑，二臀沟、皱褶处正常或炎症较轻。

## 四、治疗

### 1. 治疗原则

皮肤念珠菌病可选择局部外用药物治疗，系统念珠菌病及严重的皮肤黏膜念珠菌病则需要全身疗法。还应尽量去除与本病发生有关的诱因，如长期大量应用光谱抗生素、皮质类固醇激素或免疫抑制药的患者须考虑停药或减量；糖尿病患者或恶性肿瘤患者要积极治疗原发病。

### 2. 全身治疗

**处方一**　氟康唑　150mg po 2 次/周

**处方二**　伊曲康唑　100～200mg po bid

**处方三**　氟胞嘧啶　100～150mg/kg　⎫
　　　　　0.9%氯化钠注射液　100ml　⎭ iv drip qd

**处方四**　两性霉素 B　0.5～1mg/kg　⎫
　　　　　0.9%氯化钠注射液　100ml　⎭ iv drip qd

**处方五**　两性霉素 B　脂质体3～5mg/kg　⎫
　　　　　0.9%氯化钠注射液　100ml　　⎭ iv drip qd

【说明】　皮损广泛而严重，或伴有深部感染，则需全身用药治疗。与其他深部机会性真菌感染一样，深部念珠菌病一旦确诊要及时救治，因为预后的好坏与能否早期诊治关系很大。目前的一线用药仍是两性霉素 B，念珠菌一般对其高度敏感。两性霉素 B 脂质体能疗效更高，能克服两性霉素较为严重的副作用，尤其是肾脏毒性。氟胞嘧啶为人工合成口服抗真菌制剂。进入人体后脱氢形成氟尿嘧啶，扰乱真菌细胞核糖核酸的形成，产生抑制或杀死真菌的作用。

**处方六**　胸腺肽　5mg im qd

**处方七** 转移因子 5mg po qd

**处方八** 转移因子 5mg im qd

**处方九** 干扰素 100 万～300 万 U im qd

【说明】 患者有免疫障碍时应加用以上免疫调节药。

### 3. 局部治疗

**处方一** 克霉唑软膏 外用 bid

**处方二** 咪康唑软膏 外用 bid

**处方三** 益康唑软膏 外用 bid

**处方四** 联苯苄唑软膏 外用 bid

**处方五** 酮康唑软膏 外用 bid

**处方六** 制霉菌素软膏 外用 bid

### 4. 中医药治疗

口腔念珠菌病的治疗，可用纱布擦净口咽黏膜之后撒布冰硼散。擦烂性皮肤念珠菌病的皮损可外搽黛柏散，以植物油调敷。

## 五、预防与调护

皮肤皱褶处保持干燥。合理应用糖皮质激素、免疫抑制药及抗生素，长期应用者须密切观察，警惕诱发本病。

# 第 11 节　孢子丝菌病

孢子丝菌病（sporotrichosis）是由申克孢子丝菌所引起的皮肤、皮下组织、内脏及其淋巴结、淋巴管的慢性炎症，可发生化脓、溃烂、渗出和慢性肉芽肿等病变。

## 一、临床诊断要点

（1）可发生于任何年龄，无性别差异。

（2）好发部位为四肢和头面部等暴露部位。

（3）发病前常有外伤史。多发于流行区及特殊地区如造纸、煤矿和芦苇种植地区。发病缓慢，一般在外伤后有 5d～6 个月的潜伏期，平均为 3 周左右发病。

（4）临床分型

① 淋巴管型：孢子丝菌病经伤口植入，经 5d～8 个月，平均

3周左右局部出现一小而硬、可推动的无痛皮下结节，呈红色紫色或黑褐色，穿破皮肤而形成溃疡，流出少量黏稠血性脓液历数周至数月可愈合，但可在其他部位又出现新损害。病程较长，可沿其引流淋巴管发生许多类似皮下结节。多侵犯指或腕部，连成一串结节，可直至臂部。自觉症状不明显，一般健康多不受损害。

② 固定型：原发结节固定于初发部位，不沿淋巴管蔓延。皮损为溃疡、乳头状增殖或浸润性斑块。

③ 播散型：此型少见。初发为淋巴管型，经血行播散或自身接种，致使多处发生皮下结节。多发于眼、咽喉、气管、肺、胃、关节、骨、骨膜、中枢神经等组织器官。本型由于早期诊断困难，不能针对性治疗，预后差，常在死后尸解时才证实诊断。

## 二、辅助检查

① 抽取脓液直接镜检，可见细胞内外阳性卵圆形孢子或雪茄烟状长形孢子。

② 真菌培养可见双相型孢子丝菌生长。

③ 病理检查：可作为重要的辅助检查，如在组织中发现孢子丝菌特征性的星状体以及典型的"三区结构"可有力支持诊断。

## 三、鉴别诊断

皮肤型孢子丝菌病需与许多感染性疾病鉴别如芽生菌病、着色芽生菌病、奴卡菌病和皮肤结核病，鉴别依据就是菌种培养。

## 四、治疗

### 1. 治疗原则

碘化钾对本病有效，为首选药。本病不宜切开引流、电烙及X线治疗。

### 2. 全身治疗

**处方一**　10%碘化钾　10ml po tid

**处方二**　灰黄霉素　0.8g po qd

**处方三**　氟胞嘧啶　100～150mg/kg po qd

**处方四**　特比萘芬　250mg po qd

**处方五**　伊曲康唑　200mg po qd

【说明】 碘化钾在大多数发展中国家是孢子丝菌病的一线治疗药物，伊曲康唑在较富裕的国家是一线治疗药物。10％碘化钾儿童剂量酌减，疗程视病情而定，一般用 4～6 周以上方可治愈；灰黄霉素对有些病例可奏效，疗程宜长达 1～3 个月；氟胞嘧啶最好与其他药联合应用，以免产生耐药；特比萘芬连用 3～6 个月，可用于不能耐受或禁用碘化钾者；伊曲康唑连用 3～6 个月，治疗应持续到皮疹消失后数月，可用于不能耐受或禁用碘化钾者。

### 3. 局部治疗

**处方一** 2％碘化钾溶液  外敷 bid

**处方二** 聚维酮碘溶液  外敷 bid

### 4. 温热疗法

可用 45℃电热器局部加热，每天 3 次，每次 30～60min，可与上述药物联合治疗。

## 五、预防与调护

① 注意劳动保护，避免外伤。

② 临床应警惕此病，及早确诊。

③ 应用碘化钾之前，应对患者彻底检查，以防原有的结核病灶播散。碘化钾内服时可引起咽部不适，必要时可用其他软饮料稀释后再服用。

# 第6章 物理性皮肤病

## 第1节 痱

痱（miliaria）是由于气温高、湿度大、出汗多引起的皮肤病。皮损以丘疹、水疱为主。

## 一、临床诊断要点

### 1. 晶形粟粒疹

① 常于颈部、躯干部发生。

② 常见于高热、大量出汗、身体衰弱者。

③ 呈针头大小非炎性半透明的薄壁水疱，内容物清，周围无红晕，易破。

④ 多无自觉症状。

### 2. 红色粟粒疹

本病最常见，多发于夏季，表现为针头大小密集的丘疹和丘疱疹，周围有红晕，自觉轻度烧灼感和瘙痒，严重者融合成片常成批出现，天凉时可自行消退。

### 3. 脓疱性痱

痱的顶端有针头大小浅表性小脓疱，疱液无菌或为非致病性球菌，常发生于皱褶部位。

### 4. 深部粟粒疹

深部粟粒疹少见，常见于反复发生红色粟粒疹者，汗管闭塞，汗管破裂于真皮上层，特别是表皮与真皮分界处，形成密集非炎性皮色水疱，破裂后流出透明的浆液，严重时可致热衰竭。

## 二、鉴别诊断

急性湿疹：皮疹呈多形性，除丘疹、水疱外还有糜烂渗液对称分布，病程长，易反复发作。

# 三、治疗

## 1. 治疗原则

外用清凉、收敛、止痒药物为主。

## 2. 局部治疗

（1）白痱和红痱

**处方一** 痱子粉　外用 bid

**处方二** 薄荷炉甘石洗剂　外用 tid

**处方三** 薄荷醑　外用 tid

**处方四** 氢化可的松搽剂　外用 tid

（2）脓痱

**处方一** 鱼石脂炉甘石洗剂　外用 tid

**处方二** 依沙吖啶炉甘石洗剂　外用 tid

## 3. 中医药治疗

（1）内服　可用清暑汤、绿豆汤、金银花露清热解暑。

（2）外洗　三黄洗剂、鲜丝瓜叶煎汁，每日一剂。

# 四、预防与调护

① 保持室内通风、凉爽。

② 保持皮肤清洁干燥，衣着宽松，防止继发感染。

# 第 2 节　多形性日光疹

多形性日光疹（polymorphous sunlight eruption）为反复发作，具有多形性皮疹的慢性光感性皮肤病，其致病光谱主要为中波紫外线。发病与季节有明显关系，部分患者有光过敏家族史。

# 一、临床诊断要点

① 30 岁以上的女性多见。有明显的季节性，好发于春季、夏季，日晒 24～48h 后发病。

② 皮疹常见于面、颈、上胸 V 形区、手背及前臂等暴露部位。

③ 皮疹为多形性，有红斑、丘疹、水疱、糜烂、苔藓样变等，但一般以单一形状的皮疹为主。

④ 自觉瘙痒剧烈及灼烧感。

## 二、辅助检查

① 紫外线红斑反应试验呈阳性，红斑反应高峰出现时间较晚，一般为48h后。光激发试验多为阳性。光斑试验阴性。

② 血、尿、粪卟啉均阴性，抗核抗体阴性。

## 三、鉴别诊断

(1) 日光皮炎　是由日光中的中波紫外线过度照射后引起的皮肤急性光毒性反应。以水肿红斑为主，重时可有水疱、大疱。

(2) 光化性痒疹　少数有遗传背景，是对 UVB 和/或 UVA 的迟发型变态反应。起病于儿童、少年，皮损好发于面颈、四肢伸侧及臀部，多对称分布。基本损害为丘疹，色淡红，质中等，不融合。伴剧痒，病程慢性。

## 四、治疗

### 1. 治疗原则

避光、消炎、止痒为主。短时间日光浴疗可提高机体对光线照射的耐受力，外用遮光剂具有保护作用。

### 2. 全身治疗

**处方一**　赛庚啶　2～4mg po bid

**处方二**　西替利嗪　10mg po qd

**处方三**　咪唑斯汀　10mg po qd

**处方四**　氯雷他定　10mg po qd

**处方五**　泼尼松　30～40mg po qd (8am)

【说明】　泼尼松适用于皮疹泛发严重者，待病情控制后逐渐减量。

**处方六**　烟酰胺　0.3～0.4g po tid

【说明】　烟酰胺是维生素类药，为脂质代谢，组织呼吸的氧化作用和糖原分解所需之成分，其成分缺乏时可影响细胞的正常呼吸和代谢。大剂量口服对本病有效。

**处方七**　β-胡萝卜素　180mg po qd

**处方八**　硫酸羟氯喹　0.1～0.2g po bid

**处方九**　氯喹　0.125～0.25g po bid

【说明】　羟氯喹具有抑制抗体的形成及抗炎、遮光等作用治疗以小剂量、较长时期服用有效。

### 3. 局部治疗

**处方一** 氢化可的松软膏 外用 bid

**处方二** 0.1%曲安奈德霜 外用 bid

**处方三** 0.05%倍他米松霜 外用 bid

**处方四** 炉甘石洗剂 外用 tid

**【说明】** 治疗原则是防光遮光、消炎止痒，外用糖皮质激素制剂。

## 五、预防调护

① 尽量避免强烈日光照射，外搽防光剂或注意遮光。

② 在春天可给予小剂量 PUVA、UVB 或窄谱 UVB 治疗，随后在夏天有规律地接受日光照射来维持对日光的耐受性。

# 第3节 日光皮炎

日光皮炎（solar dermatitis）又称晒伤或晒斑。是由日光中的中波紫外线过度照射后引起的皮肤急性光毒性反应。其反应的程度常与光线强度、照射时间和范围以及肤色的深浅和体质差异有关。

## 一、临床诊断要点

① 好发于春夏季节，有明确的日晒史，皮疹发生于暴露部位。

② 常在日晒数小时至十余小时之后，在暴露部位的皮肤上发生弥漫性鲜红斑，重时可有水肿甚至水疱、大疱，一般经 1～2d 后皮疹由鲜红变为暗红或褐色，继之脱屑而愈，留色素沉着斑。

③ 自觉症状主要为烧灼刺痛感，若日晒面积大时可有发热、畏寒、恶心、乏力等全身不适。

## 二、鉴别诊断

（1）接触性皮炎 多有明确的接触刺激物史，皮损发生于接触部位，可发生于任何季节，与日晒无关，自觉瘙痒。

（2）烟酸缺乏症 皮损也好发于暴露部位，但起病相对较缓慢，皮损较粗糙，色素沉着较明显，除皮损外多伴有消化系统及神经系统表现。

## 三、治疗

### 1. 治疗原则

局部治疗以消炎、止痛、安抚为原则。全身治疗可口服抗组胺药物、止痛药，重症者可口服皮质激素。

### 2. 全身治疗

**处方一**　西替利嗪片　10mg po qd

**处方二**　泼尼松片　10mg po bid～tid

**处方三**　氢化可的松　0.1～0.15g $\Big|$ iv drip qd
　　　　　　5%葡萄糖溶液　500ml

【说明】　有全身症状的可用西替利嗪、氯雷他定等抗组胺药。重者可以皮质激素口服或静脉给药，并采取其他对症处理。对日晒反应较强的人外出时应注意防护，并可在晒前15min在暴露部位涂搽遮光剂，如5%对氨基苯甲酸酯、5%二氧化钛霜等。

### 3. 局部治疗

**处方一**　3%硼酸溶液　湿敷

**处方二**　炉甘石洗剂　外用 qid

【说明】　局部皮损可用温和的消炎药如炉甘石洗剂等，红肿明显者可用硼酸溶液湿敷。用冰牛奶湿敷常有显效。

### 4. 中医药治疗

中医强调辨证论治，多以清热解毒凉血为主。

（1）清暑汤加减

**处方**　金银花 13g，连翘 13g，车前子（包）13g，紫花地丁 13g，蒲公英 13g，青蒿 30g，滑石 30g，赤芍 10g，泽泻 10g，竹叶 10g，甘草 10g。水煎服，每日 1 剂。

【说明】　适用于毒热证，以清利暑湿为主。

（2）龙胆泻肝汤加减

**处方**　龙胆 10g，柴胡 10g，栀子 10g，柴胡 10g，生地黄 10g，车前子 10g，泽泻 20g，茯苓皮 20g，赤芍 20g，赤小豆 20g，连翘 10g，甘草 10g。水煎服，每日 1 剂。

【说明】　适用于湿毒证，以清热解毒凉血为主。

## 四、预防调护

经常参加户外活动，提高皮肤对日光的耐受性。避免日光暴晒。

# 第4节　夏季皮炎

夏季皮炎（dermatitis aestivalis）为夏季炎热引起的季节性炎症性皮肤病，主要由于气温高、湿度大，加上灰尘刺激所致，常发生于夏季。

## 一、临床诊断要点

① 皮损好发于四肢伸侧和躯干。

② 好发于夏季，病情与气温变化有关。

③ 皮损初起为针尖大小红斑、丘疹，因瘙痒搔抓可出现抓痕、血痂、皮肤肥厚及色素沉着，无糜烂及渗液。当气温下降时病情明显好转，并可自愈。

④ 自觉瘙痒剧烈。

## 二、鉴别诊断

痱：是汗孔闭塞导致皮肤内汗液潴留的一组疾病，发生原因是在高温闷热环境下出汗过多和蒸发不畅，引起汗孔堵塞，汗管破裂，汗液外渗进入周围组织所致，皮损为小丘疱疹。

## 三、治疗

### 1. 治疗原则

抗过敏、散热，瘙痒明显时可口服抗组胺药。

### 2. 全身治疗

西替利嗪　10mg po qd

【说明】剧痒时可服用抗组胺药止痒。

### 3. 局部治疗

**处方一**　薄荷酒精　外用 bid

**处方二**　薄荷炉甘石洗剂　外用 bid

**处方三**　地塞米松霜　外用 bid

处方四　曲安奈德霜　外用 bid

处方五　氢化可的松洗剂　外用 bid

【说明】　外用制剂具有止痒、消炎、散热、收敛作用。瘙痒剧烈可适当用温和的皮质激素外用制剂抗炎、止痒。

## 四、预防与调护

注意工作环境通风散热，衣着应宽大透气，保持皮肤干燥。

# 第 5 节　手足皲裂

凡手足部位因各种原因引起的干燥和皲裂表现，统称为手足皲裂（rhagadia manus pedis）。常伴有足癣、湿疹或其他遗传性角化性皮肤病。

## 一、临床诊断要点

① 常见于成人及老年人，秋冬季多见。寒冷季节从事露天作业及接触脂溶性、吸水性或碱性物质者容易发病。

② 多发于手指尖、手掌、指（趾）关节面、足跟、足跖外侧。

③ 根据皮损深浅表现为干燥、脱屑、裂隙、出血、触痛等。无原发疾病者，多无水疱、丘疹等原发性损害，也无瘙痒。

④ 可有疼痛，也可以无任何感觉，取决于皲裂的深度和范围。

## 二、鉴别诊断

（1）手足癣　单侧发病，常伴有丘疹、鳞屑，真菌镜检及培养阳性。

（2）掌跖角化病　幼年发病，有家族史。双侧掌跖皮肤角化肥厚明显。

## 三、治疗

### 1. 治疗原则

以软化角质、润泽皮肤为主，同时治疗原发皮肤病，包括足癣、湿疹等。

### 2. 局部治疗

处方一　0.1%维 A 酸软膏合用尿素霜　外用 bid

**处方二**　尿素软膏　外用 tid

**处方三**　甘油　外用 tid

**处方四**　尿囊素乳膏　外用 tid

【说明】　尿素对表皮有较强的水合作用，通使皮肤柔软、滋润，并促进创面的愈合。也可用愈裂贴膏，贴于裂口处，每1～3d更换。用药前，先用热水浸泡患处，使角质软化。

### 3. 中医药治疗

中医强调辨证论治，多以养血润燥为主。

（1）八珍汤加减

**处方**　当归 10g，白芍 10g，茯苓 10g，熟地黄 20g，薏苡仁 10g，白术 10g，甘草 6g，黄芪 15g，川芎 10g，赤芍 20g，胡麻仁 10g。水煎服，每日1剂。

【说明】　适用于气血不荣、肤失濡养证，以益气养血润燥为主。

（2）外用三油合剂（蛋黄油、大枫子油、甘草油等量）。

## 四、预防与调护

① 手足洗净后，外用油脂保护。

② 注意保暖，工作时戴手套，避免接触酸、碱等刺激性物品。

# 第6节　鸡　　眼

鸡眼（clavus）为局部皮肤局限性圆锥鸡眼状角质增生性损害，发病与局部长期受挤压和机械性摩擦有关。

## 一、临床诊断要点

① 皮损好发于成人足跖、易受压及摩擦等着力部位。

② 边界清楚，淡黄色或深黄色圆形或椭圆形角质增生，直径1～2cm，削去外层可见中心有坚硬角质栓塞，外周有一圈透明的淡黄色环。

③ 站立或行走时压迫局部而有剧痛。

## 二、鉴别诊断

（1）跖疣　由人类乳头瘤病毒感染引起的皮肤良性赘生物，皮损初起为细小发亮的丘疹，渐增至黄豆大小或更大，因受压而形成淡黄或褐黄色胼胝样斑块或扁平丘疹，表面粗糙，界限清楚，边缘绕以稍高的角质环，去除角质层后，其下方有疏松的角质软芯，可见毛细血管破裂出血而形成的小黑点。

（2）胼胝 因长期机械性摩擦、受压引起。好发于足跖前部及足跟容易受压处，损害为局限性角质增厚，扁平或微隆起，中厚边薄，色蜡黄或褐色，表面光滑，皮纹正常，边界不清。

## 三、治疗

### 1. 治疗原则

去除角质栓及增厚的角质层。

### 2. 局部治疗

**处方一** 50％水杨酸软膏 外敷

**处方二** 鸡眼膏 外敷 qd

**处方三** 维生素 A 30 万～50 万 U po qd

**处方四** 异维 A 酸 10mg po bid

【说明】 50％水杨酸软膏，每24～48h更换1次，直至损害脱落；鸡眼膏含5％～10％水杨酸，具有角质剥脱作用。治疗时宜先用热水将患处泡软，削去表面角质层后，保护周围皮肤，露出鸡眼，再外敷药物，反复进行，连续治疗才能奏效。每周换药1次，直至损害脱落；维生素 A 可以防止鸡眼的复发，疗程共2～3个月；异维 A 酸1个疗程为2～3个月。

### 3. 手术治疗

疼痛显著者可手术切除。

### 4. 其他特殊治疗

可应用二氧化碳激光治疗、液氮冷冻治疗。

## 四、预防与调护

① 不宜穿过紧过硬的鞋子，矫正足畸形等，以减少摩擦或挤压。

② 当感觉到脚部某一部位受到挤压和摩擦时，应及时选用鸡眼垫、顺趾器、分趾器、护趾套等足科支具来减轻摩擦和挤压。

③ 当脚底有鸡眼和脚垫形成以后，可以穿特异性或非特异性矫形鞋垫，来改变足底受力，以达到减轻摩擦的作用。

④ 忌用不干净的刀剪，以防感染。勿自行将鸡眼或厚茧去除，糖尿病患者尤其勿自行处理厚茧或鸡眼，以避免恶化。

⑤ 经常泡脚：坚持养成每天晚上热水泡脚的习惯，以软化鸡眼和脚垫。

# 第7节 冻 疮

冻疮（pernio）是长期暴露于10℃以下的低温后发生的皮肤局限性炎症反应。以红肿发凉、瘙痒疼痛甚至皮肤紫暗、溃烂为主要表现。

## 一、临床诊断要点

（1）好发于妇女、儿童及老人的四肢循环不良处，如手足部、面颊、耳郭等。

（2）皮损特点为初起损害为局限性红斑或暗红带紫色肿块，触之冷冻，有痒感。受热后更剧。重者肿胀加剧，表面可发生水疱，内含淡黄色或血性浆液。疱破后形成糜烂或溃疡。自觉麻胀、疼痛。愈合后色素沉着或遗留萎缩性瘢痕。另外，亦有多形红斑皮损者。

（3）慢性病程，天暖后可自愈。多于次年冬季复发。

（4）临床分度

Ⅰ度（红斑性冻疮）：皮肤从白变成红色，出现明显的红肿，自觉疼痛或作痒。

Ⅱ度（水疱性冻疮）：早期有红肿，继而出现大小不一的水疱，有不同程度的疼痛。

Ⅲ度（坏死性冻疮）：轻者在伤后3～7d出现水疱，可延及整个肢体或全身，活动受限制，病变部位呈紫黑色，周围水肿，并有明显疼痛。重者肌肉、骨骼均有冻伤，呈干性坏疽，患部感觉和功能完全丧失。2～3月后，出现冻伤组织与健康组织的分界线。如有染毒腐溃，可呈现湿性坏疽。

## 二、鉴别诊断

（1）多形红斑　与多形红斑样冻疮鉴别。多形红斑多发于春秋季，常见于患者手足背面，对称分布，皮损为绿豆至黄豆大小紫红色斑块，典型损害为虹膜样红斑。

（2）跖疣　常多发，不限于受压或摩擦部位，黄豆大小，除去表面角质层可见有白色软刺状疣体，表面常有小黑点，有不同程度疼痛。

## 三、辅助检查

甲皱毛细血管镜检查，常存在微循环异常。

## 四、治疗

### 1. 治疗原则

扩张血管，促进血液循环。一般本病重在预防，注意保暖，避免穿过紧鞋袜。

### 2. 血管扩张药

**处方一**　烟酸　$50 \sim 100$mg po tid

**处方二**　山莨菪碱（654-2）　$5 \sim 10$mg po tid

**处方三**　硝苯地平（心痛定）　$10 \sim 20$mg po tid

【说明】　血管扩张药可解除血管痉挛，促进末梢血液循环。

### 3. 局部治疗

**处方一**　10%樟脑酊　外用 bid

**处方二**　辣椒酊　外用 bid

**处方三**　10%樟脑软膏　外用 bid

**处方四**　5%硼酸软膏　外用 bid

**处方五**　0.1%依沙吖啶液　外用 bid

**处方六**　莫匹罗星　外用 bid

【说明】　以消炎、消肿、促进血循环为主。Ⅰ度冻疮无水疱糜烂时可用促进血循环药物如樟脑酊、辣椒煎水外洗。Ⅱ度冻疮水疱未破时可用软膏。Ⅲ度冻疮无感染性的溃疡可用 5%硼酸膏、猪油蜂蜜软膏。继发感染时用 0.1%依沙吖啶液连续性湿敷干燥后外用依沙吖啶糊膏或软膏。

### 4. 物理治疗

紫外线、氦氖激光、红外线照射，还可用 PC-10 型 TDP 治疗机治疗，B99-/ZK 多功能治疗机局部照射。

**5. 中医治疗**

中医强调辨证论治，多以温经祛寒、益气养血为主。

（1）当归四逆汤加减

**处方** 鸡血藤 30g，当归 10g，丹参 30g，赤芍 15g，黄芪 20g，桂枝 10g，红花 10g，透骨草 10g，生姜皮 6g，细辛 3g，乳香 10g，没药 10g，紫花地丁 15g。水煎服，每日 1 剂。

**【说明】** 适用于寒凝血瘀证，以温经养血活血为主。

（2）人参养荣汤加减

**处方** 黄芪 30g，鸡血藤 30g，丹参 25g，鹿角霜 20g，党参 20g、茯苓 10g，当归 10g，苏木 10g，王不留行 10g。水煎服，每日 1 剂。

**【说明】** 适用气虚血瘀证，以补气养血活血为主。

## 五、预防与调护

① 加强体育活动，尤其是耐寒锻炼，促进血液循环。注意局部和全身干燥和保暖，手套、鞋袜不宜过紧。

② 保护局部清洁，避免碰伤；忌搔抓。受冻部位不宜立即烘烤和热水烫洗。

# 第 8 节 放射性皮炎

放射性皮炎（radio dermatitis）是由于放射线（主要是 β 射线、γ 射线及 X 线）照射引起的皮肤黏膜炎症性损害。本病主要见于接受放射治疗的患者及从事放射工作而防护不严者。

## 一、临床诊断要点

### 1. 急性放射性皮炎的诊断

（1）往往由于一次或多次接受大剂量放射线引起，敏感者剂量不大也可以发病，潜伏期因放射线的剂量和各人的耐受性不同而在 1～3 周不等。

（2）依皮损的轻重临床上可分为三度。

Ⅰ度：皮损初起为鲜红以后渐转为暗红斑，可有轻度水肿，数周后红斑消退，出现脱屑及色素沉着。自觉有灼热及刺痒感。

Ⅱ度：照射部位出现显著水肿性红斑，瘙痒灼痛明显，数日之后可发生水疱，水疱破后形成糜烂。一般1～3个月方能痊愈，预后留下色素沉着或色素脱失斑，并有毛细血管扩张及皮肤萎缩等。

Ⅲ度：照射部位发生组织坏死，形成顽固性溃疡，深度可达皮下组织、肌肉直至骨组织，预后留下萎缩性瘢痕。自觉疼痛及剧痒，溃疡瘢痕可继发癌变。

（3）全身症状有头痛、头晕、恶心、呕吐、精神不振等，查血常规示白细胞降低。

## 2. 慢性放射性皮炎的诊断

① 多因长期反复小剂量放射线照射引起，或由急性放射性皮炎转变而来，潜伏期可从数月至数十年不等。

② 皮损表现为不规则的色素沉着或色素脱失斑，皮肤干燥萎缩，可见毛细血管扩张，毛发可以脱落，累及指甲者则甲少光泽、变色、变脆，出现纵横脊甚至脱落。日久可形成顽固性溃疡或疣状增生，并可继发基底细胞癌或鳞癌。

# 二、治疗

## 1. 治疗原则

一旦发病应及时停止放射线照射，并注意保护，避免外界刺激。

## 2. 全身治疗

主要是加强支持疗法，给予高蛋白、高维生素饮食，必要时给以输液、能量合剂及氨基酸等，并补充维生素 $B_{12}$、维生素 E 等。其他可用丹参片及右旋糖酐 40 以改善局部或全身微循环。炎症明显可使用糖皮质激素，继发感染可酌情使用抗生素，溃疡疼痛时服用镇痛剂。

## 3. 局部治疗

**处方一** 炉甘石洗剂 湿敷 qid

**处方二** 3%硼酸溶液 湿敷 qid

**处方三** 维生素E软膏 外用 bid

**处方四** 丁酸氢化可的松（尤卓尔）乳膏 外用 bid

**处方五** 卤米松三氯生乳膏 外用 bid

**处方六**　莫匹罗星软膏　外用 qid

**处方七**　5% 氟尿嘧啶软膏　外用 bid

**处方八**　10% 鱼肝油软膏　外用 bid

【说明】　急性放射性皮炎Ⅰ度、Ⅱ度红斑水肿明显时可用炉甘石洗剂或 3% 硼酸溶液湿敷。无水肿渗出的急性皮炎及慢性皮炎可选用温和无刺激性霜剂、软膏，如维生素 E 霜、10% 鱼肝油软膏及其他护肤霜等，亦可选用皮质激素类霜剂或软膏。对溃疡性损害可用抗生素软膏如莫匹罗星等，亦可用 10% 鱼肝油软膏或行氦氖激光照射，对顽固性溃疡可考虑手术切除并行植皮术。对癌前期或癌变早期损害可用 5% 氟尿嘧啶软膏或行外科切除。

### 4. 中医药治疗

**处方**　八珍汤或十全大补汤加减。人参 10g，肉桂 8g，川芎 5g，熟地黄 15g，茯苓 8g，白术 10g，甘草（炙）5g，黄芪 15g，川当 10g，白芍 8g，生姜三片，大枣两枚。水煎服，每日 1 剂。

【说明】　适用于气血两虚证，以补益气血为主。

## 三、预防调护

严格掌握放射治疗应用指征，严格掌握剂量、间隔时间等，详细观察放疗后的改变。从事放射工作的人员定期体检，切实执行操作规章制度，加强防护。

# 第9节　激光损伤

激光损伤是由于激光的热效应、压力效应和冲击波引起皮肤组织炭化、气化、变性，造成的烧灼性损伤和凝固性损伤。组织损伤的程度取决于激光种类、能量密度、曝光时间、组织性质（范围、部位、厚度、色素等）。

## 一、临床诊断要点

### 1. 皮肤有激光接触或者激光治疗史。

### 2. 激光损伤出现的症状及其发生机制

（1）疼痛　光热作用及光机机械作用均可以产生痛觉，皮肤温度瞬间升温超过 45℃ 时就刺激皮肤内的游离神经末梢产生明显的疼痛。在治疗色素性和血管性皮肤病及脱毛时可有轻中度疼痛，一般不影响治疗。

（2）红肿　除激光理疗外，多数激光治疗后均有不同程度的红肿，持续半小时至3～4d后自行消退。水肿常常是红斑反应伴随的延续发展，随着开放血管通透性的增加，组织内液渗透到血管周围，造成皮肤组织局部隆起。水肿一般随红斑加重而加重，也常常随红斑消失而消失。水肿导致局部压力增加，刺激疼痛的发生，同时水肿时出现的炎症活性物可以增加红斑反应，形成一个恶性循环，这种疼痛有时会超过数小时甚至超过24h。

（3）红斑　光热作用导致局部皮肤血管开放，血流量增加产生红斑。一般皮肤颜色浅的人红斑反应发生快，也容易消退，皮肤颜色深的人红斑反应发生慢且持续时间延长。轻度的红斑反应一般在2～3h内自行消失，也有部分持续数小时。重度的红斑反应会超过24h甚至96h，大部分会在1周内自行消退，但是$CO_2$激光换肤术严重红斑可以在8～10d后出现，平均持续3～6个月。

（4）出血、渗液　在治疗皮肤色素性疾病的手术中或术后可出现渗液或少量渗血，手术后半天至1d可自行停止，一般不会引起瘢痕。

（5）水疱　当水肿程度足以破坏皮肤细胞间的连接，产生细胞间隙裂，而组织液进入这样的裂隙就产生水疱。水疱可以在激光刺激数分钟到十几分钟内出现，也可以在数小时后出现。水疱大小与热损伤的程度有关，损伤轻则形成小水疱，大疱可以是严重的热损伤所致，也可以是小疱融合而成。治疗深色太田痣和血管瘤的术中或术后，可发生水疱。及时冷敷可避免或减轻水疱。如不出现继发感染，一般不会留瘢痕。

（6）渗出及结痂　激光治疗破坏了表皮的完整性，组织液外渗，脱离的细胞及细胞碎片与组织液一道形成结痂。如果渗出比较多，可以形成糜烂面，继发皮肤感染。水疱吸收也可以形成结痂，表浅的轻度结痂可以在数日脱落，较深在的结痂有时需要2周才脱落。

（7）色素沉着　常常继发于红斑反应及痂皮脱落以后。于治

**172**

疗后 2 周和 2 个月左右可能出现暂时性色素沉着，部分于 3～6 个月消退。

（8）色素减退　较少见，可发生于 Q532nm、585nm、1064nm 激光治疗后，大部分是相对的色素减退，不易恢复。色素脱失一般会发生在激光治疗后 6～12 个月。

（9）瘢痕　主要发生于 $CO_2$ 激光治疗后，也偶见于太田痣和血管瘤治疗后。可能与治疗能量、患者体质及术后感染有关。

（10）脱皮　随着皮肤的进一步修复，含有色素细胞的角质层脱落，皮肤会出现轻微的脱皮现象，持续约 2 周。

（11）粟丘疹　有报道 $CO_2$ 激光换肤术后，14% 以上患者会出现粟丘疹。主要是毛囊开口堵塞有关。粟丘疹也可见于 $CO_2$ 激光去痣、铒激光点阵剥脱的治疗后。

（12）接触性皮炎　多为原发刺激反应。$CO_2$ 激光换肤术后 50% 的患者可以出现这种类型的接触性皮炎。因为大面积表皮损伤后，皮肤的屏障作用减弱，使得皮肤对刺激物更敏感。对于外用的软膏，护肤产品里面的香料或过敏原容易产生过敏或刺激反应，如杆菌肽等容易引起这类反应。许多中草药或者其他天然化合物也可能加重刺激反应。

（13）光敏反应　多见于光动力治疗，或者本身有光敏病史的患者。

## 二、治疗

### 1. 红斑水肿

宜冰块冷敷。

【说明】　术后使用冰块长时间持续冰敷，基本原则是离开冰块后患者 10min 内不感灼热痛。冰敷一般要求在半小时到数小时，有时患者回到家里也需要连续使用，为了避免冻伤，每过 10min 左右需要让冰块离开皮肤一会。

### 2. 水肿明显或有渗出

**处方一**　3% 硼酸液　湿敷 bid

**处方二**　红霉素软膏　外涂 tid

**处方三**　莫匹罗星软膏　外涂 tid

【说明】 有渗出时使用处方一，直至皮肤表面干燥结痂。注意不要用手抠掉痂皮，应待其自然脱落。

### 3. 疼痛

**处方一** 5%利多卡因软膏 外涂 prn

**处方二** 2%利多卡因 皮下或者皮神经阻滞麻醉

**处方三** 美必麻 皮下或者皮神经阻滞麻醉

**处方四** 布洛芬缓释胶囊 0.1g bid

【说明】 以局部治疗为主，对于治疗比较广范围皮肤问题引起的较长时间的疼痛，可给予解热镇痛药口服。

### 4. 水疱

**处方一** 3%硼酸液 湿敷 bid

**处方二** 红霉素软膏 外涂 tid

**处方三** 莫匹罗星软膏 外涂 tid

**处方四** 炉甘石洗剂 外涂 tid

【说明】 出现水疱，要保护皮肤使之不要破溃。如果出现大疱，可以在消毒条件下抽取疱液然后加压包扎，同时使用抗生素软膏避免感染。

### 5. 渗出、结痂及溃疡

**处方一** 3%硼酸液 湿敷 bid 每次半小时

**处方二** 红霉素软膏 外涂 tid

**处方三** 莫匹罗星软膏 外涂 tid

【说明】 主要原则是促进伤口愈合和控制继发感染。渗出时可以用处方一，结痂后可以使用抗生素软膏，也可以配合使用一些生物制剂（如表皮生长因子、人生长激素等）外敷促进伤口愈合。治疗溃疡主要是加强换药，使用抗生素软膏外用预防及治疗感染，必要时可以系统使用抗生素。

### 6. 色素沉着

**处方一** 维生素C 0.2g po tid

【说明】 维生素C为抗氧化制剂，可抑制多巴的氧化，使深色氧化性色素还原成浅色型色素，抑制黑色素的形成。

**处方二** 谷胱甘肽含片 0.3g 含服 tid

【说明】 其分子含活性巯基，可抑制酪氨酸酶，从而抑制黑

174

色素形成并加快其分解。

**处方三 茶多酚胶囊 2 粒 bid**

**【说明】** 茶多酚胶囊主要成分是茶多酚、维生素 C、维生素 E、淀粉、明胶。茶多酚能够阻挡紫外线和清除紫外线诱导的自由基，从而保护黑色素细胞的正常功能，抑制黑色素的形成。同时对脂质氧化产生抑制，减轻色素沉着。

**处方四 氢醌霜 外涂 qn**

**【说明】** 氢醌是酪氨酸-酪氨酸酶系统的抑制药，可抑制酪氨酸酶转化为黑色素，从而阻止黑色素的生物合成，抑制黑色素细胞的合成，疗效与其制剂浓度、基质和化学稳定性有关。高浓度氢醌可造成皮肤永久性脱色，常用外用制剂浓度高于 5%。

**处方五 维 A 酸霜 外涂 qd**

**【说明】** 维 A 酸霜可抑制酪氨酸酶活药，阻止黑色素向角质形成细胞转运，并能减少细胞间黏合度，溶解角质，促进药物渗透。注意使用时不要接触眼、口及黏膜。

**处方六 壬二酸霜 外涂 bid**

**【说明】** 壬二酸为天然存在的酪氨酸酶竞争性抑制药，对过度活跃或异常的黑色素细胞有选择性细胞毒作用，较氢醌霜疗效较好，常用浓度 3%。

## 三、预防调护

激光治疗的不良反应大部分是可以避免的，重在预防，其关键就是科学合理地选择激光设备，精心设置治疗参数，每次治疗开始都要设置试验光斑，能量参数的使用始终坚持由低到高，逐渐增加，更重要的是在治疗过程中仔细观察皮肤反应，万一出现不良反应要及时处理。

# 第 10 节 擦 烂

擦烂（intertrigo）又称褶烂、摩擦红斑、间擦疹。皮肤的皱褶部位由于温热、出汗、潮湿引起角质层浸渍，活动时使皮肤相互摩擦刺激而产生浅表性皮肤炎症。

## 一、临床诊断要点

① 好发于婴儿和肥胖成人的皱褶部位（如颈、腋下、乳房下、腹股沟、臀沟、指和趾缝等处）。多发于湿热季节。

② 皮损初起为境界清楚的鲜红或暗红斑，表面潮湿，分布与相互摩擦的皮肤皱褶一致，如不及时处理，皮损表面可出现丘疹、水疱、糜烂、渗出，严重可出现溃疡。若继发念珠菌感染，则白色浸渍更加显著，并可出现卫星状丘疹；若继发细菌感染则可出现脓性分泌物。

③ 自觉瘙痒或灼痛。

## 二、鉴别诊断

（1）念珠菌性间擦红斑　初发为一小疱，迅速变为脓疱，然后糜烂但无明显渗液，周边常有炎症性丘疹及膜状脱屑；真菌镜检阳性。

（2）急性湿疹　皮疹多形性，渗出明显，境界不清，瘙痒剧烈，易于复发。

（3）接触性皮炎　有接触史。多见于暴露部位，常有大疱，炎症较著。

（4）股癣　边缘炎症明显，有丘疹小疱和鳞屑，中心自愈，真菌镜检阳性。

## 三、治疗

### 1. 治疗原则

以局部干燥、安抚治疗为主，并发感染者可使用敏感抗生素治疗。

### 2. 局部治疗

早期红斑用扑粉即可，同时避免使用肥皂热水擦洗，避免使用封包性油膏及刺激性软膏；已出现糜烂的皮损可用糊剂或湿敷，可参照湿疹治疗原则处理。若继发感染可外用抗感染药物。

### 3. 中医药治疗

中医强调辨证论治，多以清热解毒为主。

（1）凉血地黄汤加减

**处方**　生地黄 15g，紫草 15g，忍冬藤 15g，马鞭草 15g，黄芩 10g, 防风 10g, 茯苓皮 10g, 黄柏 10g, 黄连 3g, 知母 6g, 柴胡 3g, 甘草 3g。

**【说明】** 适用热郁肤表证。

（2）退毒散加减

**处方** 黄连 6g, 金银花 10g, 连翘 10g, 甘草 10g, 牡丹皮 10g, 赤芍 10g, 栀子 10g, 车前子（包）10g, 滑石（先下）15g, 白茅根 15g, 赤小豆 30g。水煎服，每日 1 剂。

**【说明】** 适用湿毒内蕴证。

## 四、预防调护

① 保持生活和工作环境的凉爽和干燥。

② 衣服最好要棉质、宽大，避免穿毛料、尼龙及合成纤维制品。

③ 经常洗浴以保持皮肤皱褶部位清洁干燥。

④ 二便失禁者，可用有保护作用的软膏、洗剂、粉剂或霜剂。长期卧床患者可用 0.002% 碘伏液擦浴，可以有效预防皮肤擦烂。

# 第 11 节 褥 疮

褥疮（bed-sore，decubital ulcer）系患者身体局部长期受压部位因血液循环不好、营养缺乏而引起的组织坏死。

## 一、临床诊断要点

① 常见于昏迷、瘫痪等长期卧床患者。

② 损害发生于长期受压的骨突出部位，如尾骶部、坐骨结节、足外踝、足跟部，亦见于枕部、脊柱、肩胛等部位。

③ 皮损形成过程分为红斑期、水疱期和溃疡期。红斑期表现为受压部位局部淤血，皮肤呈现红斑；水疱期表现为受压部位出现大小不等的水疱，皮肤发红充血，用手指压时不消退；浅溃疡期损害不超过皮肤全层，呈苍白色，肉芽水肿，流水不止；深溃疡期损害涉及了深筋膜和肌肉，受累组织缺血坏死呈黑色，可并发感染。

④ 常有继发感染，特别是铜绿假单胞菌感染。

## 二、治疗

### 1. 治疗原则

治疗原则为促进局部充血、改善血液循环、促进创面愈合。

### 2. 全身治疗

营养支持：高蛋白和高热量饮食可以促进溃疡的愈合。补充维生素 A、B 族维生素、维生素 C、蛋白质、矿物质如锌、铜等可能对促进溃疡的愈合有一定作用。同时处理潜在的促发因素，如治疗贫血、营养不良、糖尿病以及大小便失禁等疾病对于褥疮的治疗也很重要。

### 3. 局部治疗

**处方一** 50%乙醇 涂搽 一天多次

**处方二** 1%甲紫液 外用 bid

**处方三** 新霉素软膏 外用 bid

**处方四** 莫匹罗星软膏 外用 bid

【说明】 早期可用热敷或 50%乙醇涂搽，有水疱或糜烂时可用 1%甲紫液、莫匹罗星或新霉素软膏后覆以无菌纱布。

**处方五** 康复新液 医用纱布浸透药液后敷于患处每日 1 次

【说明】 康复新液主要成分为美洲大蠊干燥虫体的乙醇提取物，能显著促进肉芽组织生长，促进血管新生，加速坏死组织脱落，迅速修复各类溃疡及创面。

**处方六** 碘酊 外涂 bid

【说明】 碘酊具有使组织脱水、促进创面干燥、软化硬结的作用。

### 4. 其他治疗

（1）外科治疗 有坏死组织和焦痂的感染性溃疡应进行外科清创。

（2）微波照射也有利于褥疮的愈合。

（3）高压氧 每日 1 次，10 次为 1 疗程。

【说明】 近年国内有临床试验，高压氧对褥疮的愈合有明显的促进作用。

### 5. 中医药治疗

中医强调辨证论治，多以益气养血、活血生肌为主。

（1）托里消毒散加减

**处方** 党参 10g，当归 10g，白术 10g，白芍 10g，白芷 10g，金银花 15g，黄芪 15g，茯苓 6g，桔梗 6g，浙贝母 6g，制乳香 6g，制没药 6g，甘草 6g，白花蛇舌草 30g，草河车 30g。水煎服，每日 1 剂。

【说明】 适用于毒热偏盛证，以益气解毒为主。

（2）四妙汤加减

**处方** 党参 6g，桂枝 6g，肉桂 6g，制附片 6g，枸杞子 12g，生黄芪 12g，金银花 12g，当归 10g，赤芍 10g，白芍 10g，白术 10g，甘草 10g，白扁豆 10g，山药 10g，炒杜仲 10g，白蔹 10g。水煎服，每日 1 剂。

【说明】 适用于正虚余毒证，以补气养血为主。

（3）艾灸患处 每日 1 次。

# 三、预防调护

避免局部长期受压，对长期卧床者要定时翻身或变动体位。受压部位每天用热毛巾轻拭或用淡乙醇按摩。可用气垫、气圈或防褥疮气垫以防止褥疮发生。

# 第7章　红斑鳞屑性皮肤病

## 第1节　银屑病

银屑病（psoriasis）是一种常见的慢性复发性炎症性皮肤病，皮损特点为红色丘疹或斑块上覆盖多层银白色鳞屑，有一定季节规律，冬季重、夏季轻，多发于青壮年，无传染性。

### 一、临床诊断要点

#### 1. 寻常型银屑病

① 损害以背部、四肢伸侧为多见，尤其是肘膝伸侧及腰骶部，常对称分布。

② 皮损特点为初期红色、淡红色粟粒至黄豆大的丘疹或斑丘疹，边界清楚，周围有炎性红晕，基底浸润明显，皮损可呈点滴状、钱币状、地图状、蛎壳状等多种形态。

③ 丘疹表面覆盖多层干燥银白色鳞屑，刮除鳞屑后露出一层淡红发亮的薄膜，称为薄膜现象。刮除薄膜即见点状出血，称点状出血现象，即 Auspitz 征。

④ 发生于头皮者，头发呈束状；波及指甲，可出现点状凹陷、增厚，失去光泽。

⑤ 病程较长，易反复发作，冬季重、夏季轻。一般可分为进行期、静止期和消退期。

#### 2. 红皮病型银屑病

① 可因寻常型银屑病用药不当引起，也可由脓疱型银屑病在脓疱消退后发生。

② 全身弥漫性潮红、浸润、肿胀，其中可有片状正常的"皮岛"，伴不同程度脱屑。

③ 反复大量脱屑可导致低蛋白血症及水、电解质紊乱。

**3. 脓疱型银屑病**

① 皮损以无菌性浅在小脓疱为主。

② 分为泛发性和局限性两型。泛发性脓疱型银屑病常伴有高热等全身症状，伴有沟状舌。可因寻常型银屑病用药不当引起。皮损局限于掌跖部位的脓疱型银屑病又称掌跖脓疱病。

③ 脓疱型银屑病常有末梢血白细胞总数升高，电解质紊乱及血钙降低。

**4. 关节病型银屑病**

① 有典型的银屑病皮损。

② 多累及关节，表现为非对称性外周小关节炎，以手、腕、足等小关节为多见，指（趾）末端关节受累更为多见。

③ 关节病型银屑病可有受累关节的 X 线改变，类风湿因子检查阴性。

## 二、辅助检查

组织病理分以下几型。

（1）寻常型银屑病　表皮改变较早，有角化不全或角化过度。颗粒层减少或消失，棘层肥厚，表皮突规则下延，末端增宽呈杆状，真皮乳头向上延伸，乳头上方表皮层变薄，角质层内或其下方可见 Munro 微脓肿。

（2）脓疱型　与寻常型基本相同。在棘层上部出现海绵状脓疱，即 Kogoj 海绵状微脓疱，疱内为中性粒细胞，真皮内主要为淋巴细胞及组织细胞浸润。

（3）红皮病型　除有银屑病病理特征外，主要有毛细血管扩张、真皮水肿等变化。

## 三、鉴别诊断

（1）脂溢性皮炎　与头皮银屑病鉴别，脂溢性皮炎呈片状鳞屑红斑，鳞屑细小油腻呈黄色，刮除鳞屑无点状出血，皮疹边界不清，毛发稀疏变细脱落，头发不成束状。

（2）玫瑰糠疹　好发于躯干及四肢近端，皮疹长轴与皮纹走向一致。

（3）连续性肢端皮炎　多有指（趾）外伤史。常先于指

（趾）部出现脓疱，然后向上蔓延。

# 四、治疗

## 1. 治疗原则

根据类型和病情严重程度，可采用免疫抑制药（如甲氨蝶呤、环孢素）、维A酸等。多用于红皮病型、关节病型、泛发性脓疱性银屑病以及皮损泛发顽固、外用药物疗效欠佳的寻常型银屑病。青霉素类抗生素对发病与上呼吸道感染有关的急性点滴状银屑病患者有一定疗效。一般应避免全身使用糖皮质激素。局部治疗是寻常型银屑病的常规治疗方法。寻常型银屑病面积小于20%体表面积者，以外用药为主。本病的治疗方法虽多，但大多数方法只能做到近期有效，难以根治，也不能防止复发。

## 2. 全身治疗

（1）关节病型银屑病

**处方一** 环孢素 2.5mg/kg po bid

**处方二** 甲氨蝶呤 2.5mg po q12h

**处方三** 雷公藤总苷片 20mg po tid

【说明】 环孢素维持量为3～5mg/(kg·d)；甲氨蝶呤连续服用3次即可停药，以后每周以同样方法给药。

（2）红皮病型银屑病

**处方一** 阿维A酯 0.3～0.5mg/(kg·d) po bid 或 tid

**处方二** 阿维A酸 50～75mg/d po qd

**处方三** 甲氨蝶呤 2.5～5mg po q12h

**处方四** 泼尼松 10～20mg po tid

**处方五** 甲泼尼龙注射液 40～80mg
5%葡萄糖注射液 500～1000ml ｜ iv drip qd

**处方六** 复方甘草酸苷 60ml
5%葡萄糖注射液 250ml ｜ iv drip qd

【说明】 阿维A酯连续用8～10周，甲氨蝶呤连续服用3次即可停药，以后每周以同样方法给药，甲氨蝶呤（MTX）是叶酸拮抗药、抗肿瘤药，通过抑制叶酸还原酶面抑制DNA合成。MTX治疗效果明显，是治疗银屑病最有效的药物之一，既可作

**182**

短期应用以控制红皮病型、脓疱型、关节病型银屑病，又可作为长期维持治疗，口服、肌注、静滴均可，每天给予叶酸 5mg 口服，可减少 MTX 引起的恶心反应。复方甘草酸苷有抗炎、抗变态反应、免疫调节、类固醇样作用，可用于银屑病治疗。

（3）脓疱型银屑病

**处方一** 阿维 A 酯 1～2mg/(kg·d) po bid 或 tid

**处方二** 阿维 A 酸 50～75mg/d po qd

**处方三** 环孢素 2.5mg/kg po bid

**处方四** 甲氨蝶呤 2.5mg po q12h

**处方五** 雷公藤总苷 20mg po tid

【说明】 病情控制后，阿维 A 酯逐渐减为 0.3～0.75mg/(kg·d) 口服维持；环孢素逐渐减为维持量 3～5mg/(kg·d)；甲氨蝶呤连续服用 3 次即可停药，以后每周以同样方法给药。

### 3. 局部治疗

**处方一** 曲安奈德霜 外搽 bid

**处方二** 卡泊三醇软膏 外搽 bid

**处方三** 煤焦油软膏 外搽 bid

**处方四** 0.025%～0.1%维 A 酸软膏 外搽 bid

**处方五** 他扎罗汀凝胶 外用 qd

**处方六** 他克莫司软膏 外用 bid

**处方七** 吡美莫司乳膏 外用 bid

【说明】 卡泊三醇软膏（大力士软膏）含卡泊三醇 0.005%，为维生素 $D_3$ 衍生物，能抑制细胞 DNA 合成，抑制细胞增生，有诱导细胞分化和免疫调节作用。他扎罗汀因为过于刺激而不宜用于生殖器部位。局部免疫抑制药他克莫司、吡美莫司对面部和间擦部位银屑病疗效好、安全性高，但对身体其他部位的肥厚性斑块作用则弱些。应注意对进行期的寻常型银屑病、脓疱型银屑病、急性点滴状银屑病、红皮病型银屑病等患者不宜用刺激性强的外用药。

### 4. 物理疗法

常用的有光化学疗法（PUVA）、UVB、窄谱 UVB（波长 310～312mm）、准分子激光等，单用或配合药物治疗对寻常型银屑病效果较好，对脓疱型银屑病、红皮病型银屑病疗效往往不佳。紫外线治疗银屑病的作用机制尚未完全清楚，其除了有扩张血管、改善循环、杀菌、促进细胞正常分化的作用外，还有抑制迟发型变态反应、改变淋巴细胞亚群成分等免疫调节作用。

### 5. 生物制剂疗法

目前至少有 8 种生物制剂被批准用于治疗银屑病，如肿瘤坏死因子-α（TNF-α）阻断药依那西普、英夫利昔单抗、阿达木单抗和赛妥珠单抗等，由于价格昂贵，限制了临床应用。

### 6. 其他疗法

药物沐浴、矿泉浴、血液透析、氧气疗法等，都有不同程度效果。

### 7. 中医药治疗

中医强调辨证论治，多以凉血、养血、化瘀、解毒、养阴为法。

（1）犀角地黄汤加减

**处方** 水牛角 30g，生地黄 30g，赤芍 15g，牡丹皮 9g。水煎服，每日 1 剂。

【说明】 适用于血热证，以清热凉血为主。

（2）四物汤加减

**处方** 熟地黄 30g，当归 18g，白芍 18g，川芎 12g，胡麻仁 20g，丹参 20g。水煎服，每日 1 剂。

【说明】 适用于血虚风燥证，以滋阴养血润燥为主。

（3）桃红四物汤加减

**处方** 熟地黄 30g，当归 18g，白芍 18g，川芎 12g，桃仁 10g，红花 10g。水煎服，每日 1 剂。

【说明】 适用于血瘀证，以活血化瘀为主。

（4）清营汤加减

**处方** 水牛角 30g，生地黄 30g，玄参 9g，竹叶心 3g，麦冬 9g，丹参 6g，黄连 5g，金银花 9g，连翘 6g。水煎服，每日 1 剂。

【说明】 适用于毒热伤营证，以清热解毒为主。

## 五、预防与调护

避免物理性、化学性物质的刺激，防止外伤和滥用药物。避免上呼吸道感染、精神紧张、劳累等诱发或加重因素。急性期避免饮酒及食用辛辣刺激性食物。

# 第2节　玫瑰糠疹

玫瑰糠疹（pityrlasis rosea）是一种自限性炎症性皮肤病，皮损为大小不等的圆形或椭圆形的玫瑰色斑疹，表面附有糠状鳞屑，多发生在躯干及四肢近端。

## 一、临床诊断要点

① 多发于青年人或中年人，以春秋季节多发。

② 好发部位为躯干、四肢，其次为头颈部。

③ 少数患者可有轻微先驱症状，如低热、全身不适、头痛、咽喉痛、淋巴结肿大等。

④ 常先出现一母斑，1～2 周后，其余子斑陆续成批出现。皮损为椭圆形或圆形玫瑰色的斑疹，中心略带黄色，表面附有糠秕样鳞屑。在胸背部的皮损，其长轴与肋骨平行。病程有自限性，一般 4～6 周自愈。

⑤ 自觉不同程度瘙痒。

## 二、辅助检查

组织病理表现为非特异性炎症，表皮局灶性角化不全及棘层轻度肥厚，有细胞内水肿及海绵形成，或有小水疱出现。真皮上部水肿及毛细血管扩张，并有密集的淋巴细胞浸润。

## 三、鉴别诊断

（1）寻常型银屑病　好发于四肢伸侧及躯干部，有银白色鳞屑覆盖，有薄膜现象，病程长，易复发。

（2）斑疹型梅毒　斑疹型梅毒疹系二期梅毒皮肤黏膜损害的常见类型。常有不洁性行为史。多数先有下疳发生史，下疳发生 2～3 个月后进入二期梅毒。皮损表现为泛发对称性黄豆大棕红色斑疹、边清，大小形态不一致，散在而不融合，掌、跖常受累。自觉无痒、痛感，皮疹于数天至数周消退。梅毒血清学试验阳性。

（3）梅毒斑疹 损害大小一致，很快变为淡棕色，无鳞屑或少许鳞屑，有全身淋巴结肿大，梅毒血清反应阳性。

## 四、治疗

### 1. 治疗原则

一般处理以止痒为主，可用抗病毒药物、中成药，必要时可加用糖皮质激素治疗。

### 2. 全身治疗

**处方一** 红霉素　250mg po qd

**处方二** 抗病毒口服液　10ml po tid

**处方三** 泼尼松　10mg po bid

**处方四** 西替利嗪　10mg po qd

**处方五** 复方甘草酸苷　20mg po tid

【说明】 有上呼吸道感染、扁桃体肿大时可选用红霉素或抗病毒口服液，红霉素疗程为 2 周，必要时（进行期，皮疹广泛严重），也可以口服小剂量泼尼松，1 周后减为每天 10mg，再服 1 周后停药。

### 3. 局部治疗

**处方一** 曲安奈德霜　外用 bid

**处方二** 炉甘石洗剂　外用 bid

### 4. 物理疗法

常用的有 UVB、UVA、窄谱 UVB（波长 310～312mm）。

### 5. 中医药治疗

中医强调辨证论治，多以凉血祛风、养血祛风为法。

（1）消风散加减

**处方** 当归 9g，生地黄 9g，防风 9g，蝉蜕 9g，知母 9g，苦参 9g，胡麻仁 9g，荆芥 9g，苍术 9g，牛蒡子 9g，石膏 30g，甘草 3g，木通 3g。水煎服，每日 1 剂。

【说明】 适用于风热血热证，以疏风清热为主。

（2）当归饮子加减

**处方** 当归 9g，白芍 9g，川芎 9g，生地黄 30g，白蒺藜 9g，防风 12g，荆芥 12g，何首乌 15g，黄芪 15g，炙甘草 3g。水煎服，每日 1 剂。

【说明】 适用于血虚风燥证，以养血祛风为主。

## 五、预防与调护

避免风邪或风热之邪外袭，忌食辛辣、刺激食物。

# 第3节　多形红斑

多形红斑（erythema multiforme）又称多形性渗出性红斑，是一种病因复杂的急性炎症性皮肤病，本病有自限性，但易复发。病因较复杂。皮疹具有多形性，虹膜样红斑是其特征性损害，严重者出现全身症状。其好发于春秋季，易复发。中医称此为"雁疮"、"猫眼疮"。

## 一、临床诊断要点

① 多发于儿童及青年女性，常发生于春秋季节。

② 好发于面、颈部及四肢远端，口腔、眼等黏膜也可被累及。少数累及全身皮肤。

③ 皮损特点为多形性皮疹，可出现红斑、丘疹、水疱、大疱、紫癜、风团等不同皮疹。以斑丘疹和红斑最为常见。典型损害为色泽内紫外红，中央出现水疱，形似靶状，也称虹膜样损害。严重者皮损广泛地分布于身体各处，可见水肿性红斑、水疱、大疱、血疱和瘀斑，黏膜损害重，口腔、鼻、眼、尿道、肛门和呼吸道黏膜广泛累及，发生大片糜烂和坏死。

④ 自觉有不同程度的瘙痒，重症患者全身症状重，可有高热、头痛、乏力、恶心、呕吐等，甚至昏迷抽搐及休克，可伴发心肌炎、心包炎、脑水肿及肝肾损害而死亡。

⑤ 分型：按发病原因是否明确，可分为特发性或症状性。根据皮疹和病情表现可分为斑疹丘疹型、水疱大疱型和重症型。

## 二、辅助检查

① 外周血白细胞计数增多、贫血、血沉增快。累及肾脏可出

现蛋白尿、血尿、尿素氮增高。

② 早期病理改变为真皮上层水肿，血管扩张充血，管壁肿胀，可有纤维蛋白样变性，周围有淋巴细胞、嗜酸粒细胞和中性粒细胞浸润，水疱位于表皮与真皮交界处，或在基底细胞层中，疱顶表皮较完整，严重者基底细胞液化变性，表皮角质细胞完全坏死。

## 三、鉴别诊断

（1）冻疮　好发于手背、足跟、耳郭等暴露部位，多呈对称性。患处皮肤苍白、发红、水肿，或有硬结、斑块，暖热时自觉灼热、痒痛。

（2）疱疹样皮炎　初起为点状红斑或小丘疹，迅速变为粟粒、豌豆或更大的水疱，疱壁较厚、紧张、不易破，自觉剧烈瘙痒。

## 四、治疗

### 1. 治疗原则

针对病因治疗，包括停用可能的致敏性药物。严重者注意纠正全身情况的改变。根据皮疹类型选用不同剂型的外用药物。可选用糖皮质激素，有感染者选用抗生素软膏。全身用药可采用抗组胺药物、抗生素，严重者使用较大剂量的糖皮质激素、细胞毒免疫抑制药等。

### 2. 全身治疗

（1）抗组胺

**处方一**　苯海拉明　25mg po bid

**处方二**　氯苯那敏　4mg po bid

**处方三**　赛庚啶　2mg po bid

**处方四**　酮替芬　1mg po bid

**处方五**　氯雷他定　10mg po qd

**处方六**　西替利嗪　10mg po qd

【说明】　瘙痒明显者可选用以上药物治疗。

（2）抗病毒

**处方一**　阿昔洛韦　0.2mg po q4h

**处方二**　伐昔洛韦　300mg po bid

【说明】 经常复发者可能与单纯疱疹病毒感染有关，可试用抗病毒药物。

（3）沙利度胺 25~50mg po bid

【说明】 可减少复发性多形红斑的发作持续时间，一般服用10d左右，减量后长期使用 25~50mg/d，维持不复发。

（4）重型

**处方一** 雷公藤总苷片 20mg po tid

**处方二** 泼尼松 0.5~1mg/kg po qd

**处方三** 甲泼尼龙注射液 40~80mg

5% 葡萄糖注射液 500~1000ml ｝iv drip qd

**处方四** 秋水仙碱 0.5~21mg po bid

【说明】 皮损广泛、严重者用泼尼松，每早 8 时顿服，连用数周至数月。秋水仙碱起效后改为维持量 1mg/d，连用数月以上。

## 3. 局部治疗

**处方一** 曲安奈德霜 外用 bid

**处方二** 莫匹罗星乳膏 外用 bid

**处方三** 2%~3% 硼酸液 湿敷 tid

**处方四** 利多卡因凝胶 外用 bid

【说明】 皮损感染、糜烂者用莫匹罗星乳膏；糜烂面渗出明显者用 2%~3% 硼酸液，湿敷后用 1% 依沙吖啶氧化锌油膏外用。黏膜部皮疹对症处理可外用麻醉药，如利多卡因凝胶。

## 4. 中医药治疗

中医强调辨证论治，多以祛风、除湿、解毒为法。

（1）桂枝汤加减

**处方** 桂枝 9g，白芍 9g，防风 9g，羌活 9g，升麻 9g，当归9g，红花 9g，白芷 6g，甘草 6g。水煎服，每日 1 剂。

【说明】 适用于风寒证，以疏风散寒为主。

（2）导赤散合升麻消毒饮加减

**处方** 生地黄 12g，木通 6g，生甘草 6g，升麻 9g，牛蒡子9g，栀子 9g，羌活 9g，当归尾 9g，赤芍 9g，金银花 9g，连翘9g。水煎服，每日 1 剂。

【说明】 适用于风湿热证，以疏风清热为主。

（3）普济消毒饮加减

**处方** 黄芩 15g，黄连 6g，陈皮 6g，甘草 6g，玄参 6g，柴胡 6g，桔梗 6g，僵蚕 9g，升麻 6g，连翘 9g，板蓝根 15g，马勃 9g，牛蒡子 9g，薄荷 9g。水煎服，每日 1 剂。

【说明】 适用于火毒证，以清热解毒为主。

## 五、预防与调护

忌食辛辣、刺激等食物。风寒证者应注意保暖。重证患者严密观察患者全身变化情况，注意局部皮肤的护理。

# 第4节 环状红斑

环形红斑（erythema annulare）是指皮肤上出现环状红斑损害的总称。不是一个独立的疾病，而是各种不同原因引起的真皮的炎症反应性血管扩张、充血和细胞浸润在皮肤上的一种表现。

## 一、临床诊断要点

### 1. 单纯性回状红斑

（1）可能诱因 上呼吸道感染，月经来潮。

（2）临床特点 多发于青年女性。鲜红或淡红色环形红斑，边缘狭窄；数目多发；好发于躯干、四肢；不痒；皮疹历时 2c 左右可消退，不留痕迹，但可此起彼伏。

### 2. 离心性环状红斑

（1）可能诱因 细菌、病毒、真菌感染，变质食物，内脏肿瘤等诱发的反应性表现。

（2）临床特点 多见于中青年；皮损呈环形或融合，成多环形水肿性红斑；因新旧损害重叠可呈靶样，边缘隆起如堤状，其内缘附少量鳞屑；其上偶见水疱；好发于臀、股及小腿；微痒；病程慢性复发性，皮疹退后可留色素沉着。

### 3. 风湿性边缘性红斑

（1）可能诱因 风湿病。

（2）临床特点 多见于儿童。皮损有两种。①扁平型，环形水肿性红斑；②隆起型，呈环状，边缘高起。皮疹变化无常，此起彼伏；好发于躯干腹部，也可波及四肢；无明显不适感。风湿性关节炎、心肌炎等。退后可留色素沉着。

### 4. 匍形性回状红斑

（1）可能诱因　对肿瘤组织的一种反应性表现。

（2）临床特点　多见于中年女性；皮损呈环状或多环状红斑，边缘隆起，缓慢地离心性向外扩张，可形成木纹状，退后留少量鳞屑及色素沉着；好发于躯干及四肢近端；皮疹发展与肿瘤变化相关。

### 5. 慢性迁移性红斑

（1）可能诱因　蜱虫叮咬。

（2）临床特点　多见于儿童、青少年；皮损表现为红色浸润性斑片，边缘有宽1～2cm的隆起，质硬，并不断向外扩展；常单发；好发于小腿或其他暴露部位；常伴灼热或疼痛感；皮疹于数周或数月内消失。常伴有莱姆病的其他表现。

## 二、鉴别诊断

（1）持久性红斑　持久性红斑病因不明。皮损表现为浸润性红斑，但不呈环状，亦无匍行性。好发于暴露部位。组织病理学类似于环状红斑。

（2）持久性色素异常性红斑　持久性色素异常性红斑又名灰色皮病，原因不明。皮损为多发性大小不一、稍微隆起的坚实红斑，活动性红色边缘逐渐向外扩张，而中心区则留下灰蓝色色素沉着。好发于躯干和上肢。自觉无明显不适感，病程呈慢性进行性。

## 三、治疗

### 1. 治疗原则

明确病因，采取相应治疗措施。急性发作时，应卧床休息，避免剧烈运动。

**处方一**　西替利嗪片　10mg po qd

**处方二**　雷公藤总苷片　20mg po tid

**处方三**　泼尼松片　10mg po tid

**处方四**　羟氯喹　0.2g po bid

【说明】 寻找并尽可能去除可疑病因，积极治疗原发病，如控制真菌感染，治疗细菌引起的感染病灶和切除肿瘤等。一般给予抗组胺药如西替利嗪、氯雷他定、咪唑斯汀等止痒。对皮损广泛、治疗原则无效的离心性环状红斑，可短期应用雷公藤总苷、皮质激素等控制症状，亦可用氨苯砜、羟氯喹等。

**处方五** 青霉素注射液 100万U im qd

**处方六** 多西环素 0.1g po bid

【说明】 慢性迁延性红斑可注射青霉素，成人100万U，im，qd×10d。小儿剂量按5万～20万U/(kg·d)，分2～4次给予。成人也可服用四环素类药物，如多西环素或红霉素治疗。

**处方七** 阿司匹林 0.3g po tid

【说明】 风湿性边缘性红斑用非甾体抗炎药阿司匹林，也可注射青霉素治疗。

## 2. 局部治疗

外用糖皮质激素或他克莫司软膏。

## 3. 中医药治疗

中医强调辨证论治，多以疏风清热、凉血解毒为主。

（1）四物消风散加减

**处方** 牛蒡子10g，连翘10g，黄芩15g，赤芍10g，紫草10g，牡丹皮12g，薄荷10g，荆芥10g，防风10g，蝉蜕10g，生地黄20g。水煎服，每日1剂。

【说明】 适用于风热证，以疏风清热为主。

（2）凉血五根汤加减

**处方** 紫草10g，板蓝根10g，茜草10g，鸡血藤12g，海风藤12g，忍冬藤12g，马鞭草12g，红花6g，凌霄花6g，生地黄6g，牡丹皮6g，丝瓜络6g，槐花6g，生薏苡仁30g，赤小豆30g，藿香30g。水煎服，每日1剂。

【说明】 适用于暑湿证，以清热利湿、凉血解毒为主。

# 四、预防调护

尽可能寻找发病原因，治疗原发病灶。

# 第5节  单纯糠疹

单纯糠疹（pityriasis simplex）为主要发生于儿童颜面的表浅性干燥鳞屑性浅色斑。本病病因不明，日晒、维生素缺乏、肥皂浸洗及感染因素（细菌、真菌或病毒等）是可能的诱发因素。

## 一、临床诊断要点

① 好发于儿童及少年，多见于春季发病。

② 皮损好发于颜面，尤其是双颊及额部，亦可见于颈部、躯干及四肢。

③ 典型损害为淡白色或淡红色圆形或椭圆形斑片，边界清楚，直径 1cm 至数厘米，上覆少量干燥糠状鳞屑，基底炎症轻微或缺乏。好发部位是颜面，亦可见于颈部及上臂。

④ 病程较长，多自然消退，自觉微痒或无自觉症状。

## 二、鉴别诊断

（1）白癜风  为瓷白色斑疹，境界清楚，周边往往色素加深，表面光滑，无鳞屑，无固定好发部位。

（2）花斑癣  初为毛孔周围褐色小斑疹，渐扩大并变成淡黄色及灰白色斑疹。好发于胸、背、腋窝及颈部，常于夏季加重或复发。真菌检查阳性。

## 三、治疗

### 1. 治疗原则

局部以润肤为主，本病有自限性，治疗目的是缩短病程，对症处理。

### 2. 全身治疗

复合维生素 B  2 片 po tid

### 3. 局部治疗

处方一  3%～5%硫黄膏  外用  qd

处方二  2%水杨酸软膏  外用 qd

处方三  丁酸氢化可的松乳膏  外用 qd

【说明】 3%～5%硫黄膏、2%水杨酸为缓和的润滑制剂，均能消毒杀菌，兼有角质促成的作用。

#### 4. 中医药治疗

中医强调辨证论治，以疏风清热、益气健脾、杀虫为主。

（1）疏风清热饮加减

**处方** 荆芥、防风、苦参、皂角刺各9g，蝉蜕、甘草各6g，生地黄15g，金银花、菊花、黄芩各12g。水煎服，每日1剂，分2次服。

**【说明】** 适用于风热外袭证，以疏风清热为主。

（2）香砂六君子汤加减

**处方** 党参10g，白术10g，茯苓10g，槟榔10g，使君子10g，半夏10g，炙甘草3g，陈皮3g，木香3g，砂仁3g，水煎服，每日1剂，分2次服。

**【说明】** 适用于虫积伤脾证，以益气健脾、杀虫为主。

（3）外治法 青黛、黄柏各20g，煅石膏200g，共研细末，麻油调匀外搽。

### 四、预防调护

① 注意保持面部清洁，勿用碱性过强的肥皂，避免暴晒。皮肤干燥者要适当涂滋润性的护肤霜。

② 避免过度暴晒，外出注意防晒。

③ 多食水果蔬菜，补充维生素，加强营养。

# 第6节 红皮病

红皮病（erythroderma）又称剥脱性皮炎，是一种严重的全身皮肤发生弥漫性潮红、水肿、浸润伴大量脱屑的炎症性皮肤病。

## 一、临床诊断要点

根据发病情况及临床经过，本病可分为急性及慢性两型。

### 1. 急性型红皮病

① 皮损发生于全身皮肤，以腋窝、肘窝、腘窝等皱褶处为著。

② 初为猩红热样或麻疹样皮疹，很快发展为全身皮肤弥漫性潮红、肿胀、糜烂、渗液，皮损于数日后逐渐由潮红变为暗红，

水肿减轻，出现大量片状或糠秕状脱屑，手足可呈套式剥脱。黏膜损害明显，发生口腔糜烂或溃疡，可引起唇炎、角膜炎、眼结膜炎等，外阴及肛门部常糜烂。

③ 病程 1～2 个月，可有全身症状。

**2. 慢性红皮病**

① 可发于全身皮肤，躯干较四肢明显，肢体屈侧较伸侧明显。

② 全身皮肤弥漫性潮红呈暗红色，浸润较重，肿胀、渗液及剥脱较轻，黏膜损害较轻或缺如。瘙痒剧烈，常见抓痕、结痂。头发稀疏、脱落，指（趾）甲可增厚变形或脱落。

③ 病程慢性，可迁延数月至数年，全身症状轻。

④ 机体各系统、各脏器可受损，如淋巴结肿大、肝脾肿大、心血管病变、水电解质紊乱及蛋白质代谢障碍等。

## 二、辅助检查

组织病理：一般为非特异性炎症表现。其表皮角化不全或伴有角化过度，颗粒层变薄或消失，棘层肥厚，细胞内和细胞间水肿，海绵状变性。真皮浅层水肿，血管扩张，有多种炎症细胞浸润。继发于其他疾病的红皮病可保留原有疾病的组织病理特征。

## 三、鉴别诊断

（1）中毒性表皮坏死松解症型药疹　虽有高热、广泛大片红斑及大疱性皮损，但主要皮损为红斑基底上的大水疱，疱壁松弛，尼氏征阳性。

（2）落叶性天疱疮　正常皮肤上出现大疱，尼氏征阳性，通常不伴有黏膜损害。依据组织病理可鉴别。

## 四、治疗

**1. 治疗原则**

对一般情况较差的患者，支持治疗非常重要，可给予高蛋白饮食，补充多种维生素，维持水、电解质平衡。尽量寻找病因，针对不同病因进行适当治疗。由过敏性疾病、药物过敏引起者，积极抗过敏治疗，给予抗组胺药效果不理想可系统使用糖皮质激素。银屑病性红皮病参照银屑病章节治疗。继发于其他皮肤病者，治疗原发病。有感染时应查明原因（细菌、真菌、病毒）积极有力地选用抗生素或相关药物，尽快控制感染。局部治疗治疗原则是止痒、保护皮肤防止感染。

### 2. 全身治疗

**处方一** 泼尼松片 40～60mg/d

**处方二** 甲泼尼龙冲击 1.0g/d，连续用 3～5d

【说明】 系统使用糖皮质激素是治疗红皮病的常用有效疗法。可口服或静滴。病情严重、迅猛者可采用甲泼尼龙冲击治疗，可缓解症状、缩短病程，待症状控制后渐减量至维持量。

**处方三** 甲氨蝶呤 2.5～5mg 每 12h 1 次，连服 3 次，每周同样方法给药。

【说明】 配合糖皮质激素治疗，以减少激素用量且有益于原发病的治疗。

### 3. 局部治疗

治疗原则是止痒、保护皮肤防止感染。

① 糜烂渗出明显者，用 3%硼酸湿敷。

② 干燥部位可用粉剂、洗剂、乳剂及软膏，如炉甘石洗剂、氧化锌油及各种皮质类固醇软膏等。

③ 眼、口腔及外阴损害应给予相应护理。

### 4. 中医药治疗

中医强调辨证论治，以清热凉血、益气养阴为主。

（1）犀角地黄汤加减

**处方** 鲜生地黄 30g，赤芍 9g，牡丹皮 9g，紫草 12g，金银花 12g，黄芩 9g，板蓝根 30g，蒲公英各 30g，土茯苓 30g，生甘草 12g，水牛角 10g。水煎服，每日 1 剂。

【说明】 适用于火毒炽盛证，以清热凉血解毒为主。

（2）参苓白术散合增液汤加减

**处方** 黄芪 9g，党参 9g，白术 9g，茯苓 12g，怀山药 15g，生地黄 18g，玄参 9g，天冬 9g，麦冬 9g，天花粉 12g，生甘草 3g。水煎服，每日 1 剂。

【说明】 适用于气阴两虚证，以益气养阴为主。

## 五、预防调护

① 避免滥用药物，对急性期的其他皮肤病患者勿用刺激性强

的药物。

②宜食高蛋白食物，多吃水果蔬菜，忌饮酒及辛辣刺激性食物。

③对药物过敏所致的红皮病，治疗过程中选择用药应特别慎重，避免出现交叉过敏反应。

④注意皮肤的清洁及保持良好的环境，如空气流通、定期空间消毒、被褥的清洁等，尤须做好口腔、眼、外阴的护理及防止褥疮发生。

# 第7节　扁平苔藓

扁平苔藓（lichen planus）又称扁平红苔藓，是一种慢性或亚急性皮肤与黏膜的疾病，其典型皮损为紫红色多角形扁平丘疹，常有口腔黏膜的损害。

## 一、临床诊断要点

（1）多发于青壮年男女。病程慢性，可持续数月至数十年。

（2）好发于四肢，尤多见于腕屈侧、踝关节周围及股内侧，头皮受损可致永久性脱发。

（3）皮损特点　损害为直径 2～4mm 或更大的多角形紫红色扁平丘疹，散在或密集分布或互相融合成大小不等、形态不一的斑块，境界清楚，表面有一层光滑发亮的蜡样薄膜。损害可发生同形反应。皮疹中央微凹，用放大镜观察表面可见灰白色有光泽的小斑点及浅而细的网状条纹，称 Wickham 纹。约半数患者发生黏膜损害，多见于口腔的颊黏膜、舌黏膜、生殖器及外阴部，损害为树枝状或网状白色细纹，可形成糜烂及溃疡。

（4）临床分多种亚型。

①急性泛发性扁平苔藓：初起多在前臂内侧有红色扁平丘疹，发展迅速，数日内可遍及全身。丘疹可融合成片，炎症和水肿明显，可有水疱发生，奇痒。

②慢性局限性扁平苔藓：此型最为多见，通常都可见到典型扁平丘疹，密集分布，范围局限，慢性病程，经月或数年后症状消退，或转为肥厚性扁平苔藓。

③ 线状扁平苔藓：皮损聚集，沿某一血管或神经呈线条状排列，多见于一侧肢体。

④ 大疱性扁平苔藓：在扁平丘疹或正常皮面上发生水疱或大疱，尼氏征阳性。

⑤ 萎缩性扁平苔藓：损害为萎缩性斑片，多见于下肢。

⑥ 毛囊性扁平苔藓（扁平毛发苔藓）：损害呈毛囊性圆顶或尖顶丘疹，中央可有棘状角栓。其主要发生于头皮、上肢和躯干，消退后留有瘢痕和永久性脱发。

⑦ 掌跖扁平苔藓：损害为黄色角质增厚的斑块或结节，与胼胝相似，少数患者可在跖及趾部发生水疱，以后形成溃疡，伴永久性指（趾）甲脱失。

⑧ 肥大性扁平苔藓：皮损融合形成疣状肥厚性斑块，可见于胫前及踝部。

（5）有不同程度的瘙痒。

## 二、辅助检查

组织病理有诊断价值，表现为：①角化过度。②颗粒层增厚。③棘层不规则肥厚，表皮突呈锯齿状。④基底细胞液化变形。⑤真皮上部可见以淋巴细胞为主的带状浸润。⑥表皮和真皮乳头层可见胶样小体。

## 三、鉴别诊断

（1）皮肤淀粉样变　皮损对称分布于小腿伸侧及肩部，为表面粗糙、无光泽的半球形或扁平丘疹，刚果红试验阳性，无Wickham纹，依据组织病理可鉴别。

（2）银屑病　片状银白色鳞屑，刮除鳞屑后可见薄膜现象及点状出血。

（3）黏膜白斑　易与黏膜扁平苔藓相混，前者略突起，质硬，为灰白色或乳白色边界清楚的斑片，表面有纵横交错的红色细纹，依据组织病理可鉴别。

## 四、治疗

### 1. 治疗原则

消除感染病灶，注意休息，消除精神紧张。限制刺激性饮食，纠正胃肠道功能紊乱。忌用可能激惹本病的药物如链霉素、砷剂及磺胺类药物等。口腔黏膜受累者应避免酗酒、吸烟、假牙等的刺激。口服抗组胺类药物及镇静药对症处理。

## 2. 全身治疗

（1）糖皮质激素

泼尼松片　10mg po bid

【说明】　皮质类固醇激素对于急性泛发、重症、毛发严重受累以及黏膜有继发性溃疡者可用，一般用中小剂量口服。同时加用雷公藤总苷片 20mg 每日 3 次。

（2）维 A 酸类

**处方一**　阿维 A　10mg po bid

**处方二**　维 A 酸　10mg po bid

【说明】　维 A 酸可有抑制表皮角化过度，能使萎缩或角化过度的上皮细胞恢复正常。

（3）抗生素

**处方一**　青霉素　80 万 U im bid　共 10d

**处方二**　甲硝唑　200mg po tid　共 14d

【说明】　有人认为扁平苔藓的发病与细菌感染或病灶有关。在采用抗生素治疗后有的病例有效。

（4）免疫增强药

**处方一**　左旋咪唑　50mg po tid

**处方二**　转移因子　10ml po tid

**处方三**　聚肌胞　2mg im q3d

（5）免疫抑制药

**处方一**　硫唑嘌呤　25～50mg po bid

**处方二**　环磷酰胺　25～50mg po bid

【说明】　对顽固难治的病例可试用免疫抑制药治疗，但剂量宜小。

（6）其他药物

**处方一**　沙利度胺　25mg po bid

**处方二**　羟氯喹　100mg po bid

【说明】　对中重型患者可加用沙利度胺。羟氯喹、沙利度胺对光线性扁平苔藓疗效更佳。

### 3. 局部治疗

**处方一** 双氧水清洁漱口 每天数次

【说明】 用于口腔损害。

**处方二** 氟轻松软膏 外涂 bid

**处方三** 曲安西龙霜 外涂 bid

**处方四** 泼尼松龙 1ml
　　　　普鲁卡因注射液 1ml 局部注射 qw

【说明】 用于皮损局限者。

**处方五** 0.1%维A酸制剂 外用

**处方六** 0.1%他克莫司软膏 外用

【说明】 将涂有克莫司软膏的棉棒或棉片按压于口腔皮损处半小时或以上，过程中不要饮食，每日4次，连续治疗4周，治疗结束后进行2周随访。他克莫司软膏是新一代外用免疫调节药，对炎症性皮肤黏膜疾病显示出良好疗效，对黏膜部位扁平苔藓的有效性已得到多个研究的证实，特别对糜烂、复发和顽固型口腔扁平苔藓疗效更佳，适用于对糖皮质激素无效的难治性病例，生殖器部位扁平苔藓及其他部位糜烂型扁平苔藓对他克莫司软膏的反应也好。

### 4. 物理疗法

光化学疗法、激光、冷冻及同位素治疗等。

### 5. 中医药治疗

中医强调辨证论治，以清热解毒、养血润燥、滋补肝肾为主。

（1）消风散加减

**处方** 荆芥9g，牛蒡子9g，薄荷5g（后下），僵蚕9g，蝉蜕5g，全当归9g，半边莲30g，莪术9g，紫草9g，穿山甲9g。水煎服，每日1剂。

【说明】 适用于风盛证，以疏风清热为主。

（2）地黄饮子加减

**处方** 生地黄18g，全当归9g，生白芍9g，首乌藤12g，炒栀子9g，白蒺藜9g，珍珠母30g，炙僵蚕9g，蓬莪术9g，炮穿山甲9g。水煎服，每日1剂。

【说明】 适用于血虚风燥证，以养血润燥为主。

（3）清喉益气汤加减

**处方** 大生地黄 15g，玄参 9g，天冬、麦冬各 9g，黄芩 6g，牡丹皮 6g，赤芍 6g，当归 9g，桔梗 9g，薄荷 5g，青陈皮各 6g，防风 3g，甘草 1g。水煎服，每日 1 剂。

【说明】 适用于肝郁血滞证，以疏肝解郁为主。

（4）丹栀逍遥散加减

**处方** 牡丹皮 9g，生栀子 9g，生地黄 15g，当归 9g，赤白芍各 6g，炒白术 9g，黄柏 9g，半边莲 30g，茯苓 14g，炮穿山甲 9g，珍珠母 30g。水煎服，每日 1 剂。

【说明】 适用于肝肾不足型，以养血健脾、疏肝清热为主。

## 五、预防调护

① 忌用可能激惹本病的药物。

② 积极治疗感染灶等其他疾病。

③ 口腔黏膜受累者，注意避免辛辣饮食、吸烟、假牙等刺激。

# 第 8 节　光泽苔藓

光泽苔藓（lichen nitidus）是一种慢性原因尚未明确的丘疹性皮肤病，目前认为它可能是扁平苔藓的一个异型。

## 一、临床诊断要点

① 多发于中年男性。

② 好发部位为阴茎、包皮、龟头、阴囊，亦可见于下腹、乳房、腹壁、臀部及膝肘伸侧，一般不发于颜面、掌跖，偶可出现于口腔黏膜。

③ 皮损形态为一致性针尖到针头大小圆顶或平顶的坚实发亮的小丘疹，呈皮肤颜色或淡白色，均为孤立存在，不融合，但往往密集成群，侵犯甲部可见点状凹、纵嵴，甲板可增厚、变脆。抓后有同形反应。

④ 无任何自觉症状。病程不定，有的于数周自行消退，也可持续多年。

## 二、辅助检查

组织病理：颇为特殊，有诊断价值。主要为真皮乳头体内局限性球形浸润灶，其主要内容为组织细胞、淋巴细胞。每个浸润灶只占据 1 个真皮乳头体，病灶两旁的表皮突呈环抱状。虽有结核样结构，但从无真正的结核性结节或干酪样坏死。

## 三、鉴别诊断

(1) 瘰疬性苔藓  丘疹与毛囊疹一致，呈圆锥形，有成群倾向。在组织学上，虽也有球形浸润灶，但无毛细血管扩张，也很少有嗜色素细胞。

(2) 扁平苔藓  丘疹扁平无光泽，在龟头上常融合成环状或网状，皮肤或口腔常同时发现皮损。

## 四、治疗

### 1. 治疗原则

由于本病无自觉症状，病程有自限性，大多数不需治疗。皮损广泛持久者可予以皮质激素软膏外用，也可采用 PUVA 治疗。

### 2. 全身治疗

**处方一**  维生素 E   100mg po bid

**处方二**  维生素 A   2.5 万~5 万 U po tid

### 3. 局部治疗

**处方一**  维胺酯   25mg po bid

**处方二**  异维 A 酸   10mg po bid

**处方三**  曲安西龙尿素乳膏   外涂 bid

## 五、预防调护

① 增强体质，适当补充富含蛋白质及维生素的饮食。

② 注意局部清洁卫生。

# 第 9 节   念珠状红苔藓

念珠状红苔藓（lichen ruber moniliformis）又称苔藓样念珠状病、尖锐红苔藓。念珠状红苔藓是一种泛发性慢性炎症性丘疹性皮肤病，皮损沿长轴排列，呈念珠状。

## 一、临床诊断要点

① 本病罕见，通常见于中年人，男女均可受累。

② 好发于单侧肢体，亦可分布于两侧，甚至可播散全身。

③ 皮损泛发，为红色或蜡黄色，圆顶坚实丘疹，直径 1～3mm，排列呈线状或念珠状。丘疹偶可见出现于口腔黏膜。可伴有瘙痒，但比扁平苔藓轻。

④ 伴有轻度瘙痒或中度瘙痒。

## 二、辅助检查

组织病理：真皮上部有血管炎，血管壁及结缔组织有破坏性改变，呈急性渗出性炎症性反应（不一定呈带状），继以纤维变性反应。

## 三、鉴别诊断

扁平苔藓：丘疹扁平无光泽，在龟头上常融合成环状或网状，皮肤或口腔常同时发现皮损。

## 四、治疗

### 1. 治疗原则

局部可外用焦油类软膏或皮质类固醇乳剂治疗。

### 2. 全身治疗

给予抗组胺类药物对症处理。

### 3. 局部治疗

外用皮质类固醇软膏或霜剂。病变范围小者可用泼尼松龙或曲安奈德做皮下局部封闭治疗。

### 4. 其他

液氮冷冻治疗、同位素$^{90}$锶或$^{32}$磷敷贴亦有效。

## 五、预防调护

清淡饮食。避免搔抓，预防感染。

# 第 10 节　硬化萎缩性苔藓

硬化萎缩性苔藓（lichen sclerosus et atrophicus）又称硬化性苔

藓、点滴状硬斑病，是一种慢性、原因尚未明确的萎缩性皮肤病。

## 一、临床诊断要点

① 女性多见，常见于绝经期前后。平均发病年龄 50 岁左右。

② 女性好发于肛门生殖器部位。也可分布于颈侧、锁骨窝、胸、背上部、腹部（特别在脐周、腋窝）及手腕屈侧，但口腔很少侵犯。

③ 皮损形态为象牙白色丘疹、黄色或珍珠母状，有时丘疹表面有小角质栓塞性黑点、剥后呈凹陷，可融合成各种大小与形状的斑块、皮损周围呈紫色、境界清楚、光滑。到晚期呈现羊皮纸样萎缩，个别损害为淡黄色斑块，类似局限性硬斑病。

④ 女阴肛门损害：主要发生于小阴唇、大阴唇、阴蒂及会阴部。表现为表浅的皱缩，其上毛细血管扩张，尤其在肛门周呈象牙白色萎缩性丘疹，由于摩擦和潮湿，损害可破溃、浸渍和糜烂，有时出现水疱，晚期出现萎缩性白斑，有剧痒或疱疹，阴道口狭窄，部分可发生癌变。

⑤ 闭塞性干燥性龟头炎：系指发生在男性外阴部，表现包皮变硬，龟头上有境界清楚的角化性丘疹、呈白色或羊皮纸样及毛细血管扩张。亦可发生糜烂，皮损可扩展至冠状沟、包皮系带、龟头和尿道口，尿道口狭窄，包皮硬化形成包茎。

## 二、辅助检查

组织病理示角化过度、毛囊汗腺口有角栓、表皮萎缩、基底细胞液变性、表皮下真皮上 1/3 处水肿、胶原纤维肿胀、均质化。

## 三、鉴别诊断

(1) 女阴白斑　女阴白斑病因不明，可能与慢性炎症刺激、雌激素水平低下等有关。多见于中老年女性，特别是绝经期妇女。常局限于大阴唇内侧，小阴唇、阴蒂、尿道口等黏膜部位。表现为灰白或乳白色肥厚性斑片，表面粗糙，后期明显弹性减退，干燥，甚至开裂或形成溃疡。自觉瘙痒或疼痛。组织病理示表皮棘层乳头状增殖，显不典型增生（间变），真皮上部炎症细胞浸润。病程慢性，偶有癌变。

(2) 女阴干枯症　女阴干枯症病因不明，有谓与卵巢功能衰退有关，有谓即属发生于女阴部的硬萎。主要发生在老年妇女。女阴部初起表现为轻度红肿伴瘙痒或灼热感，尔后患处逐渐干燥，大阴唇变平，阴道口变窄。

## 四、治疗

### 1. 治疗原则

目前尚无特效治疗，一般对症治疗，避免各种刺激。

### 2. 全身治疗

**处方一** 马来酸氯苯那敏（扑尔敏） 4mg po qn

**处方二** 赛庚啶 2mg po qn

**处方三** 酮替芬 2mg po qn

【说明】瘙痒剧烈者，睡前可口服传统的抗组胺药如马来酸氯苯那敏、赛庚啶、酮替芬等，以减轻夜间瘙痒。传统的抗组胺药有中枢抑制作用，可有思睡、头昏、乏力、口干等不良反应。用药期间不宜驾驶车辆、管理机器及高空操作等。青光眼、前列腺增生症、甲状腺功能亢进症、胃溃疡等患者、哺乳期妇女及年老体衰者慎用。

**处方四** 阿维A 10mg po tid

**处方五** 异维A 10mg po bid

【说明】严重者可试用维A酸类药物。

### 3. 局部治疗

**处方一** 丁酸氢化可的松乳膏 10g 外用

【说明】早期局部外用皮质激素可控制病情发展，避免严重的并发症，并可起局部止痒作用。外涂皮质激素不宜久用，亦不宜使用强效的外用激素制剂，以免引起皮肤萎缩加剧。

**处方二** 0.1%他克莫司软膏 外用 bid～qid

【说明】他克莫司连续治疗4周，治疗结束后进行2周随访。他克莫司软膏是新一代外用免疫调节药，外用制剂为0.03%和0.1%软膏，被用来治疗多种皮肤病如特应性皮炎、银屑病、斑秃、坏疽性脓皮病等，对炎症性皮肤黏膜疾病显示出良好疗效。与外用糖皮质激素相比，局部应用不影响胶原蛋白合成，不会引起皮肤萎缩。外用后系统吸收少，故引起全身性不良反应可能性很小。

**4. 其他**

闭塞性干燥性龟头炎、尿道炎、尿道口狭窄可行相应的外科手术。外生殖器皮损患者应定期（每 6~12 个月）随访，以便早期发现癌变。手术切除、冷冻、脉冲染料激光、$CO_2$ 激光等可用于治疗后遗症及恶变。Hillemanns 等用光动力疗法治疗了 12 例患者，其中 10 例有很好的疗效。

# 五、预防调护

① 保持精神愉快。

② 穿棉质衣裤，勤换洗。衣着要宽松，避免过紧衣物对患部的刺激。

③ 避免搔抓，忌用碱性较强的肥皂与过热的水清洗患处。

# 第8章 皮肤血管炎

## 第1节 变应性皮肤血管炎

变应性皮肤血管炎 (allergic cutaneous vasculitis) 是一种主要累及真皮浅层毛细血管和小血管的炎症性皮肤病。临床上常有明显的皮肤损害，可伴有发热、乏力及关节痛。有的也伴有内脏损害，特别是肾和肺。皮疹呈多形性损害，好发于青年。

### 一、临床诊断要点

① 皮疹好发于下肢及踝部，但亦可发生于全身各部位。常呈对称性分布。

② 皮疹呈多样性，包括红斑、丘疹、风团、紫癜、血疱、浅表小结节、坏死和溃疡等损害，但其特征性表现是紫癜性斑丘疹。

③ 可侵及黏膜，发生鼻衄、咯血、便血。除皮肤黏膜症状外，2/3 的病例可有关节痛、发热及关节肿胀。1/3 的病例有肾脏受损。

④ 自觉痒或烧灼感，少数有疼痛感，较大的丘疹、结节或溃疡病变常有疼痛。

### 二、辅助检查

① 少数患者白细胞总数、嗜酸粒细胞增高，重者贫血，血沉加快，血小板减少、高球蛋白血症、血清总补体下降，类风湿因子阳性等。

② 有些病例 X 线检查有肺部弥漫性或结节样浸润性损害。

③ 组织病理显示皮下组织上部非特异性脂肪组织炎及真皮炎症反应。直接免疫荧光检查显示血管壁及其周围有免疫球蛋白及补体沉积。

### 三、鉴别诊断

（1）过敏性紫癜　皮损形态较单一，主要是紫癜或风团样皮

207

疹，可伴有关节痛、胃肠症状和血尿、蛋白尿。

（2）丘疹坏死性皮肤结核　多见于青年，皮损疏散分布于四肢伸面，有群集倾向，尤以关节部位为多。基本损害为坚实结节，黄豆大小或更大，突出皮面，青红色或紫色、中央有坏死，愈后留有萎缩性色素沉着性瘢痕。

## 四、治疗

### 1. 治疗原则

寻找病因，注意可疑的致敏药物和感染病灶。对慢性感染病灶尤应仔细检查，有明显感染者，应给予有效抗生素。注意卧床休息，抬高患肢以降低静脉压对病变的影响。补充多种维生素，对症治疗等。

### 2. 全身治疗

**处方一**　泼尼松　0.5mg/kg po qd（8am）

**处方二**　雷公藤总苷片　20mg po bid

【说明】糖皮质激素能抑制抗体的产生，减少免疫复合物的形成，小剂量激素即能较好地控制发热及关节痛，控制皮疹发展，在病情稳定后可逐渐减至维持量。病情较重时可采用中、大剂量皮质类固醇或加用环磷酰胺。也可使用其他具有免疫抑制作用的药物，如秋水仙碱、雷公藤等。

**处方三**　吲哚美辛　25~50mg po qd

【说明】吲哚美辛（消炎痛）是有效的前列腺素合成抑制药，具有明显的消炎、镇痛作用。

**处方四**　西替利嗪　10mg po qd

**处方五**　氯雷他定　10mg po qd

**处方六**　维生素 C　200mg po tid

**处方七**　复方芦丁　2 片 po tid

**处方八**　氨苯砜　50mg po qd

**处方九**　硫酸羟氯喹　100mg po bid

【说明】对关节炎肿痛者疗效好

**处方十**　双嘧达莫　25mg po tid

**处方十一**　阿司匹林　0.3g po tid

【说明】 双嘧达莫和阿司匹林可抑制血小板凝集，减少血栓的形成。

### 3. 中医药治疗

中医强调辨证论治，多以清热、利湿、散寒为法。

（1）犀角地黄汤加减

**处方** 水牛角 30g，生地黄 30g，芍药 12g，牡丹皮 9g，丹参 30g。水煎服，每日 1 剂。

【说明】 适用于血热内盛证，以清热凉血解毒为主。

（2）四妙散加减

**处方** 黄柏 12g，苍术 12g，川牛膝 15g，薏苡仁 30g，忍冬藤 30g。水煎服，每日 1 剂。

【说明】 适用于湿热阻络证，以清热利湿解毒为主。

（3）阳和汤加减

**处方** 熟地黄 30g，肉桂 3g，麻黄 2g，鹿角胶 9g，芥子 6g，姜炭 2g，生甘草 3g。水煎服，每日 1 剂。

【说明】 适用于寒阻络脉证，以温经散寒通络为主。

## 五、预防与调护

① 忌食辛辣、海鲜等食物。

② 急性期抬高患肢，卧床休息。

# 第 2 节　过敏性紫癜

过敏性紫癜（anaplylactoid purpura）是侵犯皮肤或其他器官的毛细血管及细小动脉的一种过敏性血管炎。其特征为非血小板减少性紫癜，皮肤和黏膜均可出现瘀点，可伴关节痛、腹痛和肾脏的改变。

## 一、临床诊断要点

（1）好发于儿童和青少年。男性多于女性。

（2）皮损好发于下肢以伸侧为主，重者可波及上肢、躯干，呈对称性。发病前常有上呼吸道感染、低热、全身不适等前驱症状。

（3）皮肤损害为散在分布的针头至指甲大小的瘀点或瘀斑。

可稍隆起呈斑丘疹状出血性紫癜，部分由融合倾向，压之不退色。病程2～3周，颜色由暗红变为黄褐色而消退。毛细血管脆性试验阳性。

（4）临床分型

① 单纯型紫癜：仅有皮损，无内脏损害。

② 关节型紫癜：伴有关节疼痛、肿胀，少数有关节积液。一般在数周内消退而不留变形，但易复发。

③ 腹型紫癜：伴有脐周和下腹部出现绞痛、恶心、呕吐、便血，甚至出现肠套叠或肠穿孔。

④ 肾型紫癜：肾脏受损出现蛋白尿、血尿、管型尿，重者可反复发作成慢性肾炎。

## 二、辅助检查

① 中性粒细胞增高，血沉增快，血小板、出凝血时间正常。

② 肾受累可见蛋白尿和血尿。

③ 胃肠道受累，粪潜血阳性。

④ 组织病理示白细胞碎裂性血管炎。

## 三、鉴别诊断

（1）血小板减少性紫癜　紫癜皮损不高出皮面，分布不对称。血小板减少，出凝血时间延长。

（2）类固醇性紫癜　见于大量、长期使用皮质类固醇类药物的患者。皮损常出现在暴露部位，还可见向心性肥胖、多毛、皮肤紫纹等其他类固醇激素副作用。

## 四、治疗

### 1. 治疗原则

去除可能致病因素，如有上呼吸道感染者应用抗生素。单纯型可用复方芦丁、钙剂、维生素C、抗组胺药物。糖皮质激素可抑制发热及关节炎，但并不能阻止肾脏受损。对顽固的慢性肾炎可用免疫抑制药治疗。

### 2. 全身治疗

（1）病情较轻、单纯型　可合用抗组胺药、钙剂、维生素C等。

**处方一**　西替利嗪　10mg po qd

**处方二**　氯雷他定　10mg po qd

**处方三**　维生素C　200mg po tid

**处方四**　复方芦丁　2片 po tid

【说明】　维生素C有降低毛细血管壁的通透性和脆性、减少渗出、改善出血的作用。

（2）病情较重、伴有全身症的肾型、腹型

**处方一**　雷公藤总苷片　20mg po bid

**处方二**　泼尼松　0.5～1mg/(kg·d) po qd (8am)

【说明】　糖皮质激素具有抗过敏及降低毛细血管壁的通透性作用，可迅速减轻关节疼痛或胃肠道症状。

（3）顽固性肾型紫癜

**处方一**　硫唑嘌呤　1～3mg/(kg·d) po bid

**处方二**　环磷酰胺　1～2mg/(kg·d) po bid

## 3. 中医药治疗

中医强调辨证论治，多以凉血、健脾为法。

（1）犀角地黄汤加减

**处方**　水牛角30g，生地黄30g，赤芍12g，牡丹皮9g，紫草10g，连翘12g，大青叶10g，荆芥9g。水煎服，每日1剂。

【说明】　适用于血热证，以清热凉血、化瘀消斑为主。

（2）银翘散加减

**处方**　连翘9g，金银花9g，苦桔梗6g，薄荷6g，竹叶6g，生甘草5g，荆芥穗5g，淡豆豉5g，牛蒡子9g。水煎服，每日1剂。

【说明】　适用于风热伤营证，以疏风清热凉血止血为主。

（3）知柏地黄丸合大补阴丸加减

**处方**　知母15g，熟地黄15g，黄柏10g，山茱萸10g，牡丹皮10g，山药15g，茯苓10g，泽泻10g。水煎服，每日1剂。

【说明】　适用于阴虚火旺证，以滋阴清热、凉血化斑为主。

（4）归脾汤加减

**处方**　党参20g，木香6g，远志6g，白术9g，茯神9g，当归9g，黄芪15g，龙眼肉12g，酸枣仁12g，炙甘草3g。水煎服，每日1剂。

**【说明】** 适用于脾气亏虚证，以补气摄血、和中健脾为主。

## 五、预防与调护

尽可能去除致病因素，防止上呼吸道感染，避免应用可疑致敏感食物和药物。

# 第3节　结节性红斑

结节性红斑（ertham nodosum）是发生于皮下脂肪的炎症性疾病。其病因复杂，可能的致病因素很多，主要由上呼吸道链球菌感染引起，亦可由结核杆菌所致，其他微生物感染（细菌、病毒、衣原体等）、药物、某些自身免疫性疾病及其他疾病等均可导致本病的发生。其发病机制尚不十分清楚，多数学者认为可能属Ⅲ型或Ⅳ型变态反应性疾病。

## 一、临床诊断要点

① 好发于青年女性，青中年发病为多。

② 好发于小腿伸侧，少数亦可见小腿屈侧及大腿、上肢及臀部也可发生。发疹前80%可有前驱症状，如低热、乏力、咽痛、关节痛或肌肉疼痛等症状。

③ 皮损特点：红色或鲜红色炎性结节，常成批发生，常对称性发生，葡萄至杨梅大，稍高出皮面，光滑发亮，境界不太清楚，中等硬度，疼痛或压痛，持续数日后乌青色变化而消退，留暂时性色素沉着，不留瘢痕或萎缩。结节不溃破。

④ 病程长短不等，急性发病，持续1～2周可慢慢消退，但也有长达数月者，易在妇女行经期、工作劳累或感冒后复发。

## 二、辅助检查

（1）白细胞计数正常或稍高，血沉加快，抗"O"滴度及血清丙种球蛋白可增高，结核菌素试验常为阳性。

（2）组织病理　主要在皮下组织血管周围有中等慢性炎症细胞浸润，脂肪小间隔内的中小血管内膜增生，管壁有淋巴细胞及中性粒细胞浸润，有少数组织细胞，偶见嗜酸粒细胞。中小血管炎症性充血、渗出，同时纤维素析出，血管壁可增厚使管腔部分刃塞。

## 三、鉴别诊断

（1）皮肤变应性结节性血管炎　发病比较缓慢，结节较硬小，常伴有条索状块物，炎症及疼痛较轻，结节发生在一侧小腿，常不对称，质较硬、有触痛，病程较长，反复发作，可伴发紫癜和水疱。可留下皮面凹陷。

（2）硬红斑　起病缓慢，结节多发生在小腿的屈面，数目较少，一般3～5个，位于皮下较深在，大小不等，呈暗红色质较硬，疼痛较轻，可溃破形成溃疡，结节消退后可以留有瘢痕。病程慢性，结核菌素试验阳性。

## 四、治疗

### 1. 治疗原则

去除慢性病灶，治疗原发病。宜少走动，避免长时间站立，平素应避免受寒及强体力劳动，以防复发。急性发作期应适当卧床休息。

### 2. 全身治疗

（1）抗感染

**处方一**　罗红霉素　150mg po bid

**处方二**　四环素　0.25g po tid

【说明】　有感染者可用罗红霉素同时口服华素片每日3次。

（2）非甾体抗炎药物

**处方一**　阿司匹林　0.3g po tid

**处方二**　吲哚美辛　25mg po bid

（3）糖皮质激素

泼尼松片　10mg po bid～tid

【说明】　炎症较重、疼痛较剧烈、皮损较多者，除对病因治疗外，必要时可应用皮质类固醇激素。

（4）10%的碘化钾合剂　10ml po tid

【说明】　碘化钾治疗结节性红斑有一定疗效，早期患者效果更佳，特别是C反应蛋白升高的患者对此治疗有良好的效果，对于伴有高热和关节痛不能耐受非甾体抗炎药或糖皮质激素的患者，碘化钾不失为一种较好的治疗选择。注意长期使用碘化钾可造成甲状腺功能低下。

（5）异烟肼片　0.1g po tid

**【说明】**　结核菌素试验（OT 试验 1：10000）阳性患者，用异烟肼治疗持续半年至 1 年，可获治愈。疗效不佳者，也可使用联合抗结核方法。

（6）羟氯喹　200mg po bid

**【说明】**　羟氯喹具有抗炎、免疫调节、光滤、抗血栓作用。

（7）沙利度胺　50mg po tid

**【说明】**　对糖皮质激素治疗无效的患者可采用本药治疗，并有获得较好疗效的临床报道。Carlesimo 等报告 2 例患者用沙利度胺 200mg/d，2 周后减为 100mg/d，11 周后再减为隔日 100mg 维持。2 周即见效果，维持阶段也无复发。Rousseau 等报告 1 例患者用沙利度胺 100mg/d，2 个月后减量至隔日 50mg，共 6 个月，皮损明显改善。不良反应主要表现为嗜睡、口干、便秘和一过性手足麻木，停药后消失，对肝肾血液系统等重要脏器不良反应非常轻微，安全性较好。

（8）雷公藤总苷　20mg po tid

（9）氨苯砜　50mg po bid

### 3. 局部治疗

皮损处可外用皮质激素软膏。

### 4. 中医药治疗

中医强调辨证论治。常以清热凉血、散结、温经散寒、除湿通络为法。

（1）桂枝汤或麻黄桂枝各半汤加减

**处方**　桂枝 9g，白芍 9g，麻黄 5g，杏仁 6g，炙甘草 6g，生姜 6g，大枣 3 枚。水煎服，每日 1 剂。

**【说明】**　适用于风寒表证，以疏风散寒解表为主。

（2）凉血五根汤加减

**处方**　白茅根 30g，瓜蒌根 15g，茜草根 15g，紫草根 15 克，板蓝根 15g，赤芍 15g，鸡血藤 30g，金银花藤 30g，牛蒡子 9g，苦参 9g，知母 9g，当归 10g，胡麻仁 15g，生地黄 15g，生石膏

30g，甘草 6g，连翘 9g。水煎服，每日 1 剂。

**【说明】** 适用于湿热下注证，以清热凉血为主。

（3）防风通圣散合茵陈蒿汤加减

**处方** 防风 6g，川芎 6g，当归 6g，芍药 6g，大黄 6g，牛膝 12g，麻黄 6g，连翘 6g，芒硝 6g，生石膏 20g，黄芩 12g，桔梗 6g，滑石 20g，荆芥 3g，栀子 3g，茵陈 15g，甘草 6g。水煎服，每日 1 剂。

**【说明】** 适用于肠胃实热型，以疏风解表、化湿解毒为主。

（4）八珍汤加减

**处方** 党参 9g，白术 9g，茯苓 9g，当归 9g，川芎 9g，芍药 9g，熟地黄 9g，炙甘草 5g，防风 6g，黄芪 20g，牛膝 12g。水煎服，每日 1 剂。

**【说明】** 适用于气血两虚证，以补气养血为主。

（5）单方成药　大黄䗪虫丸、八珍丸、二妙丸。

## 五、预防调护

① 注意休息，避免劳累，适当抬高患肢。

② 积极寻找诱发因素，有感染者给予抗生素治疗。

# 第 4 节　结节性多动脉炎

结节性多动脉炎（polyarteritis nodosa，PNA）为一少见的全身性疾病，其主要病变为多个器官或系统的坏死性中小动脉炎，不侵犯静脉或淋巴管。多见于青壮年，因受累的器官或系统的先后和程度的不同，其临床表现复杂而呈多样性。

## 一、临床诊断要点

### 1. 皮肤型结节性多动脉炎

① 多发生于足、小腿及前臂，常双侧分布但不对称。

② 皮肤表现：皮下结节和网状青斑，结节多沿血管行径分布，直径为 5～20mm，有疼痛及压痛，质地较硬，中央有时可发生破溃。侵犯脉管可出现组织缺血、瘀斑、坏死及溃疡。

③ 因可侵犯肢体的周围神经而表现为轻度压痛、麻木或轻度

麻痹。

## 2. 系统型结节性多动脉炎

① 皮肤症状同皮肤型表现，皮疹急性发生，有出血、大疱、急性栓塞及溃疡。

② 全身症状有不规则发热、多汗、乏力、肌肉及关节酸痛等症状。并且有肝肿大或黄疸，淋巴结肿大。还有高血压、心动过速、心包炎、心包积血、急性主动脉炎及心绞痛。

③ 肠道受累可出现腹部剧痛、便血。多见合并肾小球肾炎。

④ 侵犯脑膜、脊髓、颈动脉则可发生偏瘫、痉挛及各种出血症状。有的可能发生视盘水肿、视神经萎缩、角膜炎、角膜溃疡及巩膜结节。

⑤ 一般不侵犯肺及脾。

# 二、辅助检查

① 白细胞计数常显著增高，血小板计数多增高，进行性正常细胞性贫血，血沉增快和 C 反应蛋白（CRP）升高，部分患者出现严重而持久的低补体血症，特别是 C4 降低。须行丙型、乙型血清学检查，约 1/3 患者乙肝表面抗原（HBsAg）阳性，可有肝功能异常。

② 抗中性粒细胞胞浆抗体（ANCA）本病中约 20% 患者 ANCA 阳性，主要是 P-ANCA 阳性。

③ 肾脏累及者可见镜下血尿、蛋白尿和肾功能异常。

④ 影像学检查：彩色多普勒、计算机体层扫描（CT）、磁共振成像（MRI）、静脉肾盂造影、选择性内脏血管造影。

# 三、鉴别诊断

（1）重型过敏性紫癜　此病症状与结节性多动脉炎很相似，但亦有不同，前者的皮疹多见于下肢，且较短暂，而结节性多动脉炎的皮疹往往涉及全身，历时较久。

（2）变应性结节性血管炎　是以皮下脂肪组织小叶间隔内小血管受累为主，产生结节性皮肤损害为特征的过敏性血管炎疾病。呈淡红色、鲜红色或皮肤色，压之可退色，无破溃及相互融合。无内脏损害表现。

**216**

（3）结节性红斑　是以皮肤血管炎和脂膜炎为病理基础，以下肢疼痛性结节为特点。为蚕豆或更大的皮下结节，多隆起于皮面，压痛明显，结节不融合、不破溃。

## 四、治疗

### 1. 治疗原则

首选皮质类固醇。对皮质类固醇疗效较差者可用免疫抑制药，对系统性症状需对症治疗。

### 2. 全身治疗

（1）应用糖皮质激素

泼尼松片　10～25mg po tid

【说明】　皮质激素是治疗本病的首选药物，泼尼松初始剂量一般为 1mg/(kg·d)，病情缓解后减量，长期维持一段时间，一般不短于 1 年。严重及危急病例，需用皮质激素冲击治疗即甲泼尼龙 1.0g/d，iv drip，用 3～5d，以后改用泼尼松口服。

（2）免疫抑制药

**处方一**　环磷酰胺　50～100mg/d po

**处方二**　环孢素　5mg/(kg·d)　分 2 次服用

【说明】　通常首选免疫抑制药环磷酰胺（CTX）联合糖皮质激素治疗，CTX 剂量为 2～3mg/(k·d) 口服，也可 200mg，iv，qod。CTX 主要作用于 S 期的细胞周期特异性烷化剂，通过影响 DNA 合成发挥细胞毒作用，其对体液免疫的抑制作用较强，能抑制 B 细胞增殖和抗体生成，且抑制作用较持久。环孢素（CsA）可特异性抑制 T 淋巴细胞 IL-2 的产生，发挥选择性的细胞免疫抑制作用，是一种非细胞毒免疫抑制药。还可应用甲氨蝶呤、霉酚酸酯、来氟米特等。用药期间注意药物副作用，定期检查血尿常规及肝肾功能。

（3）血管扩张药、抗凝血药

**处方一**　双密达莫　50mg po tid

**处方二**　阿司匹林　100mg po qd

（4）雷公藤总苷　20mg po tid

（5）四环素　250mg po tid

（6）免疫球蛋白 200～400mg/kg iv drip×3～5d

**【说明】** 重症结节性多动脉炎患者可用大剂量免疫球蛋白静脉冲击，但应同时使用糖皮质激素和免疫抑制药。

### 3. 局部治疗

结节破溃外用莫匹罗星乳膏。

### 4. 中医药治疗

（1）独活寄生汤加减

**处方** 独活 10g，茯苓 10g，防风 10g，炒牡丹皮 10g，赤芍 10g，丹参 15g，金银花藤 15g，鸡血藤 15g，鬼箭羽 12g，陈皮 12g，稀莶草 12g，泽兰 12g。水煎服，每日 1 剂。

**【说明】** 适用于血分蕴热证，以祛风散寒、凉血祛斑为主。

（2）桃红四物汤加减

**处方** 当归尾 10g，赤芍 10g，桃仁 10g，苏木 10g，青皮 10g，制香附 10g，草河车 15g，夏枯草 15g，忍冬藤 15g，牛膝 10g，地龙 4g，穿山甲 4.5g。水煎服，每日 1 剂。

**【说明】** 适用于气滞血瘀、瘀阻经络证。以补血活血、祛瘀通络为主。

（3）生脉散加减

**处方** 太子参 15g，沙参 15g，玄参 10g，生黄芪 10g，麦冬 10g，生地黄 10g，丝瓜络 10g，络石藤 12g，地骨皮 12g，茜草 12g，青风藤 12g，青皮 12g，五味子 6g。水煎服，每日 1 剂。

**【说明】** 适用于气阴不足、脉络不畅证。以益气养阴、通络止痛为主。

（4）栝楼薤白汤加减

**处方** 瓜蒌 10g，紫苏梗 10g，炙甘草 10g，薤白 6g，五味子 6g，琥珀 6g，干地黄 12g，沙参 12g，茯神 12g，丹参 30g，桑枝 4.5g，红花 4.5g。水煎服，每日 1 剂。

**【说明】** 适用于胸阳不宣、心血瘀阻证。以通阳散结、活血通络为主。

（5）镇肝熄风汤加减

**处方** 怀牛膝 30g，生赭石 30g，生龙牡 30g，生白芍 15g，天冬 15g，青蒿 15g，生麦芽 15g，钩藤 12g，石菖蒲 6g，远志

g。水煎服，每日 1 剂。

【说明】　适用于阴虚阳亢、肝风内动证。以滋阴潜阳为主。

## 五、预防调护

用压力袜（弹力袜）。对病情较重者，应减少站立和行走，可以缩短病程，减少痛苦，提高疗效。国外有 2 例经扁桃体切除后治愈的报告。

# 第 5 节　白塞综合征

白塞综合征（Behcet's syndrome，BD）即口、外生殖器溃疡和虹膜炎三联征，又称贝赫切特综合征。是一种全身性、慢性、血管炎症性疾病。

## 一、临床诊断要点

（1）主要条件　反复口腔溃疡或疱疹性溃疡，1 年内至少发作 3 次。

（2）次要条件

① 复发性外阴溃疡。

② 眼病变：葡萄膜炎、视网膜血管炎、裂隙灯下的玻璃体内有细胞出现。

③ 皮肤损害：多见结节性红斑样及毛囊炎样损害，在损害周围可出现红晕现象。浅表栓塞性静脉炎等。

④ 针刺反应阳性：注射部位出现脓疱疹。

具备主要条件，加上次要条件 4 项中任何 2 项者，可诊断为本病，但需除外其他疾病。

## 二、辅助检查

（1）针刺试验　阳性。皮内注射生理盐水形成无菌性小脓疱，试验后 24～48h 由医师看结果。

（2）组织病理　缺乏特异性，基本病变为血管炎，口腔及皮肤损害常为白细胞碎裂性和淋巴细胞性血管炎。血管病变表现为血管内膜增厚、官腔变狭、闭塞、血管壁及周围有炎症细胞浸润。

## 三、鉴别诊断

(1)阿弗他口炎　常始发于青少年，女性少见。损害发生分前兆（灼热、刺痛、灼痛）、起疱、溃疡形成及愈合四步。病程呈慢性复发性，但多数患者于数年发作后可自然缓解。

(2)皮肤变应性结节性血管炎　发病比较缓慢，结节较硬小，常伴有条索状块物，炎症及疼痛较轻，结节发生在一侧小腿，常不对称，质较硬，有触痛，病程较长，反复发作，可伴发紫癜和水疱。

## 四、治疗

### 1. 治疗原则

本病是一种自行加重和缓解的疾病，治疗的目标应是尽早治疗，以避免症状复发和重要器官的不可逆损伤。急性活动期应卧床休息。发作间歇期注意控制口、咽部感染，避免进食刺激性食物。

### 2. 全身治疗

(1)皮质类固醇

**处方一**　泼尼松片　10～20mg po tid

**处方二**　甲泼尼龙注射液　40～80mg

　　　　　5%葡萄糖注射液　500～1000ml ⎫ iv drip qd

(2)免疫抑制药（选其一）

**处方一**　苯丁酸氮芥　2mg po tid

**处方二**　环磷酰胺　100mg/d po 或 iv

**处方三**　环孢素　3～5mg/(kg·d)　po

**处方四**　甲氨蝶呤　7.5～15mg/w po 或静脉给药

**处方五**　柳氮磺吡啶　1.0g po tid

【说明】急性发作的眼色素膜炎，中枢神经系统受累、大动脉炎，严重的皮肤和关节病变，应及早足量地应用糖皮质激素治疗，病情控制后减量，缓解后停用或小量维持。病情严重时可用甲泼尼龙注射液静脉注射或冲击（1.0g/d，iv drip，用3～5d）。重要脏器损害或皮质激素效差应选用与免疫抑制药联合治疗效果更好。苯丁酸氮芥用于治疗视网膜、中枢神经系统及血管病变持续使用数月直至病情控制至稳定，然后逐渐减量至小量维持。病情完全缓解半年后可考虑停药。但眼损害应考虑用药2～3年以上，以免复发。用药期间，应定期眼科检查。副作用有继发感染，长期应用有可能停经或减少、无精。环磷酰胺在急性中枢神经系统损害或肺血管炎、眼炎时，与泼尼松联合使用，使用时嘱患者大量饮水，以避免出血性膀胱炎的发生，此外可有消化道反应及白细胞减少等。环孢素对秋水仙碱或其他免疫抑制药疗效不佳的眼白塞病效果较好。柳氮磺胺吡啶可用于肠道白塞病或关节炎者。

（3）免疫调节药

**处方一**　转移因子　10 ml po tid

**处方二**　左旋咪唑　50mg po tid 3d /w

**处方三**　雷公藤总苷片　20mg po tid

**处方四**　TNF-α单克隆抗体

**【说明】**　TNF-α单克隆抗体用于治疗复发性色素膜炎已有报道，仍需临床进一步观察。

**处方五**　α-干扰素

**【说明】**　α-干扰素治疗口腔损害、皮肤病及关节症状有一定疗效，也可用于眼部病变的急性期治疗。

（4）非甾体类药物

**处方一**　布洛芬　0.3～0.6g po tid

**处方二**　萘普生　0.2～0.4g po bid

**处方三**　双氯酚酸钠　25mg po qd

**【说明】**　非甾体抗炎药物具有消炎、退热、镇痛作用，对缓解发热、皮肤结节性红斑、外阴溃疡及关节炎症状均有一定作用。有人认为与糖皮质激素合用效果更好。

（5）沙利度胺　50mg po bid～tid

**【说明】**　沙利度胺对白塞病有肯定疗效。沙利度胺具有抗血管生成、免疫调节、抗炎、抗增殖、促凋亡及中枢神经抑制作用（镇静作用），对治疗口腔和生殖器溃疡有明显的疗效，并且可以抑制毛囊炎样皮疹，其机制可能是稳定溶酶体膜、抑制中性粒细胞趋化、调节T细胞、中枢镇静作用减轻疼痛。但可引起短暂的红斑、结节发作频率增加。有较强的致畸作用，妊娠妇女绝对禁忌。

（6）秋水仙碱　0.5mg po bid

【说明】　秋水仙碱具有抑制白细胞趋化因子、稳定溶酶体膜以及减轻炎症的作用。有报告连用秋水仙碱1~2个月对皮肤和眼症状等有显著效果。注意胃肠道症状及骨髓抑制等不良反应。

（7）四联疗法　糖皮质激素、氨苯砜、四环素、雷公藤联合应用。有报道此四联疗法对一般中度白塞病最佳，一般用药1~2周即有明显效果。如果仍不能控制，可考虑加用秋水仙碱。

## 3. 局部治疗

（1）口腔溃疡、外阴溃疡　一线治疗方案为外用强效糖皮质激素软膏或氢化可的松眼膏。对于较大的溃疡或小而严重的溃疡也可采用皮损内注射糖皮质激素。

【说明】　糖皮质激素制剂的局部应用可使早期口腔溃疡停止进展或减轻其溃疡炎症性；对轻型的前葡萄膜炎有一定的疗效。

（2）对症处理　莫匹罗星乳膏、冰硼散、锡类散外用。外阴溃疡给予高锰酸钾溶液局部外洗。口腔溃疡疼痛剧烈者，局部外涂苯唑卡因制剂。

（3）他克莫司软膏外用

【说明】　国外有报道外用他克莫司治疗白塞综合征口腔溃疡、外阴溃疡有效，并推荐作为一线治疗方案。

## 4. 手术治疗指征

动脉瘤、瓣膜病变、肠漏、消化道大出血、需要放支架治疗者。

## 5. 中医药治疗

（1）解毒养阴汤加减

**处方**　南北沙参30g，玄参30g，生地黄炭15g，天花粉15g，枸杞子15g，粉牡丹皮12g，石斛10g，菟丝子10g，泽泻10g，山茱萸10g，苦参10g，黄柏15g。水煎服，每日1剂。

【说明】　适用于肝肾阴虚证，以滋阴养肝为主。

（2）清热祛湿汤

**处方**　黄柏10g，土茯苓15g，茵陈10g，茯苓15g，炒白术10g，泽泻10g，车前子10g，薏苡仁30g，女贞子10g，当归10g，白芍10g，厚朴6g，陈皮6g。水煎服，每日1剂。

【说明】 适用于湿热证，以清热祛湿为主。

（3）四君子汤加味

**处方** 党参 10g，黄芪 10g，白术 10g，茯苓 10g，薏苡仁 5g，白扁豆 10g，陈皮 10g，金银花 10g，连翘 10g，车前子 5g。水煎服，每日 1 剂。

【说明】 适用于脾虚证，以益气健脾、利湿为主。

## 五、预防调护

① 注意休息，避免精神刺激，保持心情舒畅。

② 发作期间尽量避免注射用药和局部刺激。

③ 加强营养，忌食辛辣刺激之物，忌饮酒。

# 第 6 节　雷诺病

雷诺病（Raynaud's disease）又称为肢端动脉痉挛病，原因不明者称雷诺病，继发者及症状性者称雷诺现象。

## 一、临床诊断要点

### 1. 雷诺病诊断标准

① 寒冷、情绪激动诱发。

② 对称发病。

③ 由局限性缺血性损害引起的皮肤坏死，浅表且小。

④ 排除继发性疾病。

⑤ 疾病持续 2 年以上，未发现任何致病原因。

### 2. 雷诺现象诊断标准

① 发病急，且很快发生溃疡和坏死。

② 发病年龄在 50 岁以上，尤为男性。

③ 病变不对称，尤其局限于 1~2 个指。

④ 在温暖环境中仍有血管痉挛的发作。

⑤ 伴发热、疲乏、消瘦、皮疹等。

⑥ 有明显关节痛、手指肿胀和肌风湿病的症状。

⑦ 1 个或几个部位脉搏减弱或消失。

⑧ 有贫血、血沉加快、蛋白尿、梅毒血清假阳性反应、血清

蛋白异常、抗核因子阳性等。

## 二、辅助检查

### 1. 激发试验

(1) 冷水试验　将手指置于 4℃ 水中 1min，75％ 患者可诱发典型发作。

(2) 握拳试验　两手紧握拳 1min，然后在屈肘平腰状态下松开手指，也可激发雷诺现象。

### 2. 血清学检查

可明确病因，内容包括抗核抗体、抗 DNA 抗体、ENA、RNP、免疫球蛋白、补体、类风湿因子。

### 3. 手指动脉造影

显示血管弯曲，管腔变细、狭窄或闭塞，甲皱毛细血管镜检查，见毛细血管祥减少、短小、管径变细、血流减慢或停滞，管祥可断裂或呈点状，伴出血。

### 4. 组织病理

早期无异常，以后可有血管内膜增生、动脉炎变化以及血管内血栓形成。

## 三、鉴别诊断

(1) 肢端青紫症　手足部或指趾持久性发绀伴发冷和多汗为主要症状。局部皮肤发凉、皮温降低，掌部常有多汗症。

(2) 红斑性肢痛症　遇热后疼痛发作，局部发热，脉跳有力，抬高或冷却患肢、使用水杨酸制剂能缓解疼痛。

## 四、治疗

### 1. 治疗原则

注意治疗潜在性疾病，防寒保暖是重要的措施。轻度和停经期妇女雷诺现象可用雌激素治疗。忌用强力血管收缩药。

### 2. 全身治疗

(1) α受体阻滞药

**处方一**　盐酸妥拉苏林片　25～50mg po tid

【说明】　这类药能阻断去甲肾上腺素和肾上腺素与血管壁的

α受体结合，从而产生 α 受体的阻滞效应，使血管扩张。可引起潮热、眩晕、头痛、恶心、呕吐等不良反应。

**处方二**　甲磺双氢青角胺（氢麦角碱）舌下含片　0.5mg
　　　　　每日数次

（2）血管平滑肌松弛药

**处方一**　烟酸　50～100mg po tid

**处方二**　硝苯地平　10mg po tid

（3）影响交感神经节后纤维末梢递质药物

利血平　0.25mg po tid

**【说明】**　利血平能使去甲肾上腺素能神经末梢囊泡合成和摄取去甲肾上腺素受阻，末梢囊泡内递质耗竭，神经冲动到达无足量递质释放，交感神经冲动传导受阻，使血管扩张。

（4）改善微循环药物

**处方一**　右旋糖酐 40　500ml/d iv drip qd

**【说明】**　10～20d 为一个疗程。

**处方二**　脉络宁　20ml
　　　　　10% 葡萄糖溶液　500ml ｜iv drip qd

**【说明】**　14d 为一个疗程，1～6 疗程。

**处方三**　丹参　8～16ml
　　　　　5% 葡萄糖溶液　500ml ｜iv drip qd

**【说明】**　15～20 次为一疗程。

**处方四**　维生素 E　100mg po tid

## 3. 局部治疗

2% 硝酸甘油软膏　外涂　数次

## 4. 中医药治疗

中医强调辨证论治，以益气温经、活血通络等为法则。

（1）黄芪桂枝五物汤加减

**处方**　黄芪 30g，桂枝 10g，白芍 12g，丹参 30g，细辛 3g，炙甘草 5g，生姜 3 片，制附子 6g，桂枝 6g，淫羊藿 10g，菟丝子 10g，山茱萸 15g，鹿角胶 6g，枸杞子 15g。水煎服，每日 1 剂。

**【说明】**　适用于脾肾阳虚证，以益气温经、和营通络为主。

（2）当归四逆汤加减

**处方**　生黄芪 25g，当归 10g，熟地黄 10g，白芍 15g，甘草 10g，桂枝 10g，细辛 3g，鸡血藤 30g，路路通 10g。水煎服，每日 1 剂。

**【说明】**　适用于阳虚寒凝证，以温阳散寒、活血通络为主。

（3）血府逐瘀汤加减

**处方**　桃仁 12g，红花 9g，当归 9g，川芎 5g，赤芍 6g，牛膝 9g，柴胡 3g，枳壳 6g，延胡索 3g，郁金 6g。水煎服，每日 1 剂。

**【说明】**　适用于气滞血瘀证，以理气活血、化瘀通络为主。

（4）补阳还五汤加减

**处方**　黄芪 60g，当归 15g，党参 15g，桂枝 6g，赤芍 10g，地龙 10g，川芎 10g，红花 10g，桃仁 10g。水煎服，每日 1 剂。

**【说明】**　适用于气虚血瘀证，以益气活血、温经通脉为主。

（5）济生解毒汤加减

**处方**　金银花 10g，连翘 10g，蒲公英 10g，紫花地丁 10g，黄芩 10g。当归 15g，赤芍 10g，玄参 10g，桃仁 10g，红花 10g。水煎服，每日 1 剂。

**【说明】**　适用于瘀热阻络证，以清热解毒、活血通络为主。

## 五、预防调护

① 避免寒冷刺激和情绪激动。

② 禁忌吸烟。

③ 避免应用麦角胺、β受体阻滞药和避孕药。

④ 少量饮酒可改善症状。

⑤ 解除精神顾虑，保持乐观态度。

# 第 7 节　红斑性肢痛病

红斑性肢痛病（erythromelalgia）是因温度增高引起肢端阵发性血管扩张，皮肤发红、皮温增高灼热和疼痛为特征的少见病，可能有显性遗传因素。

## 一、临床诊断要点

（一）原发性

① 多见于青年女性。

② 因温热（32℃以上）引起发作。起病缓慢，偶有突然发生者。

③ 典型发作是足趾、足背或全足皮肤潮红、皮温增高或肿胀，脉搏洪大，有刺痛、跳痛或灼痛。将足泡于冷水中或上举时可减轻疼痛。缓解时无任何异常。

④ 发作轻者持续几分钟至数小时，严重者累及手和小腿下部，症状持续时间更长，并发生局部组织营养障碍。

（二）继发性

① 多在40岁以后发病。

② 常为单侧发生。

③ 病程长，症状轻。

④ 伴发病中最多的是红细胞增多症，少见的为高血压、静脉曲张、糖尿病和系统性红斑狼疮等。也有流行性发生者。

## 二、辅助检查

（1）微循环检查　可见肢端微血管对温热反应增强，毛细血管内压升高，管腔明显扩张，甲皱毛细血管裥模糊不清。

（2）皮肤临界温度试验　将手或足浸泡在32～36℃水中，若有症状出现或加重，即为阳性。

## 三、鉴别诊断

（1）雷诺病　以阵发性肢端皮肤苍白、发绀、潮红，伴刺痛和麻木感，并在温暖后恢复正常为特征。

（2）肢端青紫症　因遇冷后手足部皮肤呈对称性持续性青紫色、凉冷、多汗、温暖后能缓解为特征。

## 四、治疗

### 1. 治疗原则

避免过暖以防发作。寻找原发病，予以积极治疗。发作时卧床休息，抬高患肢。急性发作时可局部降温，将足泡入冷水中或其他低温处。

### 2. 全身治疗

（1）抑制前列腺素

处方一　阿司匹林　0.3g po qd

处方二　吲哚美辛　25mg po bid

**【说明】**　阿司匹林具有抑制前列腺素合成和血小板的凝聚作用。尤其对伴有血小板增高者有良好疗效。严重者可加大阿司匹林剂量，或与镇静药合用。

（2）美西麦角（二甲麦角新碱）　2mg po tid

**【说明】**　美西麦角为 5-羟色胺拮抗药，缓解后减至 2mg/d，不宜长期服用，有发生腹膜后纤维化危险。

（3）硝普钠　渐增剂量［1$\mu$g/(kg·min)、3$\mu$g/(kg·min)、5$\mu$g/(kg·min)］　为期 7d。

**【说明】**　国外报道注射硝普钠治疗重症患者获得成功，微血管灌注检测证实其血流灌注改善。

### 3. 中医药治疗

中医强调辨证论治，以清热解毒、活血止痛为主。

（1）龙胆泻肝汤加减

**处方**　龙胆 6g，黄芩 10g，栀子 10g，车前子 15g，木通 6g，蒲公英 20g，金银花 10g，生地黄 30g，当归 6g，丝瓜络 10g，牛膝 10g，丹参 20g，生甘草 10g。水煎服，每日 1 剂。

**【说明】**　适用于湿热入络、经络阻隔证，以清热利湿解毒为主。

（2）忍冬Ⅰ号方

**处方**　黄芪、忍冬藤各 30g，党参 20g，甘草 5g，当归、牛膝各 10g，羌活、独活各 6g，赤芍、牡丹皮、白术、茯苓、玄参各 15g。水煎服，每日 1 剂。

**【说明】**　适用于脾虚血燥证，以益气健脾、养血止痛为主。

（3）忍冬Ⅱ号方

**处方**　忍冬藤、石膏各 30g，知母、桂枝、连翘各 9g，白芍、赤芍、桑枝、威灵仙、半枝莲各 15g。水煎服，每日 1 剂。

**【说明】**　适用于风湿热毒证，以清热利湿解毒为主。

## 五、预防调护

① 寒冷季节，注意肢端保暖，鞋袜保持干燥。

② 长时间站立、步行、乘车时，宜及时更换姿势，定期下车活动。

③ 避免过热或抚摸等不良刺激。

# 第8节　肢端发绀症

肢端发绀症（acrocyanosis）即肢端青紫症，又称手足发绀，是因遇冷后手足部皮肤呈对称性持续性青紫色、凉冷、多汗、温暖后能缓解为特征的疾病。

## 一、临床诊断要点

① 多发于青年女性，常有家族史。

② 好发于手、足或前臂，有时也见于面和小腿。

③ 遇冷后手足部皮肤呈对称性持续性青紫色，并伴发凉、多汗、温暖后能缓解，无全身循环障碍。易伴发冻疮、网状青斑和红绀症。

## 二、鉴别诊断

（1）雷诺病　为阵发性双侧肢端皮肤苍白、发绀而后潮红三期。

（2）冷凝集素血症　冷凝集素血症是由于冷凝集素在低温时引起肢体末端血管内红细胞凝聚，发生皮肤微循环障碍所致。发病与寒冷有关，多见于50岁以上中老年女性。表现为手足、指（趾）端、耳轮及鼻尖青紫、发冷、麻木、微痛等 Raynaud 征样表现。

## 三、治疗

### 1. 治疗原则

注意局部保温。一般在 20～25 岁可自然缓解，极少持续至晚年。

### 2. 全身治疗

**处方一**　烟酸　50～100mg po tid

【说明】 注意长期应用可引起肝功能异常和黄疸，有时可引起心悸、皮疹（荨麻疹）、恶心、呕吐、视觉障碍等。溃疡病患者禁用。

**处方二** 维生素 E 600～1600mg po tid

**处方三** 双嘧达莫 50mg po tid

**处方四** 妥拉唑啉 25mg po tid

### 3. 手术治疗

交感神经切除术适用于严重病例。

### 4. 中医药治疗

中医强调辨证论治，以补气养血、活血化瘀为主。

十全大补汤加减

**处方** 党参20g，黄芪30g，白术10g，赤芍15g，当归15g，红花10g，茯苓20g，川芎15g，熟地黄20g，桂枝10g，制附子6g，桑枝15g，牛膝15g。水煎服，每日1剂。

【说明】 适用于气血两亏证，以益气养血、活血化瘀为主。

## 四、预防调护

① 注意保暖，有规律进行锻炼。

② 戒烟，忌饮茶和咖啡。

# 第9节 静脉曲张

静脉曲张（varicose veins）是较大的浅静脉及其分支因静脉压增高而产生扭曲性的扩张和延长，是发生于中年人的一种常见疾病。

## 一、临床诊断要点

（1）早期病变下肢常感酸胀不适、沉重或疼痛，易疲劳和乏力。一般在站立时容易发生，并逐渐加重，而行走或平卧后迅速消失。

（2）曲张静脉先行扩张隆起，进而弯曲。

（3）后期并发症

① 静脉曲张性静脉炎：这主要是由血流缓慢所致，但亦可因外伤引起。

② 溃疡形成：由于静脉长期淤血，血液含氧量降低，毛细血管渗透性增加，液体外渗，组织水肿，局部抵抗力降低，因轻度

外伤而发生溃疡。这种溃疡就发生在内踝上部和小腿内下 1/3 处，其周围组织变薄，色素沉着，或有湿疹样改变，较难愈合。

③ 淤滞性皮下硬化症：由于踝上交通支瓣膜功能不全，血液倒流加重，下肢淤血，结缔组织增生，在皮下组织内形成淤滞性硬化。或皮肤因血液循环障碍而发生退行性改变，表现为脱毛、皮肤光薄发亮、脱屑、色素加深等，也可由于毛细血管破裂而出血，有血色素沉着。

## 二、辅助检查

（1）下肢静脉造影　是最确切和实用的方法。但是一种有创伤性的检查方法。

（2）彩色多普勒超声血管成像（CDFI）　单纯下肢浅静脉曲张超声表现为下肢浅静脉不同程度扩张、纤曲，有的呈"串珠样"、"蚯蚓样"改变，而深静脉血流状态无明显异常。

（3）多层螺旋 CT 血管造影（MSCTA）。

（4）磁共振血管造影（MRA）。

## 三、治疗

### 1. 治疗原则

（1）对轻度静脉曲张可以长期应用弹性绷带或绑腿裹缠小腿，以预防其继续发展。

（2）对重度静脉曲张而症状又较明显的病例，可采用大隐静脉高位结扎加剥脱术治疗。

（3）微创治疗　硬化剂注射疗法、导管电凝术、透光静脉旋切术、射频消融术、静脉曲张刨吸术、激光治疗术等。

### 2. 全身治疗

一般不需全身治疗，如有继发感染可对症选用抗生素治疗。淤滞性皮下硬化症可用以下药物。

复方丹参片　3 片 po tid

### 3. 局部治疗

继发慢性溃疡可给予以下处理。

**处方一**　3%硼酸溶液　湿敷 bid 15min /次

**处方二**　莫匹罗星软膏　外用 bid

**处方三**  肝素钠软膏  外用 tid

### 4. 其他治疗

氦氖激光照射。

### 5. 中医药治疗

（1）益气活血汤加减

**处方**  生黄芪 30g，白术 10g，赤芍 15g，白芍 15g，当归 15g，红花 10g，鸡血藤 15g，苏木 10g，木瓜 10g，牛膝 10g。水煎服，每日 1 剂。

【说明】  适用气滞血瘀，筋聚络阻证。以益气活血，通经活络为主。

（2）单方成药  大黄䗪虫丸、八珍丸。

## 四、预防调护

① 适当避免长期站立或负重工作。长时间从事站立工作者，可穿长筒弹力袜或应用弹性绷带裹绑小腿，以防止或减少静脉曲张的发生。

② 经常活动下肢，卧床休息时应注意抬高患肢，以促进静脉血液回流通畅。

③ 加强皮肤防护，一旦发生静脉曲张或各种并发症，应及早治疗。

④ 忌食辛辣食物，戒烟，避免患肢受凉。

# 第 10 节  血栓性静脉炎

血栓性静脉炎（thrombophlebitis）是以静脉壁急性非化脓性炎症和管腔内血栓形成为特征的静脉性疾病。好发于小腿，沿静脉走行条索状硬结，自觉疼痛和压痛。

## 一、临床诊断要点

（一）浅表性血栓性静脉炎

### 1. 浅表性良性血栓性静脉炎

（1）化学性  如静脉内注射硬化剂、高渗溶液、抗癌药物等。自注射部位向两端发展，往往累及输液的整条静脉。

（2）外伤性　如静脉注射、长期插塑料管、打击和扭伤等引起的局限性静脉炎。

（3）化脓性　由静脉周围化脓性病灶或脓毒血症所引起的静脉感染而发生炎症。

（4）淤滞性　如静脉曲张、血流缓慢和血黏度增高以及静脉壁严重变性引起的血栓性静脉炎。

（5）局部组织炎症伴发的静脉炎　如结节红斑及其他原因不明的炎症性疾病。所累及的是细小静脉。这大都是该病的部分表现，而不是真正的血栓性静脉性疾病。

## 2. 游走性血栓性静脉炎

① 原因不明。

② 多发于男性。

③ 损害表现为呈节段性分布的皮下硬索或结节，有肿胀、疼痛和压痛，相邻皮肤发红。2～4 周后消退，遗留色素沉着斑而又在另一条或一段静脉上发生新的损害。

④ 可发生内脏损害。

⑤ 有时伴发内脏恶性肿瘤（而与胰腺体和胰尾部癌的关系最为密切）或其他原因不明的疾病。

## （二）深静脉血栓性静脉炎

### 1. 小腿深静脉血栓形成

① 常发于小腿的深静脉，如胫后和腓静脉。

② 活动后感腓部肌肉沉重和疼痛，严重时抽痛，少数患者在血栓向近侧扩展影响到主干静脉时才会有明显的局部症状。

③ 腓肠肌周径较健侧增大 5cm 以上，疼痛和压痛。

④ 踝部轻度水肿或静脉怒张。

⑤ Homan 征及 Neuhof 征阳性。

### 2. 髂、股静脉血栓性静脉炎

① 常伴发热、心动过速和局部疼痛等。

② 整个下肢弥漫性水肿、皮肤紧张，压下有凹陷。

③ 皮下静脉怒张和皮肤青紫。

④ 股三角区处压痛。

⑤ 血白细胞数增高。

## 二、辅助检查

（1）多普勒（Doppler）超声检查和电阻抗体积描记法检查能可靠判断主干静脉血栓的形成。检查无创伤性。

（2）静脉造影　使静脉直接显影，可以有效地判断闭塞静脉的部位、程度和侧支循环建立情况。

（3）静脉压测定　穿刺足背静脉压，正常为 1.18～1.47kPa。

## 三、鉴别诊断

（1）结节性红斑　皮损特点为红色或鲜红色炎性结节，可成批发生，常对称性发生，葡萄至杨梅大，稍高出皮面，光滑发亮，境界不太清楚，中等硬度，疼痛或压痛。

（2）结节性多动脉炎　主要病变为多个器官或系统的坏死性中小动脉炎，不侵犯静脉或淋巴管。

## 四、治疗

### 1. 治疗原则

根据不同临床类型，采用相应防治措施。如长期卧床患者，应做深呼吸运动或咳嗽以促进血液循环。急性发作患者又宜卧床休息者应预防血栓脱落，并抬高患肢以利静脉血液回流，位置宜高于心脏水平，并使膝关节处于放松之屈曲位。局部热敷。

### 2. 全身治疗

（1）溶栓疗法

链激酶或尿激酶　1.5 万 U ┐
　　　　　　　　　　　　　├ iv drip q12h
5% 葡萄糖注射液　250ml ┘

【说明】　用于病程不超过 3d 的深静脉血栓形成患者。

（2）抗凝血疗法

华法林　5～8mg ┐
　　　　　　　　├ iv drip qd
5% 葡萄糖注射液　250ml ┘

【说明】　华法林或肝素用于病程超过 3d 的深静脉血栓形成患者或是作为手术后及溶栓疗法后的应用。

（3）祛聚疗法

处方一　阿司匹林　0.3g po qd　共7～10d

**处方二**　双嘧达莫　25mg po bid

**处方三**　吲哚美辛　25mg po tid

### 3. 中医药治疗

中医强调辨证论治，以清热利湿、活血化瘀、通络为主。

（1）茵陈赤豆汤加减

**处方**　茵陈24g，赤小豆18g，薏苡仁30g，苦参12g，苍术9g，黄柏9g，防己9g，泽泻9g，佩兰9g，白豆蔻9g，紫花地丁15g，　蒲公英15g，甘草3g。水煎服，每日1剂。

【说明】　适用于湿热证，以清热利湿解毒为主。

（2）活血通脉汤加减

**处方**　当归30g，丹参30g，金银花30g，赤芍9g，桃仁9g，牛膝9g，乳香9g，没药9g，穿山甲9g，延胡索9g，鸡血藤15g。水煎服，每日1剂。

【说明】　适用于血瘀证，以活血化瘀、通经活络为主。

（3）加味当归四逆汤

**处方**　当归30g，赤芍30g，牛膝30g，泽兰30g，桂枝9g，细辛6g，木通6g，炙甘草6g。水煎服，每日1剂。

【说明】　适用于寒湿证，以温经祛寒、活血止痛为主。

## 五、预防调护

① 病变早期不宜久站、久坐，应穿长筒弹力袜或使用弹性绷带包裹小腿，以防止下肢水肿的发生。

② 急性发作期应卧床休息，适当抬高患肢，以减轻疼痛和水肿。

③ 手术后患者或长期卧床患者，应多做深呼吸咳嗽动作，术后多做下肢运动。尽早下床活动。若为输液患者应尽可能避免刺激性液体。

④ 积极治疗下肢静脉曲张，已有静脉血栓形成者应尽早处理，防止血栓向近端延伸。

⑤ 避免肢体受凉，忌食辛辣刺激食物，勿吸烟。

# 第9章
# 神经功能障碍性皮肤病

## 第1节 神经性皮炎

神经性皮炎（neurodermatits）又名慢性单纯性苔藓，是一种慢性常见的皮肤神经功能障碍性皮肤病，以剧烈瘙痒及皮肤苔藓样变为特点。

### 一、临床诊断要点

① 本病以 20～40 岁的青壮年多见。儿童一般不发病。

② 好发于颈项、肘、腰、骶、眼睑、阴部、股侧、腘窝，小腿及前臂等部位亦可发生。

③ 皮疹初起为成群粟粒至米粒大皮肤色、淡褐色或淡红圆形或多角形扁平丘疹，质较坚实而带光泽，表面可覆有糠秕状薄鳞屑，无渗出。

④ 自觉阵发性剧痒，夜间尤甚。

### 二、鉴别诊断

（1）慢性湿疹 因可出现苔藓化，皮肤浸润肥厚及剧痒，需和神经性皮炎相区别。区别为慢性湿疹多由急性湿疹转化而来，在经过中有渗出倾向。

（2）扁平苔藓 好发于四肢屈侧，皮损境界较明显，可见紫红色、暗红色或正常皮色的多角形扁平而有光泽的丘疹，表面可见灰白色 Wickham 纹；组织病理有特征性。

（3）银屑病 发生于小腿伸侧及头皮的慢性局限性肥厚性银屑病，皮损基底呈淡红色或暗红色浸润，上被银白色鳞屑，剥离后可见薄膜现象及点状出血，全身其他部位常见有银屑病损害，患者自觉不痒或轻微瘙痒。

（4）原发性皮肤淀粉样变　皮损呈高粱至绿豆大棕褐色坚硬丘疹，有时皮疹沿皮纹呈念珠状排列，组织病理上淀粉样蛋白沉积具有特征性改变。

## 三、治疗

### 1. 治疗原则

治疗潜在性疾病，可给予镇静药及抗组胺药，配合局部治疗。局部治疗以糖皮质激素软膏、焦油类、维A酸类软膏为主。

### 2. 全身治疗

**处方一**　赛庚啶　2mg po tid

**处方二**　特非那定片　60mg po bid

**处方三**　多塞平　25mg po tid 或 25mg qn

**处方四**　西替利嗪　10mg po qd

**处方五**　曲尼司特　100mg po tid

**处方六**　西咪替丁　0.2g po bid

**处方七**　地西泮　2.5mg po qn

**处方八**　酮替芬　1mg po bid

**处方九**　桂利嗪　25mg po tid

**处方十**　咪唑斯汀　10mg po qd

**处方十一**　氯雷他定　10mg po qd

【说明】　剧烈瘙痒影响睡眠，可酌情给予以上药物治疗。

**处方十二**　0.1% 普鲁卡因　500ml iv drip qd

【说明】　泛发性神经性皮炎可给予静脉封闭治疗，用药前须做普鲁卡因皮试。

### 3. 局部治疗

**处方一**　焦油凝胶　外用 bid

**处方二**　黑豆馏油软膏　外用 bid

**处方三**　硫黄煤焦油软膏　外用 bid

【说明】　适用于皮损局限、轻度肥厚、苔藓化，但不痒。

**处方四**　丁酸氢化可的松霜（尤卓尔）　外用 bid

**处方五**　0.1% 糠酸莫米松霜（艾洛松）　外用 bid

【说明】　适用于皮损局限、轻度肥厚、苔藓化、瘙痒轻的皮损。分布在眼周的皮炎，宜选用弱效激素如丁酸氢化可的松、莫米松，短期应用。

**处方六** 氯倍他索霜 外用 bid

**处方七** 卤米松（适确得）霜 外用 qd

**处方八** 曲安奈德新霉素贴膏 外用 qd

【说明】 适用于皮损肥厚、苔藓化明显伴瘙痒者。可加服抗组胺药物。

### 4. 其他疗法

对顽固性皮损可用同位素$^{32}$磷或$^{90}$锶敷贴或用浅层 X 线、紫外线、氦氖激光照射，液氮冷冻、磁疗、蜡疗以及矿泉浴治疗均能收到较好的疗效。局限性皮损可用糖皮质激素皮损内局部注射。

### 5. 中医药治疗

中医强调辨证论治，多以祛湿、养血为法。

（1）消风散加减

**处方** 当归 9g，生地黄 9g，防风 9g，蝉蜕 9g，知母 9g，苦参 9g，胡麻仁 9g，荆芥 9g，牛蒡子 9g，石膏 9g，甘草 3g，木通 3g。水煎服，每日 1 剂。

【说明】 适用于风湿蕴肤证，以疏风清热利湿为主。

（2）四物汤加减

**处方** 熟地黄 24g，当归 18g，白芍 18g，川芎 12g，胡麻仁 20g，丹参 20g。水煎服，每日 1 剂。

【说明】 适用于血虚风燥证，以养血祛风、润燥止痒为主。

## 四、预防调护

① 避免各种机械性、物理性刺激。

② 避免饮酒、喝浓茶及食用辛辣食品。

③ 加强体质锻炼，如有神经衰弱或胃功能失调者应予纠正。

# 第 2 节　瘙痒症

瘙痒症（pruritus）是仅有皮肤瘙痒而无明显的原发性损害的皮肤病。根据瘙痒的范围及部位的不同，可分为局限性及全身性。局限性瘙痒病多发生于身体的某一部位，以肛门、阴囊及女阴等部位为多见。全身性瘙痒又有老年性、冬季性及夏季性之分。

## 一、临床诊断要点

### 1. 全身性瘙痒症

① 多发于老年人，冬季多发。

② 仅有皮肤瘙痒而无明显原发损害。查体可见抓痕、条状表皮剥脱和血痂，亦可有湿疹样变、苔藓样变、色素沉着等继发性损害。

### 2. 局限性皮肤瘙痒症

（1）肛门瘙痒症　中年男性常见，儿童多见于蛲虫患者。发生部位局限于肛门及周围皮肤，皮损呈灰白色，浸渍、糜烂、皱襞肥厚、辐射状皲裂、苔藓样变及色素沉着。

（2）阴囊瘙痒症　限于阴囊，也可累及会阴，阵发性发作、皮损肥厚、湿疹样变、苔藓样变及色素沉着。

（3）女阴瘙痒症　发生于大小阴唇、阴蒂及阴道口。瘙痒阵发，夜间加重，局部皮肤肥厚、浸渍、阴蒂及阴蒂黏膜甚至出现水肿、糜烂，常引起患者精神抑郁。

（4）其他部位　如头部、小腿、掌跖和外耳道等部位瘙痒也较常见。

## 二、辅助检查

全面查体及某些内脏疾病如糖尿病、肝胆疾病、甲状腺功能异常、贫血、白血病、大脑动脉硬化等疾病的相应试验室检查。

## 三、鉴别诊断

（1）慢性湿疹　皮损多形性，有丘疹、渗出、糜烂、结痂和肥厚的演变过程。

（2）神经性皮炎　好发部位为颈项、眼睑、肘、腰骶等部位，皮损呈苔藓样变。

## 四、治疗

### 1. 治疗原则

积极寻找原发病并进行相应治疗。以镇静止痒、防止皮肤继发改变为原则。

## 2. 全身治疗

**处方一** 酮替芬 1mg po bid

**处方二** 桂利嗪 25mg po tid

**处方三** 咪唑斯汀 10mg po qd

**处方四** 氯雷他定 10mg po qd

**处方五** 多塞平 25mg po bid

**处方六** 5%葡萄糖注射液 500ml ┐
iv drip qd
西咪替丁 0.4g ┘

【说明】 在选用外搽药的基础上，根据患者的情况，可加用以上1~2种内服药物联合应用。西咪替丁为 $H_2$ 受体拮抗药，有止痒作用和免疫增强作用，可用于各种瘙痒症，1个疗程10d。

**处方七** 己烯雌粉 0.5mg po bid

【说明】 老年女性瘙痒症可用此性激素治疗。

**处方八** 丙酸睾酮 25mg im qw

**处方九** 甲睾酮 5mg po bid

【说明】 老年男性瘙痒症可用此性激素治疗。

**处方十** 沙利度胺 25~50mg po bid

【说明】 此药能降低外周瘙痒刺激的感觉，阻断瘙痒-搔抓的恶性环节，对尿毒症性皮肤瘙痒症有较好疗效。

## 3. 局部治疗

（1）局限性瘙痒

**处方一** 氢化可的松洗剂 外用 bid

**处方二** 地塞米松氮酮搽剂 外用 bid

**处方三** 氟轻松二甲亚砜液 外用 bid

**处方四** 薄荷脑软膏 外用 bid

**处方五** 复方炉甘石洗剂（酚及薄荷脑） 外用 bid

**处方六** 曲安奈德霜 外用 bid

（2）冬季瘙痒症选用润肤剂

**处方一** 0.3%尿囊素霜 外用 bid

**处方二** 20%尿素霜 外用 bid

（3）肛门瘙痒症 除以上治疗外，治疗应包括停止所有刺激性的外用治疗或过度清洗，去除潜在的局部致敏物质。大便后避免用卫生纸清洁，便后可温水清洗，已经证实这种清洁程序与外用糖皮质激素相比同样有效。严重病例还可以考虑肛周皮损内注射糖皮质激素。文献报道皮内注射亚甲蓝可以破坏皮肤神经末梢而缓解症状。

（4）外阴瘙痒症　在雌激素低下时，系统或外用雌激素有助于保护正常的外阴和阴道黏膜。外用他克莫司或吡美莫司有一定疗效。必要时可以考虑外阴皮损内注射糖皮质激素（曲安奈德）。

### 4. 其他特殊治疗

可以采用针灸、紫外线照射、皮下输氧、淀粉浴、糖浴或矿泉浴等。局限性瘙痒病经多方治疗无效并且严重时，可考虑用同位素$^{32}$磷、$^{90}$锶或浅层 X 线治疗。

### 5. 中医药治疗

中医强调辨证论治，多以清热祛风、利湿、养血为法。

（1）消风散加减

**处方**　当归 9g，防风 9g，蝉蜕 9g，知母 9g，苦参 9g，胡麻仁 9g，荆芥 9g，苍术 9g，牛蒡子 9g，石膏 30g，甘草 3g，木通 3g。水煎服，每日 1 剂。

【**说明**】　适用于风湿热证，以疏风清热止痒为主。

（2）龙胆泻肝汤加减

**处方**　龙胆 6g，黄芩 9g，栀子 9g，泽泻 12g，木通 3g，车前子 9g，当归 9g，生地黄 20g，柴胡 9g，生甘草 6g。水煎服，每日 1 剂。

【**说明**】　适用于湿热下注证，以清热利湿止痒为主。

（3）当归饮子加减

**处方**　当归 9g，白芍 9g，川芎 9g，生地黄 9g，白蒺藜 9g，防风 9g，荆芥穗 9g，何首乌 6g，黄芪 6g，炙甘草 3g。水煎服，每日 1 剂。

【**说明**】　适用于血虚肝旺证，以养血祛风止痒为主。

## 五、预防与调护

① 避免用搔抓、摩擦及热水烫洗等方法来止痒。
② 少用或不用碱性肥皂。

③ 限制饮用浓茶、咖啡及辛辣刺激的食物。

# 第3节 痒　疹

痒疹（prurigo）是一种具有瘙痒感的风团样丘疹。其主要损害为风团样丘疹、结节和继发性皮疹，奇痒难忍。致病原因比较复杂。

## 一、临床诊断要点

### 1. 成人急性单纯性痒疹

① 多见于 30 岁以上的成年女性。

② 好发于四肢伸侧及腰部，以肘、膝部最为显著。

③ 发病前常有前驱症状，如疲倦、头痛、失眠及胃肠功能失调等全身症状。

④ 皮疹特点为绿豆至豌豆大之圆形或顶部略平的丘疹，初为淡白色，继之变为暗红色或红褐色，散在或簇集分布，互不融合，可有风团，丘疹顶部亦可发生水疱。

⑤ 瘙痒剧烈，尤以夜间为甚。皮疹愈后留有色素沉着。

### 2. 单纯性痒疹

① 多见于中年人，男女均可患病。

② 皮疹好发于躯干和四肢伸侧，有时可累及面及头皮。

③ 临床表现与急性单纯性痒疹相类似，但原发丘疹较小、较多。

④ 瘙痒剧烈。可伴有淋巴结肿大。

### 3. Hebra 痒疹

① 多在 1～2 岁儿童期发病。

② 皮疹好发于四肢伸侧，两侧对称，下肢重于上肢。

③ 常发生于丘疹性荨麻疹或荨麻疹之后。皮疹初为风团及风团样丘疹，风团消退后即出现正常肤色或淡红色丘疹，粟粒至黄豆大，质较硬。

④ 瘙痒剧烈。常伴淋巴结肿大。皮疹愈后留有色素沉着。

⑤ 血中嗜酸粒细胞计数增多。

## 二、鉴别诊断

（1）丘疹性荨麻疹　皮疹呈纺锤状风团样丘疹，顶端小水疱形成，病程约 1 周。

（2）疥疮　皮疹多在指间、腕部、腋下、乳房下、小腹，皮疹以丘疹、小水疱为主，夜晚瘙痒剧烈，可查见疥螨。

## 三、治疗

### 1. 治疗原则

尽可能去除病因及诱发因素。可给抗组胺药、钙剂、多种维生素。外用药物宜止痒消炎。

### 2. 全身治疗

**处方一**　泼尼松　15～30mg po qd（8am）

**处方二**　曲安西龙　12～24mg po qd（8am）

**处方三**　雷公藤片　2 片 po tid

**处方四**　雷公藤总苷片　20mg po tid

【说明】　抗组胺药物可参照其他瘙痒性皮肤病用药。以上药物用于症状严重、皮疹泛发者。

### 3. 局部治疗

**处方一**　曲安西龙（去炎松）尿素软膏　外用 bid

**处方二**　卤米松三氯生（新适确得）霜　外用 bid

### 4. 其他特殊治疗

放血疗法、针灸、耳针及耳部割治疗法亦可采用。

### 5. 中医药治疗

中医强调辨证论治，多以清热祛风、养血为法。

（1）消风散加减

**处方**　当归9g，生地黄9g，防风9g，蝉蜕9g，知母9g，苦参9g，胡麻仁9g，荆芥9g，苍术9g，牛蒡子9g，石膏30g，甘草3g，木通3g。水煎服，每日 1 剂。

【说明】　适用于风湿热证，以清热利湿止痒为主。

（2）当归饮子加减

**处方**　当归9g，白芍9g，川芎9g，生地黄9g，蒺藜9g，防风9g，荆芥穗9g，何首乌6g，黄芪6g，炙甘草3g。水煎服，每日 1 剂。

【说明】　适用于血虚证，以养血润燥止痒为主。

## 四、预防调护

防止虫咬，对胃肠功能失调者宜给予纠正，有病灶者给予处理。注意改善营养及卫生状况。

# 第4节  结节性痒疹

结节性痒疹（prurigo nodularis）又称结节性苔藓，是一种病因不清、好发于四肢伸侧的、以结节为特征的慢性炎症性瘙痒性皮肤病。可能与遗传、虫类叮咬、精神刺激、胃肠功能紊乱及内分泌障碍等有关。有人认为本病是局限神经性皮炎的变形——不典型的结节性局限性神经性皮炎。

## 一、临床诊断要点

① 多见于中年女性。

② 好发于四肢伸侧，面部及躯干部也可受累。

③ 损害为直径 0.5～1cm 的坚实丘疹，近皮色、淡红或褐色，表面光滑，随后呈半球形结节，直径 1～3cm，表面粗糙，角化明显。

④ 病程慢性，剧痒，消退后遗留色素沉着。

## 二、鉴别诊断

（1）肥厚性扁平苔藓  损害为疣状增殖的肥厚性斑块，但常呈紫红色或紫色，并有细薄鳞屑，其周围或他处可见典型损害。

（2）丘疹性荨麻疹  皮损主要为风团样丘疹，中央有水疱或大疱，病程短，好发于儿童。

（3）原发性皮肤淀粉样变  皮损常较密集，呈串珠状排列，必要时可做局部刚果红试验或组织病理检查。

## 三、治疗

### 1. 治疗原则

防止虫咬，寻找并去除可能的致病因素。

### 2. 全身治疗

可给抗组胺药物、镇静安定药物等，参照其他瘙痒性皮肤病用药。皮损增生明显、质硬可配合口服维 A 酸类药，同时加服维生素 E。

**处方一** 异维 A 酸　10mg po bid

**处方二** 维胺酯　25mg po tid

**处方三** 维生素 E　100mg po tid

### 3. 局部治疗

参照其他瘙痒性皮肤病局部用药。另外可选择以下药物。

**处方一** 5%～10%硫黄煤焦油软膏　外用 qn

**处方二** 三氯醋酸饱和液　外用 qn

**处方三** 25%蛇床子酊　外用 qn

### 4. 其他疗法

（1）封闭疗法　可用曲安西龙混悬液或醋酸泼尼松龙加等量利多卡因每个皮损内注射，每周 1 次。

（2）物理疗法　液氮或脉冲染料激光、准分子激光。必要时亦可同位素$^{32}$P、$^{90}$Sr 敷贴或浅层 X 线放射治疗。近年国内有人单用紫外线光疗（UVB）或联合异维 A 酸治疗本病取得较好疗效。

### 5. 中医药治疗

（1）消风散加减

**处方** 当归 6g，生地黄 6g，防风 6g，蝉蜕 6g，知母 6g，苦参 6g，胡麻仁 6g，荆芥 6g，苍术 6g，牛蒡子 6g，石膏 6g，甘草 3g，木通 3g。水煎服，每日 1 剂。

【说明】适用于湿热蕴结证，以化湿清热止痒为主。

（2）乌蛇桃红汤加减

**处方** 乌梢蛇 15g，桃仁 15g，赤芍 15g，合欢皮 15g，三棱 10g，莪术 10g，蒺藜 20g，丹参 20g，蜈蚣 2 条，红花 5g，甘草 5g。水煎服，每日 1 剂。

【说明】适用于风毒血瘀证，以搜风化瘀、散结止痒为主。

## 四、预防调护

① 预防昆虫叮咬。

② 避免搔抓和烫洗。

# 第 10 章 结缔组织病

## 第 1 节 红斑狼疮

红斑狼疮（lupus erythematosus）是一组累及全身多脏器的自身免疫性疾病。现认为红斑狼疮为一种病谱性疾病；病谱的一端为盘状红斑狼疮，另一端为系统性红斑狼疮。其间还包括播散性盘状红斑狼疮、深部红斑狼疮、亚急性皮肤型红斑狼疮等类型。

### 一、临床诊断要点

#### 1. 盘状红斑狼疮（DLE）

① 皮损好发于暴露部位，如面部、鼻梁、面颊，其次为口唇、耳、手背等处。

② 典型皮损为境界清楚的圆形、椭圆形或不规则红斑，边缘稍隆起，中心附着黏着性鳞屑，剥去鳞屑可见扩大的毛囊口和角栓。

③ 晚期皮损中央萎缩，毛细血管扩张和色素减退，周围则色素沉着。黏膜部位可出现灰白色小片糜烂或浅溃疡，绕以紫色红晕。

④ 大部分患者无全身症状。

#### 2. 亚急性皮肤型红斑狼疮（SCLE）

（1）环形红斑型　半环、环形或多环形浸润性红斑，孤立或散在分布，内侧缘覆细小鳞屑，绕以红晕。

（2）丘疹鳞屑型　为红斑、丘疹及斑丘疹，上覆较明显鳞屑，广泛分布。

（3）皮疹持续数周或数月后消退，不留瘢痕。

（4）多伴有光敏、关节痛或雷诺现象。

（5）多有系统损害。

#### 3. 系统性红斑狼疮（SLE）

① 特征性皮损为面部蝶形红斑。

② 常伴有盘状红斑、多形红斑样和红斑肢痛症、紫癜、水疱、血疱、结节、溃疡、网状青斑、指（趾）坏疽、雷诺现象、光敏、脱发等。

③ 口腔黏膜可有红斑、出血点、糜烂、水疱和溃疡等。

④ 可伴有发热、关节和/或肌肉疼痛、乏力、消瘦等全身症状。

⑤ 多系统受累，多有狼疮性肾炎、心包炎、心包积液、心肌炎、胸膜炎、胸腔积液、间质性肺炎、神经精神症状、眼底出血等。

## 二、辅助检查

（1）DLE　①少数患者抗核抗体（ANA）、狼疮细胞阳性，血沉（ESR）增高。②组织病理表现为角化过度，毛囊口及汗孔有角栓，灶状基底细胞液化变性，真皮血管及皮肤附件周围有淋巴细胞为主的浸润。

（2）SCLE　ANA、狼疮细胞阳性，血沉增高。抗 SSA/Ro、抗 SSB/La 抗体阳性，抗 ds-DNA 阳性。

（3）SLE　①血常规检查多有红细胞、白细胞、血小板计数减少。②尿常规检查可发现蛋白和管型。③血沉增快，IgG、IgA、IgM 增高，CH50、C3、C4 降低。ANA、狼疮细胞阳性。抗 ds-DNA 抗体、抗 Sm 抗体阳性。

## 三、鉴别诊断

### 1. 盘状红斑狼疮与以下疾病鉴别

（1）脂溢性皮炎　有脂溢性鳞屑，易于剥去，无角质栓及毛囊口扩大。

（2）寻常性狼疮　幼年发病，有狼疮结节，易于破溃形成瘢痕，瘢痕上仍可出现结节。

（3）剥脱性唇炎　表面有厚痂和鳞屑，容易脱落露出红色而发光的表面，不久又结鳞屑痂皮。唇红缘干燥、皲裂及灼热、疼痛。

（4）冻疮　冬季发病，春暖消退，皮损为红斑，有轻度水肿，遇热则刺痒，表面无鳞屑。

### 2. 系统性红斑狼疮与以下疾病鉴别

（1）皮肌炎　多始于面部，皮损为实质性水肿性红斑，伴有血管扩张，多发性肌炎症状明显，尿肌酸含量增加，肌酐排出量下降。

（2）风湿性关节病　关节肿痛明显，可出现风湿结节，无红斑狼疮特有的皮肤改变，红斑狼疮细胞核抗核抗体检查阴性，无光敏感史。

（3）日光皮炎　是一种日光诱发的迟发型变态反应性皮肤病。皮疹见于面部、颈部、胸前 V 形区、前臂伸侧等暴露部位，表现为弥漫性红斑，重者出现水疱。抗核抗体测定阴性。

## 四、治疗

### 1. 治疗原则

避光防晒，局部皮损可用糖皮质激素软膏外涂，全身治疗可用免疫抑制药或免疫调节药、抗疟药等。

### 2. 全身治疗

（1）DLE 或无全身症状的 SCLE

**处方一　氯喹**　0.125g po bid

**处方二　羟氯喹**　0.2g po bid

【说明】　抗疟药羟氯喹有光滤、免疫调节、抗炎作用，可以改善本病的皮肤损害，控制狼疮肾，也可使 SLE 关节肿痛和炎症性关节炎症状得以改善，防止血栓生成。羟氯喹不能用于已经存在黄斑病变的患者，不能用于对 4-氨基喹啉类药物过敏的患者。对长期服用羟氯喹的患者建议每半年做一次眼科检查。目前 FDA 将羟氯喹列为 C 类药。抗酸药（如三硅酸镁）能减少羟氯喹的吸收，因此建议和抗酸药之间有 4h 以上的给药间隔。

**处方三　沙利度胺**　25～50mg po bid

【说明】　沙利度胺可抑制炎症递质，对 DLE 有显著疗效，对 SCLE 患者控制皮损效果较好，它尤其适用于局部使用皮质类固醇激素和口服氯喹无效的严重病例。沙利度胺一般在服药 1 周内开始临床改善，多数病例在 3 周至 2 个月内皮损消退，个别患者可长达 6 个月后才完全消退。最为常见的不良反应是头晕、恶心、周围神经病、镇静、皮疹和便秘。沙利度胺不影响服药者的生殖器官，但是通过胎盘直接作用于敏感期的胚胎，小剂量即可畸。因此，育龄妇女要禁用。

**处方四** 异维 A 酸　10mg po bid

**处方五** 阿维 A　10mg po bid

【说明】 口服维 A 维类药物治疗 DLE 非常有效，尤其是对厚性皮损。

(2) 播散型 DLE、SCLE 或轻型 SLE

**处方一** 泼尼松　20～30mg po qd (8am)

**处方二** 氯喹　0.125g po bid

**处方三** 羟氯喹　2g po bid

**处方四** 沙利度胺　25～50mg po bid

【说明】 泼尼松口服 1 个月后逐步减量；沙利度胺口服 4～6 后减量，并维持 2～4 个月。国外一回顾性研究提示早期应用氯喹会延缓 SLE 的发展，建议在疾病早期甚至只有局部皮损时开始应用搞疟药。

(3) 中度严重型 SLE

**处方一** 泼尼松　40～60mg po qd (8am)

**处方二** 雷公藤片　2 片 po tid

**处方三** 雷公藤总苷片　20mg po tid

**处方四** 沙利度胺　25～50mg po bid

**处方五** 薄芝片　2～3 片 po tid

【说明】 建议应用强有力的治疗措施首先控制病情发展，稳后再逐步减药。SLE 应用糖皮质激素的原则是早用、足量、长。尽可能选择泼尼松、泼尼松龙、甲泼尼龙这类血浆半衰期短又不含卤族元素的类型。

(4) 重型 SLE

**处方一** 泼尼松　30～40mg po bid

**处方二** 甲泼尼龙　60～100mg

　　　　　5% 葡萄糖注射液　500ml ｜ iv drip qd

**处方三** 雷公藤片　2 片 po tid

**处方四** 硫唑嘌呤　50mg po bid

【说明】 泼尼松分早晨 8 时、下午 4 时 2 次口服，1 个月后步减量。

（5）狼疮性肾炎或狼疮性脑病可采用大剂量糖皮质激素或磷酰胺冲击疗法，任选其一或糖皮质激素与环磷酰胺冲击疗法交替进行。

**处方一**　甲泼尼龙　　500mg｜iv drip　qd 连滴 3d
　　　　　5% 葡萄糖注射液　500ml｜

**处方二**　地塞米松　　100～150mg｜iv drip　qd 连滴 3d
　　　　　5% 葡萄糖注射液　500ml｜

**处方三**　环磷酰胺　　600～800mg｜iv drip　每周一次，
　　　　　5% 葡萄糖注射液　500ml｜共 6～8 次

【说明】　也可甲泼尼龙第 1 日 400mg，第 2 日 300mg，第日 200mg，第 4 日恢复到常规治疗剂量，此法相对比较安全。

### 3. 局部治疗

**处方一**　卤米松乳膏　外用 bid

**处方二**　卤米松三氯生（新适确得）霜　外用 bid

**处方三**　他克莫司软膏　外用 bid

**处方四**　吡美莫司乳膏　外用 bid

【说明】　外用或皮损内注射糖皮质激素在 DLE 的治疗中重要作用，但要注意长期外用糖皮质激素引起的皮肤萎缩。免抑制药他克莫司、吡美莫司对于无论是 DLE、SCLE 疾病本身是外用糖皮质激素所致的皮肤萎缩均有效，但对于 DLE 肥厚皮损治疗效果较差，可能与药物渗透性差有关。

### 4. 中医药治疗

中医强调辨证论治，常以清热、解毒、益气、养阴为主。

（1）犀角地黄汤合黄连解毒加减

**处方**　水牛角 30g，生地黄 24g，芍药 12g，牡丹皮 9g，黄9g，黄芩 6g，黄柏 6g，黄栀子 9g，紫草 9g，甘草 6g。水煎服每日 1 剂。

【说明】　适用于热毒炽盛证，以清热解毒为主。

（2）养心汤加减

**处方**　白人参 5g，黄芪 20g，丹参 15g，白术 6g，熟地12g，当归 9g，茯苓 9g，五味子 9g，远志 9g，酸枣仁 12g，炙草 6g。水煎服，每日 1 剂。

【说明】 适用以气血两伤证，以益气养阴为主。

（3）附桂八味丸合真武汤加减或芪加真武汤加减

**处方** 制附片12g，肉桂6g，熟地黄15g，山茱萸12g，淮山15g，茯苓12g，泽泻10g，白术12g，黄芪30g，淫羊藿12g，戟天12g。水煎服，每日1剂。

【说明】 适用于脾肾阳虚证，以补肾健脾为主。

（4）四君子汤合丹栀逍遥散加减

**处方** 党参20g，茯苓12g，白术9g，柴胡9g，当归9g，白9g，薄荷6g，牡丹皮6g，黄栀子6g，炙甘草6g。水煎服，每1剂。

【说明】 适用于脾虚肝旺证，以疏肝健脾为主。

（5）逍遥散加减。

**处方** 柴胡9g，当归9g，白芍9g，薄荷6g，茯苓12g，白9g，丹参15g，木香6g，桃仁10g，甘草6g。水煎服，每日剂。

【说明】 适用于气滞血瘀证，以疏肝理气、活血化瘀为主。

## 五、预防调护

① 无论盘状红斑狼疮，还是系统性红斑狼疮，均应避免日光晒、紫外线照射，外用防晒剂。深部红斑狼疮尚需防冻。

② 避免使用雌激素类避孕药，避免使用可能诱发狼疮的药物青霉素、磺胺类、保泰松、金制剂等药物，以免诱发红斑狼疮状；肼屈嗪、普鲁卡因胺、氯丙嗪、甲基多巴、异烟肼等容易起狼疮样综合征。

③ 劳逸结合，加强营养，生活规律化，避免妊娠和精神创。缓解期才可做防疫注射。

④ 树立战胜疾病的信心，减少精神压力，定期随访、检查。

# 第2节　皮肌炎

皮肌炎（dermatomyositis）是一种以皮肤、肌肉及小血管的漫性炎症为基础的自身免疫性结缔组织病，可伴有关节、心肌多器官损害。无皮肤损害只有肌炎者称为多发性肌炎，无肌炎有皮损者称为皮肤型皮肤炎。

# 一、临床诊断要点

① 典型损害为以上眼睑为中心的紫红色水肿斑，可发展至前额、颧部、颊部、耳前后及上胸部，日晒后加重。特征性损害为 Gottron 征，即指趾关节伸侧的紫红色扁平丘疹或斑块，覆细小鳞屑，皮损消退后有萎缩、毛细血管扩张及色素减退。皮损可轻可重，约 1/3 皮肌炎患者以皮损为首发症状。部分患者有光敏感。

② 肌肉症状主要表现为肌痛、肌无力。通常四肢近端肌群最早受累，出现上举、下蹲困难，吞咽肌群受累则发生吞咽困难，严重者表现为生活不能自理，声音嘶哑，呼吸困难。

③ 可有全身乏力、头痛、不规则发热、关节痛及雷诺现象，心肌受累者可出现心肌炎和心包炎。

# 二、辅助检查

① 肌酸磷酸激酶（CPK）、醛缩酶（ALD）、谷草转氨酶（AST）、谷丙转氨酶（ALT）、乳酸脱氢酶（LDH）升高，其中以 CPK 最敏感，肌酶水平随病情的变化波动呈平行关系，可作为诊断、疗效监测及预后的评价指标。24h 尿肌酸排泄量大于 200mg，抗 Mi-2 抗体、抗 Jo-1 抗体可阳性。

② 肌电图示肌源性损害。

③ 组织病理可见肌肉肿胀、横纹消失、肌膜细胞核增多，肌纤维分离、断裂及变性甚至坏死。

④ 肌肉组织的 MIR 和超声检查。

# 三、鉴别诊断

(1) 内分泌疾病 甲状腺功能减退所致肌病，主要表现为肌无力，也可出现进行性肌萎缩。

(2) 低钾血症 血钾低，肌无力为主，补钾后恢复快。

(3) 肌营养不良症 有遗传家族史，表现为进行性肌无力（从肢体远端开始）和萎缩，无肌压痛。

(4) 线粒体肌病 线粒体呼吸酶链的氧化代谢障碍，青少年多见，表现为骨骼肌肉极易疲劳，卧床休息时肌力常正常。

## 四、治疗

### 1. 治疗原则

无肿瘤并发症的病例，可给予皮质类固醇、免疫抑制药治疗。40~50岁以上患者要警惕是否伴发肿瘤。对小儿皮肌炎患者尽量去除一切可疑病灶，并采用抗生素联合皮质类固醇治疗。

### 2. 全身治疗

（1）病情轻度者

**处方一**　泼尼松　20~30mg po bid

**处方二**　雷公藤片　2片 po tid

**处方三**　雷公藤总苷片　20mg po tid

**处方四**　羟氯喹　0.2g po bid

**处方五**　沙利度胺　25~50mg po bid

【说明】　糖皮质激素是本病的首选药，通常剂量为泼尼松.5~2mg/(kg·d)，晨起一次口服，重症者可分次服，大多数治疗后6~12周内肌酶下降，肌酶趋于正常后开始减量，减量应缓慢；有皮肤症状者可加用羟氯喹、沙利度胺，但羟氯喹对皮肌炎的肌肉症状并没有任何改善作用。国外报道外用他克莫司治疗皮肌炎皮损有一定疗效。

（2）病情中度者

**处方一**　泼尼松　30~40mg po bid

**处方二**　雷公藤片　2片 po tid

**处方三**　雷公藤总苷片　20mg po tid

【说明】　泼尼松口服4~6周后逐渐减量。雷公藤总苷有抗炎、抑制体液免疫和细胞免疫反应的作用。长期服用，有白细胞和血小板减少、月经紊乱、精子减少等不良反应。

（3）病情重度者

**处方一**　甲泼尼龙　80~120mg ┐
　　　　　　5%葡萄糖注射液　500ml ┘ iv drip qd

**处方二**　甲氨蝶呤　1.25~2.5mg po q12h

**处方三**　甲氨蝶呤　10~20mg im qw

**处方四**　甲氨蝶呤　10~20mg ┐
　　　　　　5%葡萄糖注射液　500ml ┘ iv drip qw

【说明】 病情好转后改为泼尼松口服，并逐渐减量。应警惕糖皮质激素性肌病，激素的肌毒性主要出现在使用氟化类激素，激素与免疫抑制药联合应用可提高疗效、减少激素用量，甲氨蝶呤（MTX）口服每周连续 3 次；甲氨蝶呤，静脉滴注连续 8～1次，或硫唑嘌呤（AZA）和环磷酰胺（CTX），在治疗肌炎CTX 不如 MTX 和 AZA 常用，单独对控制肌炎症无效，适于伴肺间质病变。应用免疫抑制量的甲氨蝶呤后 24h 内再给适的甲酰四氢叶酸，可对抗甲氨蝶呤的毒性。用药期间应定期检血常规和肝肾功能。

（4）顽固性皮肌炎可采用大剂量糖皮质激素或环磷酰胺冲疗法，任选其一或糖皮质激素与环磷酰胺冲击疗法交替进行。

**处方一** 甲泼尼龙　500～1000mg 　}
　　　　 5%葡萄糖注射液　500ml 　} iv drip　qd

**处方二** 地塞米松　100～150mg 　}
　　　　 5%葡萄糖注射液　500ml 　} iv drip　qd

**处方三** 环磷酰胺　600～800mg 　}
　　　　 5%葡萄糖注射液　500ml 　} iv drip qw　共 6～8 次

【说明】 甲泼尼龙静点，第 4 天恢复到常规治疗剂量，此法相对比较安全；地塞米松静点，第 4 日恢复到常规治疗剂量，此法相对比较安全。

### 3. 局部治疗

**处方一** 他克莫司软膏　外用 bid
**处方二** 吡美莫司乳膏　外用 bid

### 4. 中医药治疗

中医强调辨证论治，以清热、凉血、益气、养血为主。

（1）清营汤或清瘟败毒饮加减

**处方** 水牛角 30g，生地黄 15g，玄参 9g，竹叶心 3g，麦冬9g，丹参 6g，黄连 5g，金银花 9g，连翘 6g，牡丹皮 9g，知母9g，黄栀子 6g，生石膏 30g。水煎服，每日 1 剂。

【说明】 适用于热毒炽热证。以清热解毒、凉血清营为主。

（2）温经通络汤加减

**处方** 当归 12g，桂枝 10g，细辛 6g，白芍 10g，制附子

0g, 乳香 10g, 没药 10g, 蜈蚣 2 条, 甘草 5g。水煎服, 每日
剂。

**【说明】** 适用于寒瘀痹阻证。以温经通络为主。

(3) 补中益气汤加减或归脾汤加减

**处方** 党参20g, 木香 6g, 远志 6g, 白术 9g, 茯神 9g, 当
归9g, 黄芪 12g, 龙眼肉 12g, 酸枣仁 12g, 炙甘草 3g。水煎服,
每日 1 剂。

**【说明】** 适用于阳气虚衰证。以补气养血为主。

## 五、预防与调护

① 去除感染病灶, 尤其是小儿皮肌炎在用激素的同时, 配合
维生素治疗预后好。

② 检查有无并发恶性肿瘤, 特别是中年以上患者。

③ 急性期患者应卧床休息, 减轻肌肉负担, 并适当进行肢体
被动运动, 以防肌肉萎缩。急性期后, 应逐步加强肌力训练。

④ 给予高蛋白和维生素丰富的饮食。

# 第 3 节　硬皮病

硬皮病 (scleroderma) 是一种以皮肤及内脏器官胶原纤维进
行性水肿硬化、萎缩为特征的结缔组织病。

## 一、临床诊断要点

### 1. 局限性硬皮病

① 本型多见于额部、颊部、四肢、乳房及臀部。

② 主要以皮肤损害为主, 皮损初发为鲜红色或紫红色的带
状、圆形或卵圆形斑块、微隆起, 以后逐渐演变为淡黄色或象牙
色, 表面光滑, 有蜡样光泽, 皮革样硬度。皮肤萎缩变薄, 如羊
皮纸样, 无弹性。

③ 发病初, 局部可感瘙痒。

### 2. 系统性硬皮病

(1) 皮肤损害　分为水肿期、硬化期和萎缩期。

① 水肿期: 皮肤呈弥漫性轻度肿胀, 非凹陷性, 皮纹消失,

表面光滑，呈苍白或淡黄色。

② 硬化期：皮肤肿胀消失，渐变硬，不能用手捏起，与皮下组织密切相连，表面具蜡样光泽。

③ 萎缩期：皮肤变薄如羊皮纸样，皮纹消失，毛发脱落，硬化部位常有色素沉着，间以脱色白斑。皮肤弹性消失，呈木板样硬化，易发生溃疡和坏死。面颈部皮肤受累时可形成面具脸。

（2）患者多以雷诺现象为首发症状，表现为指（趾）青紫、苍白，遇寒冷加重。

（3）在关节或关节周围及肢体伸侧软组织内有钙质沉积。有关节痛和关节炎。可出现肌无力、肌痛甚至肌萎缩。关节活动受限，强直以致挛缩畸形，手指可变短、变形。

（4）内脏器官可因弥漫性纤维化出现吞咽困难、腹痛、腹胀、呼吸困难等一系列相应症状。

## 二、辅助检查

① 白细胞计数增多，贫血，血沉增快。IgG、IgM 增高，补体降低，循环免疫复合物（CIC）阳性。ANA（斑点或核仁型）阳性，抗 Scl-70 抗体阳性，抗着丝点抗体（ACA）阳性。

② 甲襞毛细血管显微镜：雷诺现象者甲襞微循环检查可见毛细血管变大、扩张、肿胀、变形、形态不规则等。

③ 组织病理：真皮增厚，胶原纤维早期肿胀、变性，后期增生、硬化，皮肤附属器萎缩或消失。

④ 系统性硬皮病者胸部 X 线或 CT 可示双肺基底部纤维化。

## 三、鉴别诊断

（1）硬化萎缩性苔藓　与局限性硬皮病鉴别。前者初为淡红色扁平丘疹，后变为象牙色或珍珠色，质地坚实，还可见不同形状的轻度硬化的斑片，疾病后期，皮损萎缩可呈羊皮纸外观。

（2）嗜酸性筋膜炎　以筋膜发生弥漫性肿胀、硬化为特征，皮下深部组织硬肿，皮面有与浅静脉走向一致的线状凹陷，伴局部酸胀。发病前常有过度劳累、外伤、受寒等诱因。

（3）硬肿病　起病突然，初发颈部，迅速向面、躯干、上肢发展，对称性弥漫性皮肤发硬，无色素改变及毛发脱落现象。大雷诺征。

## 四、治疗

### 1. 治疗原则

目前无特效疗法。可根据病情给予皮质类固醇及血管扩张药治疗。注意防寒保暖。

### 2. 全身治疗

（1）急性水肿期

**处方一**　泼尼松　20～30mg po qd 8am

**处方二**　丹参注射液　8～16ml ⎫
　　　　　　右旋糖酐40　500ml ⎭ iv drip qd

**处方三**　维生素E　100mg po tid

**处方四**　硝苯地平　5～10mg po bid 或 tid

【说明】　总的来说，糖皮质激素对本症效果不显著，通常对炎性肌病、间质性肺部疾病的炎症期有一定疗效。丹参注射液静脉滴注 10～15 次为 1 个疗程，连续或间歇 2～3 疗程后，能阻止红细胞及血小板的聚集，降低血液黏滞性，改善微循环。硝苯地平为钙通道阻滞药，能松弛血管平滑肌和和减轻血管痉挛，改善微循环，是治疗雷诺现象的主要药物。

（2）硬化萎缩期

**处方一**　丹参注射液　8～16ml ⎫
　　　　　　右旋糖酐40　500ml ⎭ iv drip qd

**处方二**　薄芝注射液　2～4ml im qod

**处方三**　薄芝片　3 片 po tid

**处方四**　秋水仙碱　0.5～1.5mg po qd

**处方五**　秋水仙碱　1～2mg ⎫
　　　　　　5% 葡萄糖注射液　500ml ⎭ iv drip qd

**处方六**　曲尼司特　100mg po tid

**处方七**　硫唑嘌呤　25～50mg po bid 或 tid

**处方八**　环磷酰胺　1～2mg/(kg·d)

【说明】　丹参注射液静脉滴注，10～15 次为 1 个疗程；秋水仙碱用量达到总量 20～40mg 为 1 个疗程，共 2～3 疗程。秋水仙碱有抑制白细胞趋化因子，稳定溶酶体膜以及减轻炎症的作用，但起效慢。曲尼司特调节胶原合成代谢，抗纤维化，对局限性、系统性硬皮病均有不定效果。环磷酰胺可以减轻皮肤症状，阻止肺纤维化和其他并发症的发展。

### 3. 其他治疗

国外报告 UVA 光疗（PUVA 和 UVA1）能显著改善早期患者皮肤和关节症状。

### 4. 中医药治疗

中医强调辨证论治，以活血化瘀、祛风除湿、温经祛寒为主。

（1）独活寄生汤加减

**处方** 独活 9g，桑寄生 6g，杜仲 6g，牛膝 6g，细辛 6g，秦艽 6g，茯苓 6g，肉桂 6g，防风 6g，川芎 6g，党参 6g，当归 6g，芍药 6g，生地黄 6g，甘草 6g，淫羊藿 15g，川续断 15g。水煎服，每日 1 剂。

【说明】 适用于风湿痹阻证。以祛风除湿、活血通络为主。

（2）桃红四物汤加减

**处方** 桃仁 10g，红花 10g，生地黄 12g，当归尾 12g，赤芍 12g，川芎 6g。水煎服，每日 1 剂。

【说明】 适用于血瘀经脉证。以养血活血为主。

（3）阳和汤加减

**处方** 熟地黄 30g，肉桂 3g，麻黄 2g，鹿角胶 9g，芥子 6g，姜炭 2g，生甘草 3g。水煎服，每日 1 剂。

【说明】 适用于寒盛阳虚证。以温阳补血、散寒通络为主。

（4）中药外治

**处方一** 伸筋草 30g，透骨草 30g，艾叶 30g，乳香 15g，没药 15g。水煎外洗，每日一剂。

**处方二** 红花油、虎骨酒加温按摩。

【说明】 适用于血瘀寒凝证。

## 五、预防与调护

① 注意保暖，防止外伤，避免主动和被动吸烟。避免精神创

伤和过度紧张。

② 适当休息，加强功能性体育锻炼。

③ 音频电疗、毫米波治疗及保健按摩等均有助于疾病的恢复。

# 第4节　嗜酸性筋膜炎

嗜酸性筋膜炎（eosinophilia fasciitis）是以筋膜弥漫性肿胀、硬化伴嗜酸粒细胞增高为特征，属炎性肌病的一个特殊类型。确切的病因及发病机制至今不清，研究表明可能与免疫、感染、过劳、外伤等因素有关。细胞免疫与体液免疫均参与发病，有学者认为是因紧张的运动或外伤后，皮下组织释放的抗原引起的变态反应。近年有学者认为伯氏包柔螺旋体感染可能是本病的发病原因之一。

## 一、临床诊断要点

① 本病多发生在 30～60 岁，男性多于女性，男女之比约为 2:1。

② 起病突然，发病前常有过度劳累史、受寒冷病史。上呼吸道感染可诱发本病。

③ 好发于四肢，有时也见于躯干，但面和指部通常不受累，可以捏起。肢体上举时病损表面凹凸不平，并可见沿浅静脉走向的坑道状凹陷。

④ 皮肤损害：最初表现为皮肤肿胀，继而表现为硬皮病样皮损，而表皮及真皮轻度累及或正常。表面肤色一般正常，偶或色素增加或减退。

## 二、辅助检查

（1）实验室检查　大多数患者有外周血中嗜酸粒细胞明显增高，约半数血沉加快，尚可有高丙球蛋白症（IgG 或 IgM 增高）。

（2）组织病理　病变在皮下组织和深部筋膜，有嗜酸粒细胞、淋巴细胞、巨噬细胞和浆细胞浸润。直接免疫荧光检查示深部筋膜和肌束间隔中有 IgG 和 C3 的沉积。

（3）磁共振（MR）平扫和增强最受重视　特征性的表浅筋

膜增厚在 MRT1WI 平扫图像上可清晰显示。通过观察 MR 增强所示的病灶范围可以评价病情进展及疗效。MR 增强和抑脂序列相结合对显示嗜酸性筋膜炎的筋膜变化敏感性较高。经过类固醇治疗后，实验室指标差异性很大，MR 可以监测疗效和病情变化。MR 还是指导活检的最好方法。

## 三、鉴别诊断

（1）硬肿病　起病于颈部，随后扩散至面、躯干，随后累及肢体，皮损广泛，发硬，呈凹陷性肿胀，正常皮纹消失，皮肤不能捏起。

（2）硬皮病　皮肤硬化不仅限于手、足、面部，臂、腿、颈、躯干部亦可累及。ANA 核型除斑点型外还可见着丝点型，抗 nRNP 抗体阳性率低，且多为低滴度，对皮质类固醇激素效果差。

## 四、治疗

### 1. 治疗原则

应用糖皮质激素、扩张血管、改善微循环有效。近来报告西咪替丁有效。

### 2. 全身治疗

**处方一**　泼尼松　20～40mg po qd

**处方二**　甲泼尼龙　500mg
　　　　　　5% 葡萄糖注射液　500ml ｜ iv drip qd 连滴 3～5d

【说明】　药物首选糖皮质激素。大多对激素治疗的初期反应良好，多用中小剂量。但单用激素治疗疗程长，病情易反复，疗程 1～3 个月，一般在治疗后 2 个月左右病情改善。对于激素反应不佳者，甲泼尼龙冲击疗法可获得较好疗效。

**处方三**　西咪替丁　0.2g po tid

【说明】　若皮质激素无效或禁忌时可用西咪替丁，口服无效时可改成静滴。

**处方四**　丹参注射液（1ml 含生药 2g）　16～24ml ｜
　　　　　　5% 葡萄糖注射液　250mg ｜ iv drip qd

**处方五**　右旋糖酐 40　500mg iv drip qd

**处方六**　脉络宁　30ml ｜
　　　　　　5% 葡萄糖注射液　250mg ｜ iv drip qd

【说明】 10～15d 为 1 疗程，3～6 疗程可使症状改善。脉络宁注射液系由中药玄参、牛膝、金银花、石斛等药物经化学方法提取后制成的复方制剂，具有清热、养阴、活血化瘀功效。因其有扩张血管、改善微循环及血液量、抗凝血、溶栓等作用，其对嗜酸性筋膜炎的疗效可能是改善局部微循环、增加血流量，从而改善症状。

**处方七** 曲尼司特 100mg po tid

【说明】 有纤维硬化明显时选用曲尼司特，服用直至软化，皮损消退。

**处方八** 柳氮磺吡啶 500mg po tid

【说明】 柳氮磺吡啶为磺胺类抗菌药，可抑制前列腺素的合成以及其他炎症递质白三烯的合成，具有抗炎和免疫抑制作用，副作用包括恶心、食欲缺乏、精子产量减少、白细胞偏低、皮疹和头痛。因本药含有磺胺，有过敏史者避免服用。

**处方九** 雷公藤总苷 20mg po tid

【说明】 难治性及有系统损害者应在糖皮质激素药基础上尽早加用免疫抑制药。必要时可用环磷酰胺、霉酚酸酯（骁悉）、甲氨蝶呤、环孢素等。

**处方十** 酮替芬 2mg po bid

【说明】 酮替芬为肥大细胞膜稳定药，可有效缓解患者的皮损症状。国外个案报道单独用药治疗 4 个疗程后未见复发。

**处方十一** 羟氯喹 200mg po bid

【说明】 羟氯喹可单独应用或与糖皮质激素联合应用。

### 3. 局部治疗

**处方一** 肝素钠（海普林）或类肝素（喜疗妥） 外用 tid

**处方二** 肤康霜（含积雪苷） 外用 tid

### 4. 其他疗法

（1）血浆置换术 有学者认为尽早联合血浆置换术，效果及安全性好，可以缩短病程，减少长期应用糖皮质激素引起的医源性并发症。

（2）生物制剂 如抗肿瘤坏死因子-α（包括重组人型肿瘤坏死因子受体-抗体融合蛋白等）。

（3）光化学疗法 国外有报道 8-MOP 加 UVA 照射也有一定的疗效。

**5. 中医药治疗**

**处方** 黄芪 30g，当归 15g，鸡血藤 30g，红花 10g，桃仁 10g，丹参 30g，炙土鳖虫 6g，豨莶草 15g，威灵仙 15g，制乳香 8g，制没药 8g，全蝎 6g，乌梢蛇 10g，马鞭草 10g，茯苓皮 20g。水煎服，每日 1 剂。

【说明】 适用于气滞血瘀、湿毒蕴结证。以益气养血、化湿解毒为主。

## 五、预防调护

慎起居，调饮食。

# 第 5 节　风湿热

风湿热（rheumatic fever）是 A 组乙型溶血性链球菌感染后发生的一种自身免疫性疾病，可有全身结缔组织病变。

## 一、临床诊断要点

**1. 主要表现**

（1）心脏炎 可出现心肌炎、心内膜炎、心包炎。

（2）多发性关节炎 多为大关节，呈对称性。

（3）舞蹈病。

（4）轮状红斑（又称边缘性红斑） 是风湿热的特征性皮损，为无痛性、无自觉症状、粉红色、浅表性半圆和环状损害。一般在数天内消失，无鳞屑，不留色素沉着。多见于躯干部及四肢近端屈侧。常出现在关节炎和心脏炎之前。

（5）皮下结节 对见于风湿热的重症病例，是风湿热活动的特异性皮肤表现。

**2. 次要表现**

① 发热。

② 关节痛。

③ 以前曾患有风湿热或风湿性心脏病。

④ 血沉增快或 C 反应蛋白阳性或白细胞数增多。

⑤ P-R 间期延长。

临床上有以上 2 项主要表现或 1 项主要表现加 2 项次要表现，并有近期链球菌感染证据，如抗 O 增高或咽拭子培养阳性即可确立风湿热诊断。

## 二、辅助检查

可测出链球菌感染指标、急性期反应物增高以及多项免疫指标异常。咽拭子培养的链球菌阳性率在 $20\%\sim25\%$。抗 O 及抗 DNA 酶-B 阳性率在 $50\%\sim85\%$。血沉（ESR）增高。

## 三、鉴别诊断

（1）类风湿关节炎　晨僵，指关节内或周围的晨僵，持续至少 1h。关节炎至少 3 组关节肿胀或积液，类风湿结节，类风湿因子阳性。

（2）系统性红斑狼疮　有特殊的皮疹，如蝶形红斑，可有肾及血液系统等多系统损害，患者血清中存在高滴度的抗核抗体、抗 ds-DNA 及抗 Sm 抗体等自身抗体。

## 四、治疗

### 1. 治疗原则

消除感染灶。注意防寒保暖，避免潮湿和受寒。有心脏炎者应卧床休息。

### 2. 全身治疗

（1）消除链球菌感染灶

**处方一**　苄星青霉素　60 万～120 万 U im qw

**处方二**　青霉素钾（钠）　680 万 U｜

　　　　　生理盐水　250ml｜iv drip qd

**处方三**　头孢曲松　1～2g｜

　　　　　生理盐水　250ml｜iv drip qd 或 bid

**处方四**　罗红霉素　150mg po bid，共 10d

**处方五**　红霉素　0.25g po qid，共 10d

**处方六**　阿奇霉素 5d 疗程法：第 1 天 250mg，po，bid，之后第 2～4 天 250mg，po，qd

【说明】 消除链球菌感染灶是去除风湿热病因的重要措施，目前公认苄星青霉素是首选药物，依病情的情况可酌情选用长效或短效青霉素。对于青霉素过敏的患者，可选用红霉素、林可霉素治疗。

（2）非甾体抗炎药物

**处方一** 阿司匹林 1.0g po tid～qid［儿童 80～100mg/(kg·d)］

**处方二** 吲哚美辛 25mg po tid

**处方三** 萘普生 0.2～0.4g po bid

【说明】 对单纯关节受累，首选非甾体抗炎药物。

（3）糖皮质激素

**处方一** 泼尼松片 10mg po tid～qid

**处方二** 地塞米松 5～10mg ⎫
　　　　 5%葡萄糖注射液 250ml ⎬ iv drip qd

【说明】 如控制关节炎阿司匹林无效，可改用激素治疗，病情缓解后减量，为防止停用激素后出现反跳现象，可于停用前 2 周加用阿司匹林，待激素停用 2 周后才停用阿司匹林。如出现心脏炎，可酌情加大激素的用量，但无论是阿司匹林和激素均不能改变风湿热的病理过程和防止心脏炎的形成。

（4）镇静药

地西泮（安定） 2.5mg po bid～tid

【说明】 对舞蹈病的患者应在上述治疗基础上加用镇静药，应尽量避免强光、噪声刺激。

### 3. 中医药治疗

**处方** 忍冬藤 20g，海石藤 15g，络石藤 20g，鸡血藤 30g，生石膏 30g，黄连 6g，夏枯草 20g，吴茱萸 6g，苍术 10g，羌活 10g，独活 10g，桂枝 8g，牡丹皮 10g，川芎 15g，蒲公英 30g。水煎服，每日 1 剂。

【说明】 适用于风湿热蕴阻经络证，以疏风清热、祛湿通络为主。

## 五、预防调护

防寒、防潮，积极预防上呼吸道感染，彻底治疗链球菌感染的急慢性病灶。

# 第 11 章　皮肤附属器疾病

## 第 1 节　皮脂溢出

皮脂溢出（seborrhea）是皮脂腺功能紊乱所致的皮脂分泌过多症。表现为头发、皮肤多脂发亮，头皮油腻，鳞屑较多。

### 一、临床诊断要点

（1）油性皮脂溢出　患处皮脂分泌特多，使毛发油光，拭去后又复溢出。由于尘埃附着与皮脂混杂，皮脂腺口常扩张或为脂肪栓所充塞，如用手指挤压，易挤出白色线性软脂。常并发脂溢性皮炎、脂溢性脱发和痤疮等，至年老后症状逐渐减轻。

（2）干性皮脂溢出　又称头部单纯糠疹：头部出现弥漫性灰白色略带油腻的糠秕状鳞屑，无明显炎症，有瘙痒感，日久患部头发稀疏脱落。

（3）婴儿皮脂溢出症　此症多发生于婴儿出生后数天或数周，患儿前头顶或整个头皮可见黄而厚或灰褐色脂溢性痂皮或油腻性鳞屑，严重者可波及鼻部、鼻唇沟及耳后等处。

### 二、鉴别诊断

（1）脂溢性皮炎　好发于皮脂腺分布较多的部位，特别是毛发部位，部分患者渗出较显著。

（2）头部银屑病　头皮有鲜红色或暗红色的斑疹，表面附有多层银白色的鳞屑，皮损处头发呈束状，皮损常超过发际，大多数患者有冬重夏轻现象，身体其他部位有同样损害。

（3）白癣　主要见于儿童，青春期能自愈，损害为头皮有局限性的灰白色鳞屑，毛发无光泽，有折断现象，真菌检查阳性。

### 三、治疗

#### 1. 治疗原则

补充 B 族维生素，如口服维生素 $B_2$、维生素 $B_6$ 等。必要时可短暂地服用雌性激素或抗雌激素制剂。对油性皮脂溢出宜着重清除皮脂，避免在毛囊内淤积成痤疮。

## 2. 全身治疗

**处方一** 维生素 $B_6$ 片　20mg po tid

**处方二** 维生素 $B_2$ 片　10mg po tid

**处方三** 复合维生素 B　1 片 po tid

【说明】 维生素 $B_2$、维生素 $B_6$ 对脂肪的分泌有调节和抑制作用。

**处方四** 己烯雌酚　0.5～1mg po 1～2 次 /d

【说明】 己烯雌酚为人工合成雌激素，有抵消雄激素作用。性激素的治疗易引起内分泌紊乱，故应慎用，不应作为常规疗法。

**处方五** 螺内酯　20mg po bid

【说明】 螺内酯可选择性地破坏睾丸及肾上腺的微粒体细胞色素 P450，从而导致雄激素酶活性下降，同时它又可在靶器官水平上竞争性地阻滞二氢睾酮的细胞溶质受滞，故具有抗雄激素性质。

## 3. 局部治疗

（1）油性脂溢

**处方一** 5% 硫黄霜　外用 bid

**处方二** 复方硫黄洗剂　外用 bid

（2）干性脂溢

**处方一** 2% 间苯二酚酊剂　外用 bid

**处方二** 5% 水杨酸软膏　外用 bid

【说明】 以上药物作用于角朊细胞，为角质促成药。作用机制：①使真皮内浸润细胞消散，促使血管及淋巴管收缩；②刺激基底细胞层增殖加速形成正常角质，促进皮肤角化功能正常，恢复表皮正常功能；③由于浸润细胞消散，减轻对末梢神经的压迫，因而有间接止痒作用；④浓度高时有刺激作用。

## 4. 中医药治疗

油性脂溢多因湿热外溢或脾虚内湿所致，治则多以清热利湿或健脾化湿为主；干性脂溢则系风热，治则以养血润燥为主。

（1）祛风换肌汤加减

**处方**　生地黄 20g，胡麻仁 15g，生甘草 3g，红花 9g，赤芍 9g，当归 9g。水煎服，每日 1 剂。

**【说明】**　适用于血燥生风证，以养血润燥为主。

（2）黄连平胃散加减

**处方**　黄芩 10g，黄连 10g，苍术 15g，厚朴 10g，陈皮 15g，六一散 10g（包煎），牡丹皮 10g，金银花 20g，连翘 15g，赤芍 15g。水煎服，每日 1 剂。

**【说明】**　适用于脾胃湿热证，以清热利湿为主。

（3）龙胆泻肝汤加减

**处方**　生地黄 30g，龙胆 10g，黄芩 10g，木通 6g，车前子 10g（包煎），泽泻 10g，黄芩 10g。水煎服，每日 1 剂。

**【说明】**　适用于肝热火旺证，以泻肝清火为主。

（4）六一散加减

**处方**　苍术 6g，陈皮 6g，茯苓 6g，泽泻 6g，六一散 10g（包煎），炒麦芽 15g，防风 6g，金银花 20g，连翘 15g，鲜芦茅根各 15g。水煎服，每日 1 剂。

**【说明】**　适用于婴儿皮脂溢出胎毒火热证，以清热解毒为主。

## 四、预防调护

① 限制过多的脂肪性及糖类饮食，多食新鲜蔬菜及富含 B 族维生素的食物，浓茶、咖啡、酒等也应适当减少。

② 头部皮脂溢出时应少洗头，并少用肥皂洗头，否则促使皮脂腺更活跃。少洗头则堆集的皮脂产生反压力，皮脂腺活动少，皮脂逐渐减少，甚至恢复正常。

③ 注意休息，按时睡眠，减少情绪波动。

# 第 2 节　脂溢性皮炎

脂溢性皮炎（seborrheic dermatitis）是在皮脂溢出的基础上发生的一种慢性炎症性皮肤病，皮损可见红斑、丘疹、干性或油性鳞屑。

## 一、临床诊断要点

① 常见于青年人和婴儿。

② 皮疹好发于头皮、眉、眼睑、鼻及两旁、耳后、颈、前胸及上背部肩胛间区、腋窝、腹股沟、脐窝等皮脂腺分布较丰富部位。

③ 皮损为境界较清楚的红斑或淡红斑，有油腻性鳞屑和/或结痂。严重者表面有糜烂，似湿疹样，但有油腻性痂。开始在毛囊周围有红丘疹，渐发展融合成暗红或黄红色斑，被覆油腻鳞屑或痂皮。发生在面部常与痤疮伴发；发生在头部可见较多头屑、头发稀疏、脱发；发生在躯干、腋窝、腹股沟皱襞处常可糜烂而似湿疹。皮损可扩展至全身，由头部向下蔓延，甚至发展成红皮病。

婴儿脂溢性皮炎常发生在生后第 1 个月，头皮局部或全部布满厚薄不等的油腻的灰黄色或黄褐色的痂皮或鳞屑，常可累及眉、鼻唇沟、耳后等处，上覆较细碎和颜色较白的鳞屑。

④ 有不同程度的痒感。

## 二、鉴别诊断

(1) 头面部银屑病　该病皮损损害分散成片状，境界分明，白色鳞屑很厚，头发不脱落，成束状发。

(2) 玫瑰糠疹　好发于颈、躯干、四肢近端，呈椭圆形斑疹，中央略带黄色，边缘微高隆起，呈淡红色，上附白色糠秕样鳞屑。皮疹长轴与皮纹一致，一般 4～6 周可自行消退，不复发。

(3) 体癣　损害边缘隆起而狭窄。境界清楚，有中央痊愈向周围扩展的环状损害。瘙痒明显。真菌检查阳性。

(4) 红斑性天疱疮　主要分布于面、颈、胸背正中部。开始在面部有对称形红斑，上覆鳞屑及结痂，颈后及胸背部红斑基础上有水疱出现，破裂后形成痂皮，尼氏征阳性。

## 三、治疗

### 1. 治疗原则

口服 B 族维生素；瘙痒剧烈时口服抗组胺类药物；炎症重、合并感染者可适当选用抗生素；皮损广泛者可应用糖皮质激素，待病情稳定后逐渐减量。并选择适当的局部外用制剂。

### 2. 全身治疗

(1) 病情较轻者

268

**处方一** 维生素 $B_6$ 片　20mg po tid

**处方二** 维生素 $B_2$ 片　10mg po tid

**处方三** 复合维生素 B　1 片 po tid

**处方四** 西替利嗪　10mg po qd

**处方五** 氯雷他定片　10mg po qd

【说明】 氯雷他定片、西替利嗪用于瘙痒明显者。

（2）病情较重者

泼尼松　20～30mg　8am 顿服

【说明】 泼尼松顿服可减低副作用发生，严重的脂溢性皮炎在应用糖皮质激素 7～10d 后，病情会很快好转，应及时减少糖皮质激素的用量，维持一段时间即可停药。

（3）合并细菌感染者

**处方一** 红霉素　0.25g po qid

**处方二** 罗红霉素　0.15g po bid

## 3. 局部治疗

（1）外洗

**处方一** 酮康唑洗剂（采乐）　每周 1 次或每 2 周 1 次

**处方二** 二硫化硒洗剂（希尔生）　外涂患处，轻轻搓揉，
　　　　　5min 后洗掉　每周 1～2 次

**处方三** 煤焦油洗剂（泽它洗剂）　每周 2 次

【说明】 以上洗剂适用于头部，用前摇匀，头发用温水淋湿，将适量的洗剂倒在头皮上轻轻按摩，待泡沫丰富后，在头上保留 5min，然后彻底冲洗干净。二硫化硒洗剂具有抗皮脂溢出、抗头屑、抗细菌和抗真菌及角质溶解作用，不良反应偶可引起接触性皮炎，头发或头皮干燥，头发脱色。皮肤有炎症、渗出者慎用。外用部位如有灼烧感、瘙痒、红肿等情况，应停止用药，并将局部药物洗净。

（2）外涂

**处方一** 1%金霉素软膏　外用 bid

**处方二** 0.2%呋喃西林软膏　外用 bid

**处方三** 复方益康唑霜（派瑞松）　外用 bid

**处方四** 氟轻松软膏　外用 bid

**处方五** 地塞米松霜 外用 bid

**处方六** 5%新霉素糠馏油糊剂 外用 qd

**处方七** 氧化锌四环素糊剂 外用

**处方八** 复方硫黄霜 外搽 每日2次

**处方九** 复方酮康唑乳膏 外用 每日1~2次

【说明】 糖皮质激素类外用制剂长期应用或强效糖皮质激素制剂应用于皮肤薄弱部位，可引起皮肤变薄、萎缩、毛细血管扩张等一系列副作用。因此，强效激素不能用于面部、会阴部位。外用糖皮质激素类制剂一般疗程不要超过2周。糊剂不宜用于毛发较长较多处，渗液较多不宜使用。渗出糜烂部位可用1%金霉素或0.2%呋喃西林软膏，待渗出停止方可用皮质类固醇制剂。

### 4. 中医药治疗

中医强调辨证论治，常以清肺、利湿、养血为法。

（1）枇杷清肺饮加减

**处方** 枇杷叶9g，桑白皮9g，黄芩9g，赤芍9g，知母9g，黄连6g，甘草6g，生地黄30g，生石膏30g。水煎服，每日1剂。

【说明】 适用于肺胃热盛型，以清肺泻火为主。

（2）除湿胃苓汤加减

**处方** 苍术9g，厚朴9g，陈皮9g，猪苓9g，泽泻9g，赤茯苓9g，防风9g，栀子9g，滑石9g，白术15g，木通3g，肉桂1g，生甘草3g。水煎服，每日1剂。

【说明】 适用于脾虚湿困型，以健脾利湿为主。

（3）地黄饮子加减

**处方** 生地黄12g，熟地黄12g，当归12g，玄参12g，牡丹皮12g，红花12g，白蒺藜12g，何首乌12g，僵蚕6g，甘草6g。水煎服，每日1剂。

【说明】 适用于血虚风燥型，以养血润燥祛风为主。

## 四、预防调护

① 宜食用清淡之品，如多吃水果蔬菜，避免多脂多糖饮食，忌饮酒及辛辣刺激性食物。

② 生活规律化，避免精神紧张，保持情绪稳定和心情舒畅。

③ 每晚用温水涂少量硫黄香皂或硼酸皂洗脸，清除面部油腻，清洁皮肤。局部忌用刺激强的肥皂洗涤，洗头不宜太勤，每周1~2次。不宜搔抓头皮。

# 第3节　痤　疮

痤疮（acne）是青春期常见的一种慢性毛囊皮脂腺炎症，皮损有丘疹、黑头粉刺、脓疱、结节、囊肿及瘢痕等多种损害，青春期过后，大多可自愈或减轻。

## 一、临床诊断要点

### 1. 皮损多形性

① 多发于青春发育期，有自愈性。

② 好发于颜面部、胸部及背部等皮脂腺丰富的部位。

③ 可出现粉刺、丘疹、脓疱、囊肿及结节等多种损害。严重者愈合后遗留色素沉着或瘢痕。

### 2. 分型

（1）寻常痤疮　初起损害为与毛囊一致的圆锥形丘疹，用手挤压可见乳白色脂栓。

（2）丘疹性痤疮　皮损以炎性丘疹为主，丘疹中央可有黑有粉刺或半透明脂栓。

（3）脓疱性痤疮　皮损以脓疱、炎症丘疹为主，脓疱多发生于丘疹顶端，破溃后有黏稠的脓液流出。

（4）硬结性痤疮　炎症浸润较深时，脓疱性痤疮可发展成厚壁的结节，大小不等，呈暗红色或紫红色。

（5）囊肿性痤疮　表现以大小不等的皮脂腺囊肿内含有带血的黏稠脓液，破溃后可形成窦道及瘢痕。

（6）萎缩性痤疮　丘疹或脓疱性损害破坏纤体，引起凹坑状萎缩性瘢痕。

（7）聚合性痤疮　是痤疮中最严重的一型，包括各种类型损害，其中有粉刺、丘疹、脓疱、脓肿、囊肿及破溃流脓的瘘管，愈合后形成显著的瘢痕或瘢痕疙瘩。

### 3. 痤疮生长部位分析

（1）前额 代表心火旺、血液循环有问题，可能与过于劳心伤神有关；亦代表肝脏排毒功能不佳，即是体内积聚了毒素。

（2）鼻梁 有可能脊椎骨出现问题，油脂分泌过盛、缺水也是主要因素。

（3）鼻头 长在鼻头处，是胃火旺或消化系统异常。若长在鼻头两侧，就可能与卵巢功能或生殖系统有关。

（4）鼻翼 新陈代谢不佳时鼻翼附近会出现黑头、干纹和皮肤破裂。

（5）脸颊 可能是肺部功能失常。

（6）下巴 表示肾功能受损或内分泌系统失调。

## 二、鉴别诊断

（1）酒渣鼻 好发于中年人，皮损分布于鼻尖、两颊、额、颏部为主，患部有毛细血管扩张、丘疹、脓疱，晚期可形成鼻赘。

（2）颜面播散性粟粒性狼疮 好发于成年人，皮损主要为半球形或略扁平的丘疹或小结节，呈暗红色或褐色，触之柔软，中心坏死，玻片按压丘疹时可以出现黄色或褐色小点，主要分布在下眼睑，鼻唇沟为多。

（3）职业性痤疮 常见于与矿物油接触者，好发于手背、前臂、肘、膝等接触部位。应与职业性痤疮、药源性痤疮和糠秕孢子毛囊炎相鉴别。

（4）药源性痤疮 有服用皮质类固醇、溴、碘等药物史。皮损多为全身性，发病年龄不定，无典型的黑头粉刺。

## 三、治疗

### 1. 治疗原则

减少皮脂产生，控制上皮脱屑，抑制痤疮丙酸杆菌繁殖。

### 2. 全身治疗

（1）轻型痤疮，皮损以粉刺为主者

**处方一** 复方维生素 B　2 片 po tid

**处方二** 维生素 $B_6$　10mg po tid

**处方三** 西咪替丁片　0.2g po bid

**处方四** 　螺内酯片 　20mg po bid

【说明】 西咪替丁是 $H_2$ 受体拮抗药，能对抗组胺引起的胃酸分泌等作用，同时有轻度抗雄激素作用、止痒作用和免疫增强作用。螺内酯有抗雄激素样作用。

（2） 中度痤疮，皮损以粉刺、脓疱为主者

**处方一** 　罗红霉素 　0.15g po bid

**处方二** 　红霉素 　0.25g po tid

**处方三** 　米诺环素片 　50mg po bid 6 周为一疗程

【说明】 红霉素、罗红霉素是大环内酯类抗生素，系抑菌剂，在高浓度时对某些细菌具有杀菌作用。对痤疮丙酸杆菌有抑制作用。米诺环素片为半合成四环素类广谱抗生素，具高效和长效性，在四环素类抗生素中抑菌作用最强。哺乳期妇女、孕妇和准备妊娠的妇女以及 8 岁以下小儿禁用。

（3） 重度痤疮（结节性痤疮、囊肿性痤疮、聚合性痤疮等）

**处方一** 　异维 A 酸 　10mg po bid

【说明】 异维 A 酸属第一代维 A 酸，又名 13-顺式维 A 酸。具有缩小皮脂腺组织、抑制皮脂腺活性、减少皮脂腺分泌、减轻上皮细胞角化和减少痤疮丙酸杆菌数目等作用，用于治疗聚合性痤疮、结节性痤疮、囊肿性痤疮等有显著的疗效。不良反应包括：口唇及皮肤干燥、唇炎、脱屑、皮疹、瘙痒、皮肤脆性增加、过敏反应、听力及视力损害、骨质疏松、肝酶升高、炎性肠道疾病、急性胰腺炎等。患者应按照说明书或医嘱规定的用法用量给药，仔细阅读说明书，出现不良反应应咨询医师，出现严重不良反应应立即停药。致畸发生率为 25.6%，要求育龄妇女在治疗前 1 个月及治疗期间要采取有效避孕措施，治疗结束半年后才能妊娠。

**处方二** 　维胺酯胶囊 　50mg po tid 　连用 4～6 周

**处方三** 　黄体酮 　10mg 　经前 10d im qd

【说明】 对月经前痤疮加重者，可用黄体酮。

**处方四** 　复方炔诺酮 　0.625g 　经前 5d 开始，连服 22d

**处方五** 　硫酸锌片 　0.2g po tid

**处方六** 　氨苯砜 　50mg po bid

**【说明】** 氨苯砜对结节、囊肿、聚合性痤疮可与抗生素联合应用，每日口服 100mg 或 100mg 每周 3 次，连服 3 个月以后减至每周 200mg，待疗效巩固后减量至每周 100mg 至痊愈。

**处方七** 泼尼松 20mg　8am 顿服

**【说明】** 泼尼松只用于皮损炎症反应明显且用其他抗生素无效的病例。炎症明显减退后减量至每天 5mg。宜短期应用，好转后即可停药。

### 3. 局部治疗

**处方一** 1% 阿达帕林凝胶　外用 qn

**【说明】** 阿达帕林的作用机制主要是通过调节毛囊上皮细胞的分化，减少微粉刺的形成，缓解痤疮的炎症反应。适用于以粉刺、丘疹和脓疱为主的寻常型痤疮。不良反应为皮肤刺激症状，如红斑、烧灼感。多出现于用药 1～2 周内，减少用药次数或暂时停药可以减轻。孕妇禁用。不宜与其他维 A 酸类药同时使用。

**处方二** 0.05%～0.1% 维 A 酸霜剂、凝胶或软膏　外用 bid

**【说明】** 维 A 酸霜剂或凝胶可使粉刺溶解和排出，也有抑制皮脂分泌作用。

**处方三** 1% 水氯酊　外用 bid

**处方四** 2% 红霉素酒精　外用 bid

**处方五** 1% 林可霉素液　外用 bid

**处方六** 氯霉素洗剂　外用 qd

**处方七** 过氧苯甲酰/红霉素凝胶（必麦森）　外用 qd

**【说明】** 过氧苯甲酰是氧化剂，外用于皮肤后，能缓慢释放出活性氧，从而有效地抑制痤疮丙酸杆菌。过氧苯甲酰还具有轻度的角质溶解作用、脱屑作用及降低毛囊皮脂腺内游离脂肪酸的作用。本品可有局部轻度痒感或灼热感，也可发生轻度红斑、脱皮和皮肤干燥。偶有接触性皮炎发生。皮肤急性炎症、破损者不宜使用。孕妇、哺乳期妇女及儿童慎用。

**处方八** 泼尼松龙 1ml　｜结节、囊肿内注射
2% 利多卡因　1ml｜

**处方九** 复方倍他米松注射液（得宝松）　1ml｜结节、囊肿
2% 利多卡因　1ml｜内注射

【说明】 以上方法适用于重度痤疮，前者每 3d 1 次，5 次为 1 疗程；后者 3 周注射 1 次共 3～4 次为宜。囊肿感染者可外科切开引流；愈后瘢痕明显者，必要时可做外科整形手术；囊肿、结节和瘢痕痛可采用糖皮质激素混悬液局部注射或液氮冷冻、激光治疗。

#### 4. 中医药治疗

中医强调辨证论治，常以清肺、利湿、化痰、补益肝肾为法。

（1）枇杷清肺饮加减

**处方** 枇杷叶 9g，桑白皮 9g，黄芩 9g，赤芍 9g，知母 9g，黄连 6g，甘草 6g，生地黄 30g，生石膏 30g。水煎服，每日 1 剂。

【说明】 适用于肺经风热型，以清肺泻火为主。

（2）茵陈蒿汤加减

**处方** 茵陈 15g，黄栀子 10g，大黄 6g，黄连 6g，牡丹皮 9g，赤芍 9g，连翘 12g，重楼 10g，苍术 9g，甘草 6g。水煎服，每日 1 剂。

【说明】 适用于湿热蕴结型，以清热化湿通腹为主。

（3）化痰散结丸加减

**处方** 当归尾 12g，赤芍 12g，法半夏 12g，陈皮 12g，夏枯草 12g，桃仁 9g，红花 9g，昆布 12g，海藻 9g，三棱 9g，莪术 9g。水煎服，每日 1 剂。

【说明】 适用于痰湿凝结型，以化痰利湿健脾为主。

（4）六味地黄丸加减

**处方** 熟地黄 24g，山茱萸 12g，山药 12g，泽泻 9g，牡丹皮 9g，茯苓 9g。水煎服，每日 1 剂。

【说明】 适用于肝肾阴虚型，以滋补肝肾为主。

### 四、预防调护

① 保持愉快的心情和规律的生活，因为情绪不良、生活不规律会引起或加重痤疮。

② 不吸烟，不喝酒，特别是不饮烈性酒，不喝浓咖啡和浓茶，还要少食辛辣刺激食物，少食糖果及高脂食物；多吃蔬菜水果，保持大便通畅。

③ 局部护理，注意不要挤压皮疹，注意面部清洁，油性皮肤用碱性稍大的香皂，干性皮肤用碱性低些的香皂或洗面乳。

④ 有脓疱或囊肿洗脸时不要过于用力，以免使皮损破溃。

# 第4节　酒渣鼻

酒渣鼻（rosacea）是一种发生于颜面部的红斑和毛细血管扩张性疾病，伴发丘疹、脓疱、皮脂腺过度增生肥大，多于中年时期发病，病程长，不易治愈。

## 一、临床诊断要点

（1）好发于中年人鼻部，在面部常分布于鼻尖、前额、颧部、鼻唇沟等。

（2）临床分三期。

① 红斑毛细血管扩张期：主要为阵发性皮肤潮红，随后出现毛囊孔扩大，毛细血管扩张。

② 后期丘疹脓疱期：出现成批的丘疹、脓疱甚至结节、囊肿，可反复发作。

③ 晚期鼻赘期：鼻部软组织增生肥厚，形成鼻赘。

（3）在丘疹脓疱期，扩大的毛囊口处可查见毛囊虫。

（4）病程较长，多无自觉症状。

## 二、辅助检查

组织病理检查主要见毛细血管扩张，皮脂腺增生，或可见结缔组织和皮脂腺增殖肥大。

## 三、鉴别诊断

（1）寻常痤疮　好发于青春期男女，皮损除侵犯面部、胸背部也常受侵犯，有典型的黑头粉刺，鼻部常不受侵犯。

（2）脂溢性皮炎　分布部位较为广泛，不只局限于面部，有油腻状鳞屑，不发生毛细血管扩张，常有不同程度的瘙痒。

（3）面部湿疹为多形皮损剧烈瘙痒，搔抓后可有渗出浸润。

（4）口周皮炎　多发于青年或中年妇女。于口的周围皮肤包括鼻唇沟、颊、额等处反复发生淡红色小丘疹、丘疱疹、脓疱等，但口唇周围有一狭窄皮肤带不受侵犯。

（5）盘状红斑狼疮　为境界清楚的桃红或鲜红色斑，中央凹陷萎缩，有毛囊角栓，表面常覆有黏着性钉板样鳞屑，皮损常呈蝴蝶状分布。

## 四、治疗

### 1. 治疗原则

常用药物为抗生素类药物。严重患者及疗效不好者，可考虑应用维A酸。局部可外用甲硝唑霜或复方硫黄洗剂等。

### 2. 全身治疗

**处方一**　米诺环素　50mg po bid

**处方二**　甲硝唑　0.2g po bid

【说明】　毛囊虫感染是酒渣鼻发病原因之一，甲硝唑、米诺环素对滴虫、毛囊虫、疥螨等寄生虫有强大的杀灭作用。

**处方三**　维生素 $B_6$　10mg po bid

**处方四**　复合维生素B　2 片 po tid

【说明】　B族维生素促进上皮细胞生长，抑制皮脂腺分泌。

**处方五**　氯喹　0.25g po bid

【说明】　对暴露阳光后加剧者，可试服氯喹。

**处方六**　异维A酸　10～15mg po bid

【说明】　异维A酸、氯喹适用于病情严重及疗效不好者，两者副作用较大，应咨询医师后决定是否服用。

### 3. 局部治疗

**处方一**　3%甲硝唑霜　外用 bid

**处方二**　复方硫黄洗剂　外用 bid

【说明】　甲硝唑霜、复方硫黄洗剂适用于毛细血管扩张期。

### 4. 其他特殊治疗

① 液氮冷冻疗法适用于毛细血管扩张明显者。

② 手术切割疗法适用于毛细血管扩张期及鼻赘期。

③ 多功能电离子手术治疗机及脉冲染料激光可以去除毛细血管扩张。

### 5. 中医药治疗

中医强调辨证论治，常以清热、行气活血为法。

（1）枇杷清肺饮加减

**处方** 枇杷叶 9g，桑白皮 9g，黄芩 9g，赤芍 9g，知母 9g，黄连 6g，甘草 6g，生地黄 30g，生石膏 30g。水煎服，每日 1 剂。

【说明】 适用于肺胃热盛型，以清泄肺胃积热为主。

（2）通窍活血汤加减

**处方** 赤芍 9g，川芎 9g，桃仁 9g，红花 10g，老葱 6g，麝香 0.15g，生姜 9g，大枣 5 枚。水煎服，每日 1 剂。

【说明】 适用于气滞血瘀型，以行气活血化瘀为主。

（3）凉血四物汤和黄连解毒汤加减

**处方** 生地黄 24g，当归 18g，白芍 18g，川芎 6g，丹参 20g，黄连 9g，栀子 9g，黄芩 6g，黄柏 6g。水煎服，每日 1 剂。

【说明】 适用于热毒蕴肤型，以清热凉血解毒为主。

## 五、预防调护

平时用温水洗脸，局部避免冷热刺激。忌食辛辣、酒类等刺激性食物，少饮浓茶。多吃蔬菜、水果，保持大便通畅。

# 第 5 节 斑　秃

斑秃（alopecia areata）是一种突然发生的局限性斑状脱发。病因可能与精神因素、遗传因素或内分泌因素及免疫异常有关。

## 一、临床诊断要点

① 青壮年多见。性别差异不明显。

② 发病前多有精神刺激或过度紧张。

③ 患者常于无意中发现或被他人发现，无自觉症状，少数病例在发病初期患处可有轻度异常感觉。

④ 初起为 1 个或数个边界清楚的圆形或椭圆形脱发区，直径 1～10cm 不等。该处皮肤光滑，无炎症。脱发区的边缘处常有一些松而易脱的头发，有的已经折断，近侧端的毛往往萎缩。如将该毛发拔出，可以看到该毛发上粗下细而像惊叹号，且下部的毛发色素也脱失。这种现象是进展期的征象。脱发现象继续增多，每片亦扩展，可互相融合形成不规则形。如继续进展可以全秃。

严重者眉毛、睫毛、腋毛、阴毛和全身毫毛也都脱落，即为普秃。

## 二、辅助检查

病理变化：早期可见发育不良的生长毛发，毛囊下端有淋巴细胞类性浸润。晚期见毛囊的体积大大缩小，并向上移至真皮上部，通常其中不会有毛发，真皮乳头底下的结缔组织呈血管周围变性。全秃和普秃者毛囊破坏严重。

## 三、鉴别诊断

（1）假性斑秃　患处头皮萎缩，光滑而带有光泽，看不见毛囊开口，斑片边缘处无上粗下细的脱发。

（2）头癣白癣　不完全脱法，毛发多数折断，残留毛根不易被拔出，附有鳞屑。断发中易查到霉菌。好发于儿童。

（3）雄激素源性秃发　早秃从前额两侧头发开始变为纤细而稀疏，逐渐向头顶延伸。额部发际向后退缩形成"高额"，或头顶头发开始脱落。眉毛、胡须等身体其他短毛生长不受影响。本病有家族史。

（4）梅毒性秃发　虽也呈斑状秃发，头发无瘢痕形成，但边缘不规则，呈虫蛀状。脱发区脱发也不完全，数目众多，好发于后侧。伴有其他梅毒症状，梅毒血清学检查阳性。

## 四、治疗

### 1. 治疗原则

帮助患者解除精神负担，坚定治愈信心。同时排除其他一些内分泌或自身免疫性疾病。补充氨基酸和维生素类，严重患者可考虑应用糖皮质激素。

### 2. 全身治疗

**处方一**　维生素 E　100mg po tid

**处方二**　善存 1 片　po tid

**处方三**　复方黄芪口服液　10ml po tid

**处方四**　首乌延寿颗粒　1 包 po tid

**处方五**　地西泮（安定）　2.5～5mg po qn

**【说明】**　对于精神紧张、失眠者可给予地西泮或其他镇静药。

**处方六**　泼尼松　15～30mg po qd（8am）

【说明】 全秃、普秃患者，可给予泼尼松，系统应用于糖皮质激素药物，应注意其副作用。一般口服 1～2 个月后必须逐渐减量，小剂量维持 4～6 个月。儿童最好不要系统用药，以免影响生长发育。

### 3. 局部治疗

处方一　泼尼松龙　1ml　｜斑秃局部分点皮下注射　7～
　　　　2%利多卡因　1ml　｜10d 1 次　4～5 次为 1 个疗程

处方二　复方倍他米松注射液　｜斑秃局部分点皮下注射
　　　　（得宝松）　1ml　｜3 周注射 1 次　共3～4 次
　　　　2%利多卡因　1ml

【说明】 泼尼松龙或复方倍他米松注射液斑秃局部分点皮下注射，用于顽固的局部性皮损。

处方三　5%米诺地尔酊剂　外涂 bid

【说明】 米诺地尔是目前世界上唯一一个对脱发有明显疗效的外用化学药米诺地尔治疗脱发的机制不明，目前的研究认为米诺地尔可以直接刺激毛囊上皮细胞增殖和分化，促进血管形成，增加局部血流量，开放钾离子通道。使毛囊由休止期向生长期转化。本品应在头发和头皮完全干燥时使用，每天早、晚各 1 次，每次 1ml，两次的间隔 8h 以上，涂药之后可以用手指涂抹均匀，确保所有脱发区域全部用到，但不需要特意按摩头皮，按摩不会增进效果。长期使用米诺地尔，身上体毛可能会随着药物的持续使用而略有增多，比如手臂汗毛，但一般在可接受范围之内。

处方四　0.1%曲安西龙霜　外涂 bid

### 4. 其他特殊疗法

特殊疗法包括局部按摩、紫外线照射、氦氖激光照射、共鸣火花治疗、音频电疗等物理疗法。严重患者亦可考虑应用光化学疗法或光动力学治疗。梅花针叩刺局部。

### 5. 中医药治疗

中医强调辨证论治，常以清热凉血、活血化瘀、补肝肾、益气血为法。

（1）四物汤合六味地黄汤加减

处方　熟地黄24g，当归 18g，白芍 18g，川芎 12g，山茱萸

12g，山药 12g，泽泻 9g，牡丹皮 9g，茯苓 9g。水煎服，每日
1 剂。

**【说明】** 适用于血热生风型，以凉血息风、养阴护发为主。

（2）通窍活血汤加减

**处方** 赤芍 9g，川芎 9g，桃仁 9g，红花 10g，老葱 6g，麝香 0.15g，生姜 9g，大枣 5 枚。水煎服，每日 1 剂。

**【说明】** 适用于血瘀型，以行气活血化瘀为主。

（3）七宝美髯汤加减

**处方** 赤何首乌 18g，白何首乌 18g，赤茯苓 18g，白茯苓 18g，牛膝 9g，当归 9g，枸杞子 9g，菟丝子 9g，补骨脂 6g。水煎服，每日 1 剂。

**【说明】** 适用于肝肾阴虚型，以补益肝肾为主。

（4）八珍汤加减

**处方** 党参 9g，白术 9g，茯苓 9g，当归 9g，川芎 9g，芍药 9g，熟地黄 9g，炙甘草 5g。水煎服，每日 1 剂。

**【说明】** 适用于气血两虚型，以补益气血为主。

## 五、预防调护

① 讲究头发卫生，不要用碱性太强的肥皂洗发，不滥用护发用品，平常理发后尽可能少用电吹风和染发。

② 饮食要多样化，克服和改正偏食的不良习惯。宜补充植物蛋白、铁质，多食碱性食物以及含碘高的食物；忌食鱼、家禽、瘦猪肉，忌烟、酒、辛辣刺激、油腻、煎炸之品。

③ 注意劳逸结合，保持心情舒畅，切忌烦恼，悲观和动怒。发现本病后，在调治中要有信心和耐心，处方用药不宜频繁更换，应该守法守方、坚持治疗、不急不躁。

# 第 6 节　早　　秃

早秃（alopecia prematura）也称男式脱发、家族性秃发（familial baldness）、脂溢性脱发、遗传性脱发、雄性激素源性脱发等。早年秃发是指在老年之前，于青壮年时期头发过早地逐渐脱落。常从前发缘向后脱落，或头顶部头发稀薄直至除发缘外整个头皮

头发全部脱落。脱发常呈进行性，有家族倾向，多见于男性。

## 一、临床诊断要点

① 主要发生于 20～30 岁男性。

② 从前额两侧头发开始变为纤细而稀疏，逐渐向头顶延伸。额部发际向后退缩；或头顶头发开始脱落，而枕部及两颞部仍保留正常的头发。脱发处皮肤光滑，毛孔缩小可见纤细毳毛。身体其他短毛和毳毛生长不受影响。

③ 女式脱发少见，程度也轻。一般是弥漫性头发脱落，以头顶部位明显。逐渐脱落，但不脱光，两鬓角也很少脱发。头发柔细并失去光泽。患处头皮变薄，可有灼热感、发痒或按痛。以后很难再完全长出新发。

④ 无自觉症状或有微痒。可伴有皮脂溢出。

⑤ 病程发展缓慢，常有家族史。

## 二、辅助检查

实验室检查无性激素异常。

## 三、鉴别诊断

（1）瘢痕性脱发　由于感染、烫伤、烧伤、创伤及电击伤等使头皮形成瘢痕，使毛囊受损引起脱发。

（2）感染性脱发　细菌感染可以引起脱发，头部脓肿性凿性毛囊周围炎、瘢痕疙瘩引起脱发性毛囊炎均可导致永久性瘢痕性脱发。

（3）药物性脱发　因药物引起的脱发，头发绝大多数是可以再生的。化疗药物引起的脱发最常见。

## 四、治疗

### 1. 治疗原则

补充维生素，若伴有脂溢性皮炎可做相应处理。

### 2. 全身治疗

**处方一**　　胱氨酸　　50mg po tid

**处方二**　　维生素 $B_2$　　50mg po tid

**处方三**　　维生素 $B_6$　　10mg po tid

【说明】 胱氨酸是人体必需的氨基酸之一，目前主要是从毛发中提取，对人体没有不良影响。能促进机体细胞氧化和还原功能，增加白细胞和阻止病菌发育等作用，主要用于各种脱发症。维生素 $B_6$、维生素 $B_2$ 适用于皮脂溢出较多者。

### 3. 局部治疗

5% 米诺地尔酊剂　外涂 bid

### 4. 中医药治疗

中医强调辨证论治，常用补益肝肾、养血祛风为法。

（1）七宝美髯丹加减

**处方**　枸杞子 15g，菟丝子 15g，何首乌 15g，白茯苓 15g，怀牛膝 10g，当归 10g，补骨脂 8g。水煎服，每日 1 剂。

【说明】 适用于肝肾不足型，以补益肝肾为主。

（2）神应养真丹加减

**处方**　熟地黄 15g，当归 15g，白芍 10g，川芎 10g，天麻 10g，木瓜 10g，羌活 6g。水煎服，每日 1 剂。

【说明】 适用于血虚风盛型，以养血祛风为主。

## 五、预防与调护

① 消除思想顾虑，减少精神负担，保持乐观情绪。

② 避免过多洗涤及外用刺激性药物。

③ 勤梳理头发，改善头皮血液循环，可防止脱发和头皮屑的发生。

④ 饮食调护：多食素食豆制品、新鲜蔬菜等富含维生素 E 的食物，并注意摄取含碘、钙、铁多的甲鱼、鲜奶和带鱼等。

# 第 7 节　多汗症

多汗症（hyperhidrosis）是指皮肤出汗异常过多的现象。

## 一、临床诊断要点

（1）局限性多汗症　初发于儿童或青春期，男女均可发病。好发部位在掌跖、腋下、腹股沟、会阴部，其次为前额、鼻尖、胸部。以掌跖最为常见，汗珠可呈滴状不停地滴流，手足湿冷，皮肤青紫。情绪激动时尤为明显。

(2) 泛发型多汗症　主要由其他疾病引起，轻者汗珠点滴，重者顷刻间湿透衣衫。常见于甲亢、糖尿病等内分泌疾病和感染性高热。

(3) 2004 年美国皮肤病协会制定的诊断参考标准　无明显诱因肉眼可见汗腺分泌亢进持续 6 个月以上并符合以下条件的两项者即可确诊。

① 双侧出汗部位对称。

② 一周至少发作一次。

③ 发病年龄小于 25 岁。

④ 有阳性家族史。

⑤ 睡眠时无多汗。

⑥ 影响日常的工作生活。

如果伴有发热、夜汗、体重减轻，应注意存在继发性多汗的可能。

## 二、鉴别诊断

生理性出汗：在体力劳动或剧烈运动、高温环境下大量出汗，属生理现象，不属于多汗症。

## 三、治疗

### 1. 治疗原则

泛发性多汗以治疗原发病为主，其次同局限性多汗症。一般选用镇静药和抗胆碱能药物。

### 2. 全身治疗

**处方一**　地西泮　2.5~5mg po tid

**处方二**　苯巴比妥片　30mg po qd

**处方三**　溴丙胺太林片　15mg po tid

**处方四**　谷维素　10mg po tid

【说明】地西泮及谷维素等对情绪性多汗症常有效。苯巴比妥片、溴丙胺太林片等抗胆碱能药物有暂时性效果，但应注意其副作用，对本品过敏及青光眼患者禁用。肝肾功能不全者及心脏病、高血压、前列腺增生症、消化道阻塞性疾病、重症肌无力、尿潴留、呼吸道疾病患者慎用。

### 3. 局部治疗

**处方一** 5%～10%甲醛溶液 外涂 2～3 次 /d

【说明】 甲醛蒸气对皮肤和黏膜有强烈刺激性，对眼及呼吸道刺激强烈。切忌内服，误服本品可刺激口腔、咽喉或消化道黏膜，引起剧痛、呕吐和腹泻等。

**处方二** 20%氯化铝溶液 腋部多汗症时睡前涂药，干燥后覆以塑料薄膜，次晨洗去，连用 2～7d，至局部无汗后，改为每周用药 1～3 次；掌跖多汗症时每晚 1 次，3～5d 后改为每 4～5d 1 次。

【说明】 氯化铝浓溶液有极强的腐蚀性，稀溶液无刺激性。

**处方三** 乌洛托品片 饱和水溶液外搽，2～4d 1 次，用于手足多汗症；以粉剂撒布，3～4 次，1～2d 1 次，用于腋臭。

【说明】 以上药物为止汗药，有抑制分泌和收敛作用，能抑制大汗腺的分泌。

### 4. 中医药治疗

中药强调辨证论治，常用清热利湿、温阳固表等为法。

（1）白虎汤加减

**处方** 石膏20g，知母15g，粳米15g，甘草3g。水煎服，每日 1 剂。

【说明】 适用于胃热上蒸证，治以清泻阳明胃热为主。

（2）清心莲子饮加减

**处方** 石莲子10g，茯苓10g，黄芪10g，人参10g，地骨皮10g，车前子10g，甘草3g。水煎服，每日 1 剂。

【说明】 适用于心火亢盛证，治以清心降火为主。

（3）当归龙荟丸加减

**处方** 当归10g，黄芩10g，黄柏10g，龙胆10g，栀子10g，芦荟3g，青黛3g，大黄3g，黄连3g。水煎服，每日 1 剂。

【说明】 适用于肝火旺盛证，治以清泻肝火为主。

（4）龙胆泻肝汤加减

**处方** 龙胆10g，黄芩10g，栀子10g，泽泻10g，当归10g，柴胡8g，甘草6g。水煎服，每日 1 剂。

【说明】 适用于湿热蕴蒸证，治以清热利湿为主。

（5）桂枝汤合玉屏风散加减

**处方** 生姜 6g，桂枝 6g，芍药 10g，大枣 10g，甘草 3g。水煎服，每日 1 剂。

【说明】 适用于阳虚不固证，治以温阳固表为主。

## 四、预防与调护

① 保持皮肤清洁干燥。

② 积极治疗其他原发病，避免精神刺激，保持心情舒畅和情绪稳定。

③ 饮食宜清淡，少食辛辣刺激或油腻食物，生活规律化。

# 第 8 节　臭汗症

臭汗症（bromhidrosis）是指汗腺分泌有特殊的臭味或汗液被分解而放出臭味的皮肤汗腺病。

## 一、临床诊断要点

① 常有家族史，多在青春期开始发病，老年后可逐渐减轻或消失。女性多于男性。

② 好发于大汗腺所在部位。主要发生于腋下、足部、会阴部，其次肛周、脐部及女性乳房下等。

③ 臭汗症有一种特殊的刺鼻的臭味，常与多汗伴发。

## 二、鉴别诊断

多汗症：是指皮肤出汗异常过多的现象，多见于掌跖、前额、腋下等部位，无特殊的刺鼻臭味。

## 三、治疗

### 1. 治疗原则

以减少汗液、抑制细菌为目的。伴发多汗时，首先治疗多汗症。足部臭汗症治疗同掌跖多汗症。腋臭轻者可外搽药物，重者可行液氮冷冻、激光或手术治疗。

### 2. 全身治疗

轻症不必治疗，重者伴发多汗症，同多汗症治疗。

### 3. 局部治疗

**西施兰夏露/乌洛托品溶液** 外用，适量涂擦腋下 1周1次
其他同多汗症治疗。

**【说明】** 西施兰夏露主要成分为乌洛托品，具有杀菌、收敛、止汗的作用。用于手足多汗及腋臭。偶见皮肤刺激或过敏反应。不得用于皮肤破溃处，避免接触眼睛和其他黏膜。

### 4. 症状较重者其他治疗

① 液氮冷冻。

② 激光治疗。

③ 手术切除。

④ 高频电针根治术。

**【说明】** 液氮冷冻和激光治疗损伤小，但是容易复发。传统手术切除，目视下逐一去除大汗腺，成功率达95%，但会留下瘢痕。目前小开口手术方式处理，通过特殊设计的旋转刮刀伸入皮内，刮除大汗腺，伤口小，易复原，但是复发率高。高频电针破坏力小，但复发率高。

### 5. 中医药治疗

中医强调辨证论治，常用清利湿热、芳香辟秽为法。

（1）五香丸汤加减

**处方** 豆蔻3g，丁香3g，藿香3g，零陵香3g，青木香3g，白芷3g，肉桂3g，香附6g，当归15g，槟榔2枚。水煎服，每日1剂。

**【说明】** 适用于秽浊内蕴证。

（2）甘露消毒丹加减

**处方** 滑石15g，茵陈15g，黄芩10g，车前子10g，石菖蒲6g，木通6g，白豆蔻6g，藿香6g，射干6g，薄荷3g。水煎服，每日1剂。

**【说明】** 适用于湿热熏蒸证。

## 四、预防与调护

① 加强个人卫生清洁，勤洗澡、勤换内衣，保持局部皮肤干燥。

② 少吃葱、蒜、韭菜之类的刺激性食物。

# 第 12 章　色素障碍性疾病

## 第 1 节　白癜风

白癜风（vitiligo）是一种原发性的局限性或泛发性的皮肤色素脱失症，可能与遗传、自身免疫、神经化学因子、黑色素细胞自身破坏等因素有关。本病易诊而难治。

### 一、临床诊断要点

① 可发生于任何年龄，以青年人多见。男女发病大致相等。

② 全身任何部位均可发生，但多发于暴露部位，如头面部、手背及易受摩擦部位如腰带部位较易发生，也可沿皮带分布。

③ 皮损表现为大小不等、局限性圆形或不规则形，皮肤色素脱失斑呈乳白色，白斑境界清楚，有的边缘部位色素反而增加。白癜风部位的毛发也可完全变白，黏膜部位如口唇、龟头等也可累及。

④ 一般无自觉症状。

### 二、辅助检查

病理组织检查：可见表皮基底层黑色素细胞减少或消失，表皮黑色素颗粒缺乏，多巴染色阴性。

### 三、鉴别诊断

（1）花斑癣　好发于胸背部、颈部、躯干，为淡白色圆形或卵圆形斑，表面有细鳞屑，真菌镜检阳性。

（2）黏膜白斑　多呈现网状条纹状或片状，为白色角化性损害，常剧痒。

（3）贫血痣　摩擦局部，白斑本身不发红而周围皮肤发红。多为先天性，出生时就有。

（4）麻风　浅色斑有感觉的改变，患者有神经粗大等其他麻风症状。

（5）无色素性痣　损害沿神经分布，表现为局限性或泛发性减色斑，境界模糊，边缘多是锯齿状，周围无色素增殖晕，有时其内混有淡褐色粟粒至扁豆大雀斑样斑点，感觉正常，持续终身不变。

# 四、治疗

## 1. 治疗原则

糖皮质激素口服或外用、补骨脂素加紫外线照射（UVA）仍是首选治疗方法，治疗越早效果越好。另外，微量元素的补充、免疫调节药的使用以及氮芥、地蒽酚、卡泊三醇、米诺地尔等外用，均有较好的疗效。

## 2. 全身治疗

**处方一**　8-甲氧基补骨脂素（8-MOP）　0.6mg/kg po qd

【说明】　8-甲氧基补骨脂素治疗前测定生物剂量。先给患者服8-甲氧补骨脂素，一般为0.6mg/kg。2h后测定最小光毒量，方法与测定紫外线最小红斑量相似。48～72h后观察结果。治疗期间服药剂量如上，服药后2h，全身照射长波紫外线。每日或隔日1次，开始照射时间一般为亚光毒量，以后照射时间可缓慢递增，疗程次数视情况决定。亦可于局部外搽0.1% 8-甲氧补骨脂素酊后照射。基本治愈后，继续巩固治疗，可1～2次/周，最后减至1次/月。用药时注意保护眼睛，免受紫外线损伤。用药后若晒太阳或照紫外线处有红肿、起疱者，应暂停用，恢复后再用照射时间相应缩短。用药后应戴墨镜。

**处方二**　泼尼松　15～20mg po qd（8am）

【说明】　泼尼松用于应激状态下皮损发展迅速及伴发自身免疫性疾病者。口服泼尼松，见效后每月递减5mg，至每日5mg，维持3～6个月，避免长期使用。

**处方三**　左旋咪唑　50mg po tid　每2周服3d或每周服2d，连用3～4个月

【说明】　左旋咪唑为免疫调节药，常见副作用为消化道反应，肝功能不良者慎用，有活动性肝病者禁用。长期服用应注意

血象，不宜与亲脂性药品同服。

**处方四** 白蚀丸 20 粒 po tid 10 岁以下小儿剂量减半

**【说明】** 白蚀丸为中成药，个别患者服用后产生肝功能异常，孕妇、肝功能不全者禁用。

### 3. 局部治疗

**处方一** 曲安奈德霜 外用 bid

**【说明】**

**处方二** 哈西奈德霜 外用 bid

**处方三** 丙酸氯倍他索乳膏（恩肤霜） 外用 bid

**【说明】** 外用糖皮质激素时，开始用高效药物，以后改用低效药物；如连续外用 2～3 个月仍无效，应停用，以免产生副作用。可造成皮肤萎缩、毛细血管扩张，禁用于面部、腋部及腹股沟等皮肤较薄和皱褶部位。

**处方四** 补骨脂酊 外用 bid

**处方五** 甲氧沙林酊 外用 bid

**【说明】** 甲氧沙林有光毒性，应注意日晒时间，开始只能 1～5min，避免引起水疱反应，白内障、妊娠、皮肤癌、哺乳期妇女以及对光过敏者禁用。还应戴墨镜避光。局部外用均有一定刺激，面部避免使用。

### 4. 其他特殊治疗

（1）外科自体皮肤移植术、皮肤磨削术等均有较好的疗效。

（2）针刺疗法 可于皮损周围围刺，或对症选穴。

（3）梅花针疗法 用梅花针刺激皮损区，边缘用强刺激，中心用若刺激。

（4）耳穴疗法 取皮损对应的区域，并选取内分泌、肾上腺、交感等区域。

### 5. 中医药治疗

中医强调辨证论治，常以健脾、补肾为法。

（1）人参健脾汤加减

**处方** 人参 6g，茯苓 12g，白术 10g，黄芪 12g，当归 9g，陈皮 6g，白芍 18g，远志 6g，白蒺藜 12g。水煎服，每日 1 剂。

**【说明】** 适用于脾虚不运型，治以健脾、调和气血为主。

（2）六味地黄汤加减

**处方**  熟地黄24g，山茱萸12g，山药12g，泽泻9g，牡丹皮9g，茯苓9g，远志6g，肉桂3g。水煎服，每日1剂。

【说明】  适用于心肾不交、阴阳失调者，治以调和阴阳、交通心肾为主。

## 五、预防调护

① 避免精神创伤及过度紧张，保护乐观情绪。

② 饮食合理化，多吃一些黑芝麻、核桃仁等利于黑色素生长的食物。

③ 患病后尽早治疗，并要长期治疗，巩固治疗，避免复发。

# 第2节  白化病

白化病（albinism）是一种先天性疾病，为常染色体隐性遗传，常发生于近亲结婚的人群中。表现为患者的毛发、眼睛部分或全部皮肤缺乏色素。

## 一、临床诊断要点

① 常有家族史，男女发病相近，黑种人多发，尤以血缘通婚的 Cuna 印第安人为多。

② 患者全身皮肤、毛发、眼睛缺乏黑色素。毛发为细丝状淡黄色，双眼瞳孔为红色，虹膜粉红或淡蓝色。常有畏光、流泪、眼球震颤及散光等症状。皮肤干燥，呈乳白或粉红色，由于没有色素保护，常易晒伤，易发生日光性唇炎、皮炎、角化、皮角、基底细胞及鳞状上皮癌。大多数白化病患者体力及智力发育较差。

## 二、辅助检查

组织病理检查：表皮基底层有透明细胞，但银染色缺乏黑色素。多巴染色分两型：在体外黑色素细胞多巴染色阳性者为酪氨酸酶阳性型；多巴染色阴性者为酪氨酸酶阴性型。前一型患者体内稍有形成黑色素的能力，后一型患者体内不能形成黑色素。

## 三、鉴别诊断

（1）白癜风  后天发病，为局限性或泛发性的皮肤色素脱失症。病变不会累及眼睛。

（2）斑驳病　　出生即有不规则形状之白斑，好发部位为额部，其次为胸、腹及四肢。

## 四、治疗

无有效治疗方法。

## 五、预防调护

通过遗传咨询禁止近亲结婚是重要的预防措施之一，同时产前基因诊断也是预防此病患儿出生的重要保障措施。尽量减少紫外辐射对眼睛和皮肤的损害。注意避光或应用防光剂。定期体检，以防癌症。

# 第3节　贫血痣

贫血痣（nevus anaemicus）为局限性皮肤色素减退斑，该处血管组织发育缺陷，不是结构异常而是功能异常。神经纤维瘤患者并发此病比正常人多。

## 一、临床诊断要点

① 发生于出生后或儿童时期，也可晚发。

② 可发生于任何部位，但以躯干为多见。

③ 皮损为圆形或卵圆形浅色斑，以玻片压诊，与周围变白的皮肤不易区分，用手摩擦局部，周围的皮肤发红而色斑不红。终生不消退。

④ 无自觉症状。

## 二、辅助检查

组织病理：组织变化无异常，而是局部血管对儿茶酚胺的反应性增强，血管处于收缩状态。

## 三、鉴别诊断

（1）白癜风　　皮损表现为大小不等、局限性圆形或不规则形，皮肤色素脱失斑呈乳白色，白斑境界清楚，摩擦病变局部皮肤可发红。

（2）无色素性痣　在出生后或出生后不久发病，损害往往沿神经节段分布，表现为局限性或泛发性减色斑，境界模糊，边缘多是锯齿状，周围几无色素增殖晕，有时其内混有淡褐色粟粒至扁豆大雀斑样斑点。

## 四、治疗

无有效治疗方法。

# 第4节　老年性白斑

老年性白斑（senile Leukoderma），又称为特发性点状色素减少症，为皮肤老化的表现之一，因局部多巴阳性的黑色素细胞减少而引起。

## 一、临床诊断要点

① 50 岁以上男性多见，女性也可发病。

② 好发于躯干、四肢等部位。

③ 躯干、四肢暴露部位皮肤往往先出现老年性黑子，毛发可变灰白，此时在胸背、腹部、四肢等处可出现米粒至绿豆大小的圆形白点，境界清楚，表面稍凹陷。

④ 无自觉症状。

## 二、鉴别诊断

白癜风：是一种原发性的、局限性或泛发性的皮肤色素脱失症。

## 三、治疗

对健康无妨碍，无须治疗。

## 四、预防调护

减少日光照射，注意饮食结构的调整，多食富含维生素 C 的食物。

# 第5节　黄褐斑

黄褐斑（choasma）是发生于面部的淡褐色或褐色斑，常对称分布而呈蝴蝶状，是一种常见的色素沉着性皮肤病。

# 一、临床诊断要点

① 女性多见，尤以育龄期妇女为多，但也可发生在绝经期妇女、未婚女性和男性。

② 多发于面部，以两颊、鼻背、前额为主，一般不累及眼睑和口腔黏膜。

③ 损害为淡褐色至棕褐色的色素斑，大小不一，面部无炎症及鳞屑，边缘清楚，不高出皮面，呈对称分布，可散在，亦可融合。

④ 黄褐斑受内分泌变化、日晒、季节等因素影响，但往往不易退去，部分患者分娩后或停服口服避孕药后可缓慢消退。

⑤ 无自觉症状。

# 二、辅助检查

病理组织检查：表现为表皮基底层黑色素细胞活性增加，黑色素细胞树突明显变大，但无黑色素细胞的增殖，真皮上部有嗜黑色素细胞存在，真皮中吞噬细胞中色素增加，无炎症浸润。

# 三、鉴别诊断

(1) 雀斑　皮损形状是点滴状、碎石样不规则的斑点，像雀卵，所以名为雀斑。

(2) 瑞尔黑变病　好发于前额、颧部、颈部，色斑上有粉状鳞屑。

(3) 艾迪生病　弥漫性青黑色或褐红色斑片，多发生于面部、乳晕、外生殖器等处，有全身症状，如乏力、低血压、体重减轻等。

(4) 老年斑　发生于脸部或身体任何部位。表面深褐，略突出于皮肤表面，有粗糙的手感。

# 四、治疗

## 1. 治疗原则

避免日晒，抑制黑色素形成。从抑斑、除斑、防斑三个环节用药。

## 2. 全身治疗

处方一　维生素 C　200mg po tid　或 1～3g/d 分 3 次 po

【说明】 维生素C能将颜色较深的氧化型色素还原成色浅的还原型色素，并将多巴醌还原成多巴，从而抑制黑色素的形成。大剂量服用维生素C后不可突然停药，否则可出现坏血病症状，大剂量对生育与胚胎有不利影响，故孕妇宜用一般剂量。忌与维生素 $B_{12}$、氧化剂和碱性药物配伍。与降糖药同用，可产生尿糖假阳性，与乙酰水杨酸同用可增强后者的作用及毒性。

**处方二** 维生素 E　100mg po bid

【说明】 维生素E有增强细胞抗氧化的作用，可抑制黑色素形成过程中的氧化反应。维生素C与维生素E合用具有协同作用。

**处方三** 氨甲环酸　250mg po tid

**处方四** 氨甲苯酸　500mg po tid

【说明】 氨甲环酸和氨甲苯酸与酪氨酸的化学结构部分相似，能竞争性地与酪氨酸酶结合，使之失活，以减少酪氨酸代谢终产物黑色素蛋白的合成，从而产生退色作用。治疗期间可出现皮肤红斑、瘙痒、灼热、胃肠道不适等不良反应。过量可形成血栓或诱发心肌梗死。

### 3. 局部治疗

（1）脱色剂

**处方一** 3%～4%氢醌霜　外用 qn

【说明】 氢醌与酪氨酸酶的底物酪氨酸相似，可以竞争性地与酪氨酸酶结合，影响黑色素的形成。3%以上高浓度氢醌主要呈细胞毒作用。氢醌在酪氨酸作用下被氧化成半醌基物质，使黑色素细胞的胞膜脂质过氧化，细胞膜结构破坏，引起细胞死亡。临床常用浓度为3%或4%。不良反应：局部红斑烧灼感及轻微脱屑，继续用药后自行消退，不影响治疗。

**处方二** 20%壬二酸霜　均匀涂于色斑处　bid　疗程1～6个月

【说明】 壬二酸能抑制酪氨酸酶活性，减少黑色素的形成，并对黑色素细胞的超微结构有损伤。不良反应：治疗初期，局部有烧灼及微痒，皮损轻度发红、脱屑，继续治疗后以上不适可以减轻，直至消失。

**处方三** 全反式维A酸（商品名迪维霜、雪肤霜）　洗脸后外涂 bid

【说明】 全反式维 A 酸可抑制酪氨酸酶的活性，减少黑色素生成，并阻止黑色素向角质细胞的转运，促进含有较多黑色素颗粒的表皮、特别是角质层的剥脱，导致色素减退。不良反应可发生皮肤干燥、发红、瘙痒甚至刺痛，多属一过性，大多不需处理，可自行消失。

（2）遮光剂

**处方一** 5%对氨基苯甲酸的 50%～60%乙醇溶液　外用 bid

**处方二** 10%水杨酸苯酯乳膏　外用 bid

**处方三** 5%二氧化钛霜　外用 bid

【说明】 在治疗黄褐斑时，合并使用遮光剂以加强疗效。遮光剂可防御紫外线光和可见光，从而保护皮肤免受损伤及防止色素沉着。

（3）抗皮肤衰老剂

**处方一** 1%维生素 E 霜　外用 bid

**处方二** 15%沙棘乳剂　外用 bid

【说明】外用维生素 E 能抑制自由基诱导的脂质过氧化，防止皮肤衰老和色素沉着。沙棘内含维生素 C、维生素 E、β-胡萝卜素及多种氨基酸，具有抗衰老和减轻色素沉着作用。

## 4. 其他特殊治疗

对于色素沉着位置较深者应用物理和化学剥脱疗法或激光疗法。

## 5. 中医药治疗

中医强调辨证论治，常以疏肝理气、健脾、补肾为法。

（1）逍遥散加减

**处方** 柴胡 9g，当归 9g，白芍 9g，薄荷 6g，茯苓 12g，白术 9g，丹参 15g，木香 6g，桃仁 10g，甘草 6g。水煎服，每日 1 剂。

【说明】 适用于肝郁气滞型，以疏肝理气为主。

（2）人参健脾丸加减

**处方** 人参 6g，茯苓 12g，白术 10g，黄芪 12g，当归 9g，陈皮 6g，白芍 18g，远志 6g，白蒺藜 12g。水煎服，每日 1 剂。

【说明】 适用于脾虚劳损型，以健脾温阳为主。

（3）六味地黄丸加减

**处方** 熟地黄24g，山茱萸 12g，山药 12g，泽泻9g，牡丹皮9g，茯苓 9g，白蒺藜 12g，白芷 6g。水煎服，每日 1 剂。

【说明】 适用于肾阳不足型，以滋阴补肾为主。

## 五、预防调护

① 避免日晒，防辐射，可使用防晒霜或遮光剂。

② 少用化妆品和有光感性的药物或食物。

③ 保持乐观情绪。

# 第6节 雀　斑

雀斑（freckles）是指发生在日晒部位皮肤上的浅褐色小斑点，针尖至米粒大小。为常染色体显性遗传。

## 一、临床诊断要点

① 多在 5 岁左右出现，随年龄增长而数目增多。

② 好发于颜面、颈部和手背。

③ 皮损为黄褐色或褐色的针尖至米粒大小的斑点，境界清楚，不高出皮面，散在或密集分布，但不融合。本病发展与日晒有关，色素斑点仅限于暴露部位。

④ 无自觉症状。

## 二、辅助检查

组织病理显示：基底细胞层的黑色素增多，而黑色素细胞的数目不增加。

## 三、鉴别诊断

（1）黄褐斑　是发生于面部的淡褐色或褐色斑，不累及眼睑和口腔。常对称分布而呈蝴蝶状。

（2）雀斑样痣　发病年龄在 1 岁或 2 岁左右，颜色较雀斑深，与日晒无关，无夏重冬轻变化，可发生在任何部位。

（3）着色性干皮病　雀斑样色素斑点周围有毛细血管扩张，色素斑点大小不等，深浅不匀，分布不均。见有萎缩性斑点，光敏突出。

（4）色素沉着-肠道息肉综合征　色素斑为黑色，口唇颊黏膜多见，不受日光影响，常常伴有息肉。

## 四、治疗

### 1. 治疗原则

可用剥脱剂或物理方法去除皮损。

### 2. 局部治疗

（1）脱色剂

**处方一**　3%～4%氢醌霜　外用　qn

**处方二**　20%壬二酸霜　均匀涂于色斑处　bid　疗程1～6个月

**处方三**　全反式维A酸（商品名迪维霜、雪肤霜）　洗脸后外涂 bid

（2）遮光剂

**处方一**　5%对氨基苯甲酸的50%～60%酒精溶液　外用 bid

**处方二**　10%水杨酸苯酯乳膏　外用 bid

**处方三**　5%二氧化钛霜　外用 bid

### 3. 其他特殊治疗

（1）激光疗法　对皮肤损伤小，1～2次治疗后就能达到较好的效果。

（2）电灼术　此法对皮肤有创伤，慎用。

（3）腐蚀疗法　1%～2%升汞酒精、水晶膏等。此法局部外用须谨慎密切观察，以免引起大面积剥脱。

### 4. 中医药治疗

中医强调辨证论治，常以补益肝肾、滋阴降火为法。

（1）六味地黄汤加减

**处方**　熟地黄15g，山药10g，山茱萸10g，牡丹皮15g，茯苓6g，泽泻6g，甘草3g。水煎服，每日1剂。

**【说明】**　适用于肾阴不足型，以补益肝肾为主。

（2）知柏八味丸　6g po bid

## 五、预防调护

① 防晒、防辐射。外出涂防晒霜或遮光剂。控制黑色素形成。

② 避免刺激性饮食，保证充足睡眠。

③ 不宜滥用外用药物。

# 第7节　太田痣

太田痣（nevus of Ota）是 1939 年太田首先描述一种波及巩膜及同侧面部三叉神经分布区域的灰蓝色斑状损害，又称之为眼上腭部褐青色痣。

## 一、临床诊断要点

① 好发于有色人种。男女比例为 1：3。约半数患者出生时即有色素斑，其余出现在 10 岁以后，也有青春期或妊娠期出现。

② 发生于颜面一侧的上下眼睑、颧部及颞部，偶然发生于颜面的两侧。约有 2/3 的患者同侧巩膜蓝染。病损可波及眼睑、眼结合膜、巩膜、颊、额、头皮、鼻翼及耳。上腭及颊黏膜也可受累。分布通常限于三叉神经第一、二支所支配的区域。

③ 皮损通常为斑状，在斑中偶然有结节。颜色可为褐色、青灰色、蓝色、黑色或紫色。一般褐色色素沉着呈斑状，或呈网状或地图状，而蓝色色素沉着较为弥漫。

④ 无自觉症状。

## 二、辅助检查

组织病理检查：黑色素细胞散在于真皮胶原纤维之间，细胞分布比蒙古斑更为表浅。有隆起和浸润的色素斑，其黑色素细胞数目多，和蓝痣相似。

## 三、鉴别诊断

（1）胎记　良性蓝色斑状损害，通常位于腰骶部，出生时即有，几年后自然消退，不留痕迹。

（2）黄褐斑　是发生于面部的淡褐色或褐色斑，不累及眼睑和口腔。常对称分布而呈蝴蝶状。

（3）咖啡斑　为边缘规则的色素沉着斑，有时和多发性神经纤维瘤合并发生。

## 四、治疗

① 无有效治疗药物。

② 其他治疗方法如激光治疗（染料脉冲激光、红宝石激光）。

**【说明】** 激光仪通过输出特定的波长，应用先进的技术，将激光能量在极短的瞬间释放出来，形成能量密度很高的巨脉冲。经激光照射后，激光巨脉冲被色素病变组织选择性地吸收，在病变组织内部产生极高的温度，而黑色素细胞瞬间被直接汽化或分裂成碎片，由人体吞噬细胞吞噬后，排出体外。随着色素细胞不断地被清除，面部皮肤逐渐恢复正常。由于激光能量与生物组织的作用极短，避免了热效应对病变周围正常组织的热损伤，因此不会造成正常皮肤的损害。利用激光治疗一般需要治疗 3～7 次才能达到理想的效果，每次治疗间隔 3～6 个月。激光治疗禁忌证：孕妇、光敏性皮肤的人群、糖尿病患者、怀疑有皮肤癌者以及瘢痕体质者。

# 第8节　咖啡牛奶色斑

咖啡牛奶色斑（cafe-au-lait spots）为边缘规则的色素沉着斑，有时和多发性神经纤维瘤合并发生。

## 一、临床诊断要点

① 皮疹出生时即可发现，或幼儿期开始出现。

② 边界清晰，皮肤表面完全正常，不高出皮面。为淡褐色、棕褐色至暗褐色，边缘规则，形状不一，大小、数目随年龄增加而增多。患者有 6 个以上大于 1.5cm 直径的咖啡牛奶色斑时，常有神经纤维瘤病。皮疹颜色深浅不受日晒的影响。

③ 多无自觉症状。

## 二、辅助检查

组织病理：表皮内黑色素总量增加，有散在的异常大的黑色素颗粒，基底层黑色素细胞数目增多。

## 三、鉴别诊断

（1）雀斑　是指发生在日晒部位皮肤上的浅褐色小斑点，针尖至米粒大小。

（2）黄褐斑　是发生于面部的淡褐色或褐色斑，常对称分布而呈蝴蝶状，是一种常见的色素沉着性皮肤病。

## 四、治疗

① 无有效治疗药物。

② 其他治疗方法如染料脉冲激光治疗

【说明】①激光治疗部位会有轻微的灼热感和皮肤轻微的发红现象，可做局部冷敷。保持清洁，避免感染和摩擦。②痂皮需自行脱落，不要用手揭掉。③痂皮脱落后，局部可有短暂色素沉着，可酌情应用防晒品。

## 五、预防调护

禁食光敏感性食物，如芹菜、韭菜、香菜等。

# 第9节　胎　　记

胎记（birthmark）又称蒙古斑（Mongolian spot），为先天性发生于腰骶部及臀部的灰青色或蓝色斑。出生即有，几年后自然消退。

## 一、临床诊断要点

① 出生时即有皮损，一般见于黄种人和黑种人，白种人少见。

② 多发于腰骶部和臀部，偶尔发于其他部位。

③ 斑状损害，呈浅灰蓝、暗蓝或褐色，边缘渐移行为正常皮肤。损害处皮肤除色素异常外与正常皮肤一样柔软，皮纹正常。形状不规则。出生后3～5年内自然消退，不留痕迹。

④ 无自觉症状。

## 二、辅助检查

组织病理：表皮基本正常。黑色素颗粒存在于真皮中部的星状、纺锤状细胞内。细胞多巴染色为阳性，表明是黑色素细胞，而不是载黑色素细胞。这些细胞广泛散布在胶原纤维束之间，其排列大致与皮面平行。

## 三、鉴别诊断

细胞蓝痣：蓝色或蓝黑色较大坚实结节，常见于臀部和尾骶部。不能自行消退。

## 四、治疗

无须特殊治疗。泛发长期不退者，可用短脉冲激光治疗。

# 第 10 节　里尔黑变病

里尔黑变病（Riehl's melanosis）首先由 Riehl 描述，认为是光敏感性疾病光毒性皮炎。以面部或暴露部位皮肤为主，受损皮肤为褐色或蓝灰色色素沉着，其边缘有毛囊周围的小色素斑点。

## 一、临床诊断要点

① 男女均可发病，但女性较男性多见。

② 皮损好发部位在面部，开始于颧颞部，逐渐波及前额、颊、耳周及颈侧，少数病例可累及上胸和臂部。

③ 皮损初起为局部轻度红斑，日晒后有瘙痒和灼热感，少量糠秕状脱屑。红斑消退留色素沉着斑，呈淡褐色、黑褐色，弥漫覆盖微细鳞屑，呈"粉尘"样。伴有毛细血管扩张。色素沉着处皮肤可出现轻度凹陷性萎缩。

④ 病程慢性经过，一般无全身症状，无黏膜损害。

## 二、辅助检查

组织病理：表皮轻度角化过度，棘层细胞间水肿，基底细胞液化变性，真皮浅层血管周围淋巴细胞及组织细胞浸润，真皮乳头层和乳头下层黑色素大量增加，有较多嗜黑色素细胞。

## 三、鉴别诊断

（1）黄褐斑　面部色素沉着斑，黑色素仅沉着在表皮内，故为淡褐色，境界清楚，无炎症表现。

（2）艾迪生黑变病　为皮肤黏膜、皱襞处色素沉着，还可累及牙龈等处，无明显炎症，患者有肾上腺皮质功能减退症状。

## 四、治疗

### 1. 治疗原则

参照"黄褐斑"章节治疗。寻找诱发因素，避免接触焦油等光敏性物质，户外劳作注意防护。

### 2. 全身治疗

**处方一** 维生素 C 200mg po tid 或 1～3g/d 分 3 次 po

**处方二** 维生素 E 100mg po bid

**处方三** 复合维生素 B 2 片 po tid

### 3. 局部治疗

**处方一** 1% 氢化可的松软膏 外用 tid

**处方二** 0.075% 地塞米松霜 外用 tid

**处方三** 3%～4% 氢醌霜 外用 qn

**处方四** 20% 壬二酸霜 均匀涂于色斑处 bid 疗程 1～6 个月

**处方五** 全反式维 A 酸（商品名迪维霜、雪肤霜） 洗脸后外涂 bid

【说明】 ①处方一、二用于初起炎症期。②脱色剂用于色素沉着期。

### 4. 中医药治疗

中医强调辨证论治，常以滋阴补肾、疏肝健脾为法。

（1）六味地黄汤加减

**处方** 熟地黄 15g，山药 15g，山茱萸 10g，牡丹皮 10g，茯苓 10g，泽泻 10g，甘草 6g。水煎服，每日 1 剂。

【说明】 适用于肾阴不足型，以滋阴补肾为主。

（2）逍遥散加减

**处方** 白芍 10g，当归 10g，白术 10g，茯苓 8g，柴胡 6g，甘草 5g。水煎服，每日 1 剂。

【说明】 适用于肝郁脾虚型，以疏肝健脾为主。

## 五、预防调护

① 寻找诱发因素，避免接触焦油等光敏性物质。注意防晒。

② 避免接触使用某些化妆品类致敏物质，不滥用外用药物。

# 第 13 章　皮肤肿瘤

## 第 1 节　血管瘤

血管瘤（hemangioma）是指发生于血管组织的良性肿瘤，是由于血管组织的错构，瘤样增生而形成。分为原发性和继发性两种，原发性是由人体胚胎期血管网增生而形成，出生时即有。继发性多数在婴儿期出现，少数在成年期发现。

### 一、临床诊断要点

#### 1. 鲜红斑痣

① 常在出生时或出生不久后出现。

② 好发于颜面、颈部或头皮，偶发其他部位。

③ 表现为小的红斑到大的红色斑片，不高出皮面，颜色淡红或暗红，形状不规则，压之退色。

#### 2. 海绵状血管瘤

① 本病出生时或出生后数周发生，在 1 年内逐渐增大，亦可能逐渐缓解，但难以完全消退。

② 好发于头、颈部，亦可累及口腔或咽部黏膜等其他部位。

③ 皮损为大而不规则的结节状或分叶状损害。界限不清，柔软而有弹性，可压缩，状似海绵。

#### 3. 单纯性血管瘤

① 常在出生后数周内出现，数月内增长迅速。

② 好发于颜面、肩部、头部和颈部，偶见整个肢体受累。

③ 表现为鲜红色或紫色，边界清楚，质软。

④ 发病约 1 年后逐渐开始消退，75％～95％患者在 5～7 岁时可自行完全或部分消退。

### 二、鉴别诊断

（1）血管痣　多数皮损局限在数毫米至 3cm，指压时大小和

304

色泽均无变化。

（2）血管球瘤 指（趾）甲床及其附近的锐性疼痛性肿物。寒冷刺激时疼痛尤甚。位于甲下者，可见指（趾）甲局部隆起，表面可呈浅红色、紫色或稍暗，多不让触碰。

## 三、辅助检查

（1）鲜红斑痣 真皮上、中部可见群集扩张的毛细血管及成熟的内皮细胞，随年龄增长，毛细血管扩张也增加，可延及真皮深层和皮下组织，但无内皮细胞增生，周围有排列疏松的胶原纤维，管腔内充满红细胞。

（2）海绵状血管瘤 位于真皮深层和皮下组织内，由大而不规则的腔隙组成，甚似静脉窦，腔内壁衬以单层内皮细胞，很少增生，外围由厚薄不一的纤维组织包绕。

（3）单纯性血管瘤 生长期可见增生的毛细血管，内皮细胞增生明显，胞体较大，呈不规则圆形或椭圆形，胞质染淡伊红色，胞核呈不规则椭圆形。其内皮细胞大而多层，在某些明显增生区域内，呈实性索状或团块状，管腔很小而不清楚。分化成熟时，部分毛细血管扩张明显，退变期毛细血管变性，以后发生纤维化。

## 四、治疗

### 1. 治疗原则

鲜红斑痣一般不需治疗。单纯性及海绵状血管瘤可观察数年，至 7 岁仍不消退再进行治疗，过早治疗会遗留瘢痕和萎缩。

### 2. 治疗方法

（1）手术切除 采用外科手术将病损组织切除。会遗留瘢痕。

【说明】 适用于范围较大的海绵状血管瘤。

（2）激光治疗 利用专业激光治疗设备对血管瘤组织进行凝固，达到治疗目的。治疗深度一般控制在表层皮肤 0.2～0.4mm 以内，超过 0.4mm 即产生明显瘢痕，故对浅表性毛细血管瘤有一定效果。常用的有 Nd-YAG 激光、氩离子激光等。

【说明】 适用于鲜红斑痣的治疗。

（3）冷冻治疗 利用液氮的挥发将病损区皮肤、血管瘤及其周围组织冷凝，使其细胞内形成冰晶，并导致细胞破裂、解体、死亡，再经过集体修复过程使血管瘤消失。

【说明】 适用于小范围表浅病损。

（4）硬化剂注射治疗　将硬化剂注入到血管瘤瘤体组织中（不能注入血管中），引起无菌性炎症，局部出现纤维化反应，使血管瘤、血管腔缩小或闭塞。常用的药物有5％鱼肝油酸钠溶液加2％利多卡因混合、95％乙醇、消痔灵注射液与1％～2％普鲁卡因混合等。

【说明】 适用于毛细血管瘤。

（5）高频电极治疗　是治疗血管瘤的一种新技术，它是在超声定位下，采用最先进的高频电极治疗仪与导管针，直接作用于瘤体细胞膜及血管周围组织中的弹力纤维和胶原纤维，瘤体内产生高热，使血管壁乳化、凝固、收缩，瘤体逐渐缩小、畸形血管失去再扩张的能力。该治疗技术不损伤正常组织细胞、无破坏性，不留下瘢痕。

【说明】 适用于海绵状血管瘤。瘤体一般一次可治愈，巨大瘤体和多发性瘤体通过2～3次治疗可治愈。

（6）药光疗法　是近几年发展起来的新技能，通过静脉注射一种对光有反应的专用药物，静脉注射后，再进行药光仪器照射。药光疗法治疗优势：药光疗法治疗中的照射，只起激活药物的作用，能量无需太集中，不会造成照射区的明显温升，更不会造成组织的热损伤。而通常的激光手术，则是利用高能激光束所产生的局部高温，来切割、汽化或凝固病变组织，所以药光疗法和传统的激光手术有本质的区别，药光治疗是一种光化学反应诱导的生物化学作用过程，而激光手术是一种单纯的物理作用过程。

【说明】 适用于鲜红斑痣、毛细血管瘤。

## 五、预防调护

① 尽早发现，及时治疗。
② 注意保护病损部位皮肤，避免摩擦出血。
③ 不可饮酒、吸烟，不食用辛辣刺激性食物。

# 第2节　化脓性肉芽肿

化脓性肉芽肿（pyogenic granuloma）又称毛细血管扩张性肉芽肿，是一种后天性、良性结节状增生，多在皮肤穿通性外伤后，新生成的血管形成息肉状损害，可迅速长大，但到一定大小即静止。与感染无关。

## 一、临床诊断要点

① 可发生于任何年龄，无性别差异。

② 好发于容易受伤部位，如面部、头皮、手指、足、躯干上部等，新生儿易发生于脐部。

③ 早期损害为鲜红或棕红色丘疹，缓慢或迅速增大，形成有蒂或无蒂结节，表面光滑或疣状，大小不等，质软，无自觉痛或压痛，压之不退色、不缩小。轻度外伤即易出血，而且出血量多。也可见坏死、溃疡和结痂。

## 二、鉴别诊断

（1）肉芽组织增生　由新生薄壁的毛细血管以及增生的成纤维细胞构成，并伴有炎性细胞浸润，肉眼表现为鲜红色、颗粒状、柔软湿润、形似鲜嫩的肉芽而得名。最终肉芽组织成熟为纤维结缔组织并转变为瘢痕组织。

（2）毛细血管瘤　属于血管畸形，由扩张和增生的毛细血管网构成。多见于婴儿，多数是女性。瘤体境界分明，压之可稍退色，放手后恢复红色。

## 三、辅助检查

组织病理检查：隆起肿瘤周围正常表皮组织向内生长，形成一收缩带，似领圈状。皮损表面的表皮变薄，有些部位破溃。真皮内见内皮细胞聚集成实体状，大多数区域可有腔隙形成，从裂隙状到明显扩张不等。多数管腔内皮细胞增生、肿胀，并突向管腔。也可无腔隙形成。

## 四、治疗

### 1. 治疗原则

无有效药物治疗。可行手术、激光、等方法治疗，手术切除后最好做病理检查。

### 2. 治疗方法

① 手术切除。

【说明】 最好手术切除后送病理检查。较大皮损术前、术后应使用抗生素防止感染。

② 激光、电凝等。

【说明】 治疗不彻底容易复发。

## 五、预防调护

① 注意个人卫生。

② 忌经常刺激创面，出血时及时就医。

# 第3节　脂溢性角化病

脂溢性角化病（seborrheic keratosis）又名老年疣，是因角质形成细胞成熟迟缓所致的良性表皮内肿瘤。

## 一、临床诊断要点

① 多发于中老年人，男性多在 40 岁以后，女性在 60 岁以后。

② 好发于面、头皮、躯干、上肢，不累及掌、趾部位。

③ 早期在脂溢部位出现无痛性的、界限清楚的浅褐色丘疹或斑块，以后色泽加深，呈褐色甚至黑色，病变隆起呈疣状生长，表面呈颗粒状，大小在 1cm 左右，表面常覆有油腻性鳞屑。

④ 通常难以自行消退，呈良性经过，恶变者极少。

## 二、鉴别诊断

（1）黑色素瘤　表面平滑并有轻度浸润，无脂溢性鳞屑。

（2）色素性基底细胞癌　基底细胞癌初为小结节，有蜡样色泽边缘隆起，内卷，如卷心菜样，中央可破溃，常有毛细血管扩张。

（3）日光角化病　开始为针头至黄豆大斑片，圆形或不规则形，表面痂黄而干燥，不易剥去，强行剥除可出血，皮损可溃破，形成溃疡，有发展成鳞癌的可能。

## 三、辅助检查

组织病理检查：表皮角化过度、棘层肥厚和乳头瘤样增生。

增生的瘤组织有鳞状细胞和基底细胞组成，其特点是瘤边界变平坦，且与两侧正常表皮位于同一平面上。在表皮真皮交界处及表皮上部尚可见黑色素细胞。

## 四、治疗

### 1. 治疗原则

不需要全身治疗，可选择外用药物对症处理。

### 2. 局部治疗

3％氢醌霜　外用 tid

**【说明】**　用于早期皮损。

### 3. 其他治疗方法

激光、液氮冷冻、手术切除。

**【说明】**　诊断可疑时，建议手术切除并做病理检查。

## 五、预防调护

① 避免强烈日光照射，不要经常刺激皮损。

② 少食荤腥、油腻、甘甜食物，多吃水果、蔬菜等清淡之物。

# 第4节　色　痣

色痣（pigmented nevus）也称细胞痣或痣细胞痣，属于黑色素细胞系统的良性肿瘤。

## 一、临床诊断要点

（1）大多发生于儿童或青春期。

（2）皮损可呈斑疹、丘疹、乳头瘤状、疣状、结节或有蒂损害等表现。可发生于任何部位。大小由几毫米到几厘米，甚至面积更大。其颜色通常为黄褐色或黑色，也可呈蓝色、紫色或无色。

（3）根据临床表现可分为以下三种痣。

① 交界痣　直径几毫米到几厘米、深浅不同的褐色斑。平滑无毛，也可稍微高起皮面。可发生于身体任何部位。掌跖及生殖器之色痣常属于这一类，无性别差异。

② 混合痣　外观类似交界痣，但可能更高起皮面。

③ 皮内痣　成年人最常见，常见于头颈部，不发生于掌跖或

生殖器部位。皮损大小由几毫米到几厘米不等，边缘规则，呈深浅不同的褐色。表面可有毛发，较正常为粗。呈半球形隆起，或乳头瘤样或有蒂损害。

（4）多无自觉症状。

## 二、鉴别诊断

（1）太田痣　一种波及巩膜及同侧面部三叉神经分布区域的灰蓝色斑状损害。

（2）疣状痣　呈淡褐色、棕褐色或污黑色。表层角化过度，常局限于身体一侧，多于出生时即已存在或在儿童时期内出现。

（3）雀斑　弥散分布的淡褐色斑点，表面平滑，不突出皮面。好发于日晒部位。

（4）老年性黑斑　发生于中老年身体暴露部位，棕褐色面积大小不等的小圆形，椭圆形或不规则形的平滑或稍高出皮面的斑块。

## 三、辅助检查

组织病理检查。

（1）交界痣　在表皮下部或直接邻近真皮处有痣细胞巢。上皮样痣细胞排列规则，细胞内有大量色素。表皮轻度棘层肥厚和角化过度，表皮嵴可伸长。除有外伤和恶变外，真皮内无炎症浸润。

（2）皮内痣　痣细胞呈巢或索条状，位于真皮不同深度，但很少低于网状层上的1/3。在痣细胞巢和表皮之间有明显的正常区域。在真皮上部的痣细胞巢内，通常含有中等量黑色素。痣细胞在真皮之深部时，则细胞形态呈梭形，排列成束，失去色素。真皮内很少或无炎症。

（3）混合痣　和交界痣相同。但痣细胞巢呈索状伸向真皮。其较低部位至痣细胞可呈梭形，埋于胶原组织中，不含或含有很少色素。真皮内很少或无炎症。

## 四、治疗

### 1. 治疗原则

大多数无需治疗。治疗目的一是改善外貌，二是防止恶变。

原则是不治则已，治则彻底。对掌跖、甲床的色素痣要加以注意，不要随便刺激，不滥用腐蚀性药物。发生于经常摩擦部位或者痣在短期内迅速增大，色泽加深变黑，边缘发红不规则，表面出血、破损以及周围出现卫星状损害应尽量手术切除，并做病理检查，发现恶变应扩大切除并对症治疗。

### 2. 常用治疗方法

① 激光、冷冻、电灼、化学腐脱治疗。

【说明】 适用于皮损较小、浅表、诊断明确的色素痣。较难掌握其深度，易留瘢痕或治疗不彻底。

② 手术切除。

【说明】 ①适应于交界痣、有恶变前驱症状和皮损范围较大、表面粗糙、有结节、长毛等影响外观者。②手术注意事项：切口应距离肉眼可见色素痣边缘1～2mm处，以免切除不彻底而复发；应呈楔形切除病理组织及部分正常皮下组织，如此缝合后切口对合严密，表面平整；较大面积的皮内痣，如一次完全切除不能拉拢缝合者，可分次手术切除，两次手术间隔一般为3～6个月。

## 五、预防调护

日常生活中对色素痣不要随意抓、抠，不要自取腐蚀物随意点痣。对出现异常感觉的色素痣要及时就医请皮肤科医师诊治。

# 第5节 皮脂腺痣

皮脂腺痣（sebaceous nevus）是先天性局限性表皮发育异常，以皮脂腺增生为特点的良性皮肤附属器肿瘤。

## 一、临床诊断要点

① 出生不久或出生时即发生皮疹。

② 好发于头皮、面部、颈部。

③ 皮损呈局限性稍隆起的斑块，淡黄或黄褐色，边界清楚。发生于头皮者部分或完全秃发。儿童期皮损隆起不明显，呈蜡样外观，缓慢增大；青春期皮损肥厚呈疣状，有密集乳头瘤样隆起；老年期皮损呈结节状增殖，可继发其他皮肤附属器肿瘤。

④ 可并发眼畸形和动眼神经功能减退。

## 二、鉴别诊断

（1）幼年黄色肉芽肿 幼年发病，皮疹圆形或卵圆形丘疹或结节，高出皮面，颜色开始为红色，以后变成黄红或棕色，境界清楚，1～2 岁内皮损自然消退。

（2）疣状痣 损害大小、形态及分布不同，成带状或线状或斑片状，全身均可出现皮疹，通常呈线状排列，淡黄色至棕黑色。

## 三、辅助检查

组织病理检查：儿童期为不完全分化的毛囊结构，常见似胚胎期毛囊的未分化细胞索，皮脂腺发育不良，数目减少。青春期可见大量成熟或近似于成熟的皮脂腺，表皮呈乳头瘤样增生。真皮深部皮脂腺下方可见异位顶泌汗腺。

## 四、治疗

（1）治疗原则 皮损较小者可考虑冷冻、电灼、激光等治疗，较大者可手术切除，或切除植皮。

（2）治疗方法 液氮冷冻、电灼、激光治疗或者手术。

## 五、预防调护

注意局部清洁，避免摩擦。

# 第 6 节　瘢痕疙瘩

瘢痕疙瘩（keloid）为皮肤损伤后大量结缔组织过度增生和透明变性而引起的良性皮肤肿瘤。

## 一、临床诊断要点

① 患者多具有瘢痕体质和家族倾向，有色人种较易发病。诱因与皮肤损伤有关，也可自行发生。

② 好发于胸骨区，也可见于肩部、面部、颈部、耳部等。

③ 初始为小而坚硬的红色丘疹，缓慢增大，表面光滑发亮。形状为圆形、椭圆、条索状、蝴蝶状或者"蟹足状"向外伸展。有触痛，呈象皮样硬，表面有毛细血管扩张。

④ 自觉局部瘙痒、刺痛或知觉减退。

## 二、鉴别诊断

肥厚性瘢痕：与原有损害范围相同。损害可在皮肤受到创伤后 3～4 周内发生，皮损范围不超过外伤部位，且在 1～2 年内可缩小变软。

## 三、辅助检查

组织病理检查：胶原纤维致密增生，纤维束增粗，可呈透明化；浅层胶原束与表皮平行排列，其下方胶原束则互相交织呈旋涡状。真皮乳头因受压而变平，弹力纤维则稀少；邻近附属器萎缩或消失，被推向外周。

## 四、治疗

### 1. 治疗原则

抑制成纤维细胞的增生，减少胶原合成；增加胶原降解，抑制过剩胶原沉积。对瘙痒严重者可口服抗组胺药物。禁用腐蚀剂。

### 2. 全身治疗

**处方一**　曲尼司特胶囊　200mg tid

**处方二**　氯雷他定　100mg pd

【说明】曲尼司特胶囊大剂量口服，连续半年以上，可止痒止痛，使瘢痕变薄。

### 3. 局部治疗

**处方一**　海普林软膏　外用 tid

【说明】海普林软膏为肝素钠软膏，肝素类物质能够灭活组胺、5-羟色胺等炎症递质，抑制肉芽组织增生及平滑肌细胞增殖，在角质软化剂、天然保湿剂的协同作用下，能够抑制胶原纤维的过度增生，减轻瘢痕形成，并能保留皮肤表面的水分，使胶原纤维软化、弹性增强，对增生性瘢痕有软化作用。有出血倾向者慎用。

**处方二**　维 A 酸霜　外用 qn

【说明】维 A 酸霜可调节表皮细胞的有丝分裂和表皮细胞的更新，使病变皮肤的增生和分化恢复正常。

## 4. 其他治疗方法

（1）局部注射激素药物

**处方一**　　曲安奈德混悬液　2ml ⎫ 瘢痕组织局部加压注射
　　　　　　 2%利多卡因注射液　2ml ⎭

**处方二**　　倍他米松注射液　1ml ⎫ 瘢痕组织局部加压注射
　　　　　　 2%利多卡因注射液　1ml ⎭

【说明】　注射时应严格掌握层次，只能将药液注入到瘢痕疙瘩实体中，当将药液注入到瘢痕实体中时，瘢痕会明显隆呈苍白色，表面呈橘皮样外观。当药液开始向周围组织浸润时应及时停止加压，拔出针头。拔针时应先将注射器减压，否则易使药液喷于体外。注射至正常皮肤可引起皮肤萎缩。每3周1次。

（2）手术切除联合β射线治疗　手术切除瘢痕组织，切除范围以切到正常皮肤为限，根据瘢痕大小创面直接拉拢缝合，或局部皮瓣转移或移植全厚皮片覆盖。术后第1天开始照射。剂量3000～3500cGy，隔日1次，连续12次为一个疗程。

【说明】　新鲜手术切口幼稚纤维母细胞和不稳定胶原纤维对射线相对敏感，手术后及早放疗能够提高治疗效果。β射线可大幅度地减少成纤维细胞的数量，从而减少胶原纤维的合成，并能促进胶原纤维的成熟，加快其分解，使瘢痕变平、变软。β射线在组织中的穿透性是最弱的，90%的射线在3mm厚的皮肤部位被吸收，对深层皮肤无损害。

## 五、预防调护

① 避免不适当的治疗，对局部不要经常摩擦。

② 忌辛辣刺激饮食。

# 第7节　汗管瘤

汗管瘤（syringoma）为表皮内小汗腺导管的一种腺瘤。对健康无影响。

## 一、临床诊断要点

① 多见于青年女性。

② 好发于眼睑、额、两颊，其次为颈部、腹部或者女阴。

③ 皮疹大多与正常肤色相近，少部分呈淡黄色或褐黄色，直径 1～5mm，高出皮面，稍有蜡样光泽，常密集散布，多互不融合。

④ 慢性病程，很少自行消退，常无自觉症状，发生于女阴者常可伴剧痒。

## 二、鉴别诊断

（1）粟丘疹　皮疹坚实，呈白色或黄白色，挑破后可挤出角质样球状颗粒。

（2）扁平疣　丘疹顶部变平，表面光滑，可融合成片。

## 三、辅助检查

组织病理检查：真皮内可见较多小导管，导管腔含无定形物质，管壁由两排上皮细胞构成，大多扁平，但内排细胞偶有空泡化。上皮细胞团呈圆形、椭圆形或蝌蚪状。

## 四、治疗

（1）治疗原则　不需要全身治疗，局部治疗为主。

（2）局部治疗　电解法、激光、冷冻或化学剥脱术。

## 五、预防调护

避免摩擦局部。

# 第 8 节　粟丘疹

粟丘疹（milium）为起源于表皮或附属器上皮的良性肿物或潴留性囊肿，有些患者有遗传因素。

## 一、临床诊断要点

① 可发生于任何年龄、性别，也见于新生儿。

② 好发部位为面部，尤其是眼睑、颊及额部，婴儿多发于眼睑及颞部。外伤后引起的粟丘疹往往发生于擦伤、搔抓部位或面部炎症性发疹以后。常见于皮肤卟啉病或大疱性表皮松解症的损害中，也可发生于带状疱疹之水疱后。

③ 损害呈乳白色或黄色，坚实性球状丘疹，表面光滑，顶部

尖圆，无融合，1~2mm 大小，上覆极薄表皮，可挤压出坚实的角质样球状颗粒。病程缓慢，偶可自行脱落消失。

④ 无自觉症状。

## 二、鉴别诊断

汗管瘤：皮疹 1~5mm 大小，稍有蜡样光泽，高出皮面。无内容物。很少自行消退。

## 三、辅助检查

组织病理检查：表皮样囊肿，囊壁由多层扁平上皮细胞组成，囊腔由排列成同心圆的角质细胞所填充。

## 四、治疗

（1）治疗原则　无须全身治疗，如有美容需要，以局部治疗为主。

（2）局部治疗　以 75% 乙醇消毒，用针挑破丘疹表面的皮肤，再挤出白色颗粒物即可。

## 五、预防调护

注意局部清洁。

# 第9节　鳞状细胞癌

鳞状细胞癌（squamous cell carcinoma）简称鳞癌，为起源于上皮细胞的恶性肿瘤，常继发于某些皮肤病变，如慢性放射性皮炎、慢性溃疡、红斑狼疮、瘢痕组织及日光角化等。

## 一、临床诊断要点

① 老年人多见，男性多于女性。

② 头面部、下唇黏膜、颈和手背等处较常见。

③ 多有长期日光暴晒、砷剂、放射线、焦油类衍生物等的长期刺激等诱因。

④ 早期损害为浸润硬斑，以后逐渐发展成斑块、结节或疣状损害，基底部浸润，触之有坚实感，表面常有溃疡、结痂。肿瘤生长较快，恶性程度高，可转移至局部淋巴结，晚期可通过血流

发生远处转移。

⑤ 很少发生于正常皮肤，常继发于慢性放射性皮炎、慢性溃疡、日光角化及瘢痕组织等原有皮损基础上。

## 二、鉴别诊断

（1）基底细胞癌　好发于身体暴露部位，多发于面部和颈部。其损害多为浅表性皮疹，发展缓慢，边缘呈珍珠状或堤状隆起，一般没有炎症反应。

（2）角化棘皮瘤　又称为自愈性原发性鳞状细胞癌。早期迅速生长，边缘倾斜，中央有角栓，当长到最大限度时，角栓脱落，边缘渐平，留下凹陷性瘢痕。发展较鳞癌快，一般不发生破溃，可以自愈。

## 三、辅助检查

组织病理改变为真皮内浸润性生长的鳞状细胞肿瘤团块，肿瘤团块中有正常和异形性鳞状细胞，后者比例愈大，肿瘤恶性程度愈高。

## 四、治疗

### 1. 治疗原则

早期癌肿无浸润及淋巴结转移时，手术彻底切除病变，术后可考虑化疗。晚期有转移时需要行根治术及淋巴结清除术。全身情况较差不耐受根治术者，可考虑放疗、冷冻或激光治疗。

### 2. 全身治疗

| 博来霉素注射液 | 15ml | iv drip | 每周2次 |
| 5%葡萄糖液 | 100ml | | |

【说明】　博来霉素系广谱抗肿瘤药，对鳞状和甲状腺癌以及恶性淋巴瘤等有效。口服无效，需经肌内或静脉注射。常见的不良反应有恶心、呕吐、口腔炎、皮肤反应、药物热、食欲减退、脱发、色素沉着、指甲变色、指（趾）红斑、硬结、肿胀及脱皮等。老年患者、肺部经过放射治疗者及肺功能不良者慎用。妇女妊娠、哺乳期及小儿慎用。

### 3. 局部治疗

氟尿嘧啶软膏　外涂患处

【说明】 氟尿嘧啶为嘧啶拮抗药，有抑制细胞分裂增殖作用。用于基底细胞癌、鳞状上皮癌、疣及老年角化病。用时注意保护正常皮肤。

### 4. 其他治疗方法

（1）手术治疗 手术治疗为首选疗法，特别适于尚未发生转移且分化较好者。切除范围至少在肿瘤边界外 0.5～1cm，深度应达皮下脂肪层或筋膜层，切除标本要进行病理检查，以检查是否切除干净。有淋巴结转移时，须做淋巴结清扫术。术后定期随访，以检查是否复发。

（2）放射治疗 适于头面部肿瘤，特别是分化较差，但尚未侵犯骨骼、软骨或未发生转移者。

（3）冷冻、激光治疗 适用于瘤体较小、分化良好者。

### 5. 中医药治疗

中医强调辨证论治，常以健脾、疏肝、解毒为法。

（1）参苓白术散加减

**处方** 白扁豆 10g，茯苓 10g，人参 10g，白术 10g，淮山药 10g，莲子 10g，薏苡仁 10g，砂仁 10g，桂枝 5g，甘草 3g。水煎服，每日 1 剂。

【说明】 适用于脾虚型，以健脾利湿、软坚化痰为主。

（2）逍遥散加减

**处方** 柴胡 8g，白芍 10g，当归 10g，白术 10g，茯苓 10g，薄荷 5g，甘草 5g，生姜 3g。水煎服，每日 1 剂。

【说明】 适用于肝郁型，以疏肝理气、痛经活络、化痰散结为主。

（3）人参养荣汤加减

**处方** 茯苓 10g，远志 10g，白芍 10g，党参 10g，黄芪 10g，白术 10g，甘草 10g，熟地黄 10g，五味子 6g，陈皮 6g。水煎服，每日 1 剂。

【说明】 适用于肝肾亏损型，以滋补肝肾、扶正固本为主。

（4）菊藻汤加减

**处方** 菊花 15g，重楼 15g，山慈菇 15g，何首乌 10g，海藻 3g，三棱 3g，制马钱子 3g，金银花 3g，漏芦 3g，蜈蚣 3g。水煎服，每日1剂。

**【说明】** 适用于瘀毒互结证型，以清热解毒、活血化瘀为主。

## 五、预防调护

① 本病应早期预防，避免长期暴晒及接触砷剂、放射线及焦油类衍生物等。

② 对于原有皮损应该注意观察，做到早期诊断。

③ 注意个人卫生，预防感染。

④ 进食容易消化而有营养的食物。

# 第10节　基底细胞上皮瘤

基底细胞上皮瘤（basal cell epithelioma）又称基底细胞癌（basal cell carcionama）、基底样细胞瘤，是一种起源于表皮及其附属器基底细胞的恶性上皮肿瘤，恶性程度较低。

## 一、临床诊断要点

（1）多发生在老年人，50岁以上多见，很少发生在30岁以下者，男女均可发病。

（2）主要发生于暴露部位，特别是面部。极少发生于手背。

（3）皮损为红斑鳞屑、丘疹、结节或斑块，呈皮色至暗棕色、黑色。特征性表现为皮损周边可见珍珠样隆起，表现常有毛细血管扩张。皮损慢慢增大，中心可形成坏死、溃疡样或向下侵蚀到骨、软骨组织。一般不转移。

（4）根据临床形态可分为5型　结节溃疡型、表浅型、色素型、硬皮病样型或硬化型、纤维上皮瘤型。

① 结节溃疡型：最常见，好发于颜面。初起为灰白色或蜡样小节结，质硬，缓慢增大，出现溃疡，绕以珍珠状向内卷曲的隆起边缘。偶见皮损呈侵袭性扩大，或向深部生长，破坏眼、鼻甚至穿通颅骨，侵及硬脑膜，造成患者死亡。

② 表浅型：常发生于躯干部。皮损为一个或数个轻度浸润性红斑鳞屑性斑片，向周围缓慢扩大，境界清楚，常绕以细线状珍珠状边缘。皮损表面可见小片表浅性溃疡和结痂，愈后留有光滑

萎缩性瘢痕。

③ 色素型：与结节溃疡性相似，皮损呈褐色或深黑色，边缘部分色较深，中央呈点状或网状，易误诊为恶性黑色素瘤。

④ 硬皮病样型或硬化型：罕见，好发于头面部，单发。为扁平或轻度凹陷的黄白色蜡样到硬化性斑块，缺乏卷边，无溃疡及结痂，类似局限性硬皮病，边缘常不清。皮损进展缓慢。

⑤ 纤维上皮瘤型：好发于背部。为一个或数个高起的结节，略带蒂，触之中等硬度，表面光滑，轻度发红，临床上类似纤维瘤。

## 二、鉴别诊断

（1）鳞状细胞癌　两者均与日晒有关，有时皮损外观相似。鳞状细胞癌好发于面部外，亦常见于四肢，基底细胞上皮瘤极少发生于手背。本病进展快，皮损迅速增大，早期皮损是半球形、质硬的浸润性损害，而基底细胞上皮瘤的特征性皮损是呈蜡样光泽的结节，溃疡边缘卷曲。组织病理检查可确诊。

（2）鲍恩病　与早期基底细胞上皮瘤及浅表型基底细胞上皮瘤的皮损形态不易区分，两者均可通过组织病理检查确诊。

（3）老年性皮脂腺增生　中央有脐状凹陷，淡黄色或黄色，不易出血，少见结痂。

## 三、辅助检查

组织病理：真皮基底样细胞组成的肿瘤团块，细胞形态大小较一致，核的非典型性及核分裂相少见，核大、深染，肿瘤细胞呈卵圆形，胞浆少，嗜碱性。肿瘤周边细胞常呈栅栏状排列，常与周围组织间有裂隙。

## 四、治疗

### 1. 治疗原则

根据年龄，皮损大小、部位考虑采用治疗方法。理想的治疗方法是手术切除或切除植皮。不能手术的患者可选择放射疗法、电灼、激光、冷冻等方法。基底细胞癌有明显的局部破坏能力，虽然很少转移，但仍有其他部位转移病例，故治疗宜及早、彻底。

### 2. 治疗方法

（1）手术切除　手术切除是首选疗法，适用于侵袭性生长、复发及面部高危部位的皮损。应注意切除范围与深度，特别是硬斑病样或纤维上皮瘤，需要广泛的切除。术后应考虑配合化疗。

（2）冷冻、刮除、电干燥法　适于躯干和面部低危部位呈局限性生长的皮损，治愈率达90%，直径＞2cm及复发性肿瘤不宜采用。

（3）放射治疗　适用于老年人、不愿手术者。最常见的治疗方案为：剂量为51Gy X线在21～23d内分17次照射，骨和软骨受侵者剂量增至70Gy。此肿瘤对放射线敏感，主张分次小剂量照射，持续数周，可以明显的减少坏死与瘢痕。硬斑样或纤维化型以及复发患者不采用放疗，因对放射线不敏感。

## 五、预防调护

① 日常生活中注意防晒。

② 对各种慢性皮肤病应积极治疗，防止发生恶变。

③ 注意保持局部皮肤清洁。

④ 宜进食容易消化而又营养的食物。

⑤ 保持良好心态，注意劳逸结合。

# 第11节　鲍恩病

鲍恩病（Bowen disease），亦称原位鳞癌，为发生于皮肤或黏膜的表皮内鳞癌。

## 一、临床诊断要点

① 可发生在任何年龄，中老年人较多。男女性别无明显差异。

② 好发于颜面、躯干、四肢远端，也可累及口腔、鼻、咽、女阴和肛门等黏膜。

③ 皮损为孤立性、境界清楚的暗红色斑片或斑块，圆形、匍行形或不规则形。大小为数毫米至十余厘米不等，缓慢增大，表面常有鳞屑、结痂和渗出，除去鳞屑和痂可露出暗红色颗粒状或肉芽状湿润面，很少出血或不出血；少数呈多发性，可散在、密集或互相融合，有时亦可呈不规则隆起或结节状，如形成溃疡则提示侵袭性生长。

④ 无明显自觉症状，偶有瘙痒或疼痛感。约5%患者可演变

为鳞状细胞癌。

## 二、鉴别诊断

（1）局限性神经性皮炎　好发于颈部，首先感觉局部瘙痒，后出现集簇的粟粒至米粒大正常皮色或淡褐色、淡红色多角形扁平丘疹，稍具光泽，覆盖少量秕糠状鳞屑，进而丘疹互相融合成片，因痒常搔抓刺激皮肤渐增厚，形成苔藓样变，境界清楚，患处皮损周围常见抓痕，血痂。

（2）银屑病　皮损为对称性泛发的上覆银白色鳞屑的丘疹、斑块。薄膜出血现象阳性。

## 三、辅助检查

组织病理检查：表皮细胞排列不规则，呈现高度非典型增生，伴角化不全、角化不良、棘层肥厚，表皮突增宽，真皮乳头被压缩成细带状，表皮细胞排列不规则。许多表皮细胞呈现高度非典型性，大小形态不一，核大而染色深，出现异常核分裂。常见瘤巨细胞（单核和多核巨大表皮细胞），表皮基底膜带完整，若破坏则提示为浸润癌；真皮上部炎症细胞浸润。

## 四、治疗

### 1. 治疗原则

外科手术是首选的治疗方法。一般较小皮损可采用电烧灼、冷冻或激光治疗。本病患者的皮损可能发生侵袭性生长，而且一旦发生后转移率可在 37%，故早期诊断、及时治疗十分重要。

### 2. 治疗方法

（1）手术切除

【说明】　适用于不大的皮损。

（2）物理疗法　电烧灼、冷冻或激光治疗。

【说明】　适用于较小皮损。

（3）放射治疗　用境界线、X 线、镭和钴等放射治疗，应用肿瘤量。

【说明】　放疗可发生放射性坏死，往往形成明显瘢痕。

## 五、预防调护

① 避免长期接触砷剂，做好防护。

② 避免日光暴晒。

# 第 12 节　乳房佩吉特病

乳房佩吉特病（Paget 病）又名乳房湿疹样癌，是一种特殊类型的癌性病变，因其临床表现甚似湿疹，常易误诊。

## 一、临床诊断要点

① 通常发生于 40～60 岁女性，40 岁以内女性少见。也可发生于少数男性前列腺癌患者应用雌激素治疗之后。

② 发生于单侧乳头、乳晕及其周围。

③ 呈湿疹样外观，为境界清楚的红色斑片，表面多有渗出结痂或角化脱屑，并可见皲裂、糜烂或肉芽组织，呈鲜红色，有渗液。逐渐向周围扩大，经数月或数年后，往往稍有浸润，甚至发生溃疡。晚期损害向深部扩展时乳头内陷、被破坏甚至脱落。半数患者伴有乳腺癌。

④ 无明显痒感。

## 二、鉴别诊断

（1）湿疹　多对称发病，皮疹多形性，无浸润，自觉明显瘙痒。

（2）浅表性基底细胞癌　此病皮损的边缘较窄如细线状，组织病理学上两者可区别。

## 三、辅助检查

组织病理检查：在表皮内，特别是基底层或棘层下部能找到佩吉特细胞。

## 四、治疗

确诊后应迅速做乳房单纯切除术，如合并乳腺癌时，则应做根治术。

## 五、预防调护

① 注意局部皮肤护理。

② 定期复查，以达到早期发现、早期治疗的目的。

# 第 14 章　性传播疾病

## 第 1 节　淋　　病

淋病（gonorrhea）是淋病奈瑟菌（淋球菌）感染黏膜表面引起的炎症，是常见的性传播疾病。感染可从男性尿道播散至附睾、睾丸及前列腺，或从女性宫颈播散至输卵管、卵巢、巴氏腺、尿道及直肠。咽部、直肠和眼结膜亦可作为原发性感染部位受累。淋球菌经血液传播可导致播散性淋球菌感染。

### 一、临床诊断要点

① 常有非婚性行为史或配偶感染史。新生儿淋球菌感染常经母体产道而传染。

② 潜伏期平均 3～5d。

③ 男性前尿道炎可表现为尿道外口和舟状窝处瘙痒、灼热、疼痛，尿道外口轻度潮红肿胀，逐渐形成大量黄白色脓液自尿道口溢出，尿道口发红、肿胀、外翻，出现尿痛，疼痛性勃起等现象；可并发包皮龟头炎等。

④ 男性后尿道炎主要表现为尿频、尿急、尿痛，终末血尿，会阴部钝痛、压迫感，可有一时性尿潴留或发热、头痛等全身症状，可合并前列腺炎、附睾炎、精囊腺炎、膀胱炎等。

⑤ 男性慢性尿道炎表现为尿道炎症状反复出现或持续 2 个月以上。患者自觉症状减轻，仅仅轻度尿道内刺痛、不适感，分泌物明显减少，可合并前列腺炎、精囊腺炎、附睾炎、膀胱炎或引起尿道狭窄。

⑥ 女性好发于子宫颈，其次为尿道、尿道旁腺、前庭大腺。可出现阴道脓性分泌物增多，宫颈充血明显、水肿糜烂，有的出现自宫颈管流出脓性分泌物。

⑦ 女性尿道炎症状较轻，可表现为尿频、尿急、尿痛，挤压

尿道口有脓性分泌物。尿道旁腺感染可出现肿大疼痛及开口红肿，挤压时有脓性分泌物。前庭大腺感染时出现腺体红肿疼痛、开口部位发红，挤压时有少量脓性分泌物。

⑧ 新生儿淋菌性眼炎于出生后48h至1周内发生。眼睑水肿、发红，有脓性分泌物，可发生角膜炎、角膜穿孔、失明。

## 二、鉴别诊断

（1）非淋菌性尿道炎　病原体是沙眼衣原体和支原体，表现为慢性尿道炎的症状，尿道刺激症状不明显，分泌物量少，为浆液性稀薄黏液。

（2）念珠菌性尿道炎　病原体是白色念珠菌，无尿道刺激症状，大量黏稠分泌物呈黄色或乳酪样。

（3）滴虫性尿道炎　病原体是阴道毛滴虫，无尿道刺激症状，大量脓性分泌物呈黄色稀薄泡沫状。

## 三、辅助检查

### 1. 涂片检查

取尿道分泌物或宫颈分泌物，做革兰染色，镜下在多形核白细胞内找到革兰阴性双球菌。女性宫颈分泌物中杂菌多，敏感性和特异性较差，阳性率仅为 $50\% \sim 60\%$，且有假阳性，因此世界卫生组织推荐用培养法检查女患者。

### 2. 培养检查

淋球菌培养是诊断的重要佐证，培养法对症状很轻或无症状的男性、女性患者都是较敏感的方法，只要培养阳性就可确诊。

### 3. 基因诊断

PCR 方法与 LCP 方法比传统的培养法在灵敏性和特异性上有了很大的提高，时间也大大缩短。

## 四、治疗

### 1. 治疗原则

（1）尽早确诊，及时治疗　尽早明确诊断，及时规范治疗。

（2）明确临床类型　判断是否为单纯型，或者合并症型或者播散型。对正确指导治疗极其重要。

（3）明确有无耐药　明确是否耐青霉素，耐四环素等，有助于正确指导治疗。

（4）明确是否合并衣原体或支原体感染　若合并衣原体或支原体感染时，应拟订联合化疗方案进行治疗。

（5）正确、足量、规则、全面治疗　应选择对淋球菌最敏感的药物进行治疗，尽可能做药敏试验、过敏试验或 $\beta$-内酰胺酶测定。药量要充足，疗程要正规，用药方法要正确。应选择各种有效的方法全面治疗。

（6）严格考核疗效并追踪观察　应当严格掌握治愈标准，坚持疗效考核。只有达到治愈标准后，才能判断为痊愈，以防复发。治愈者应坚持定期复查，观察足够长的一段时期。

（7）同时检查、治疗其性伴侣　患者夫妻或性伴侣双方应同时接受检查和治疗。

## 2. 全身治疗

（1）生殖器感染（尿道炎、宫颈炎、直肠炎）

**处方一**　头孢曲松　250mg im qd

**处方二**　大观霉素　2g（女性用4g）im qd

**处方三**　氧氟沙星　400mg po qd

**处方四**　环丙沙星　500mg po qd

**处方五**　头孢噻肟　1g im qd

【说明】　大观霉素与阿奇霉素同服；服用头孢曲松、氧氟沙星、环丙沙星、头孢噻肟的同时，服用多西环素100mg，每天2次，1个疗程为10d。

（2）儿童淋球菌感染

**处方一**　头孢曲松　125mg im qd

**处方二**　大观霉素　40mg/kg im qd

【说明】　大观霉素最大剂量不超过2g。

（3）妊娠期淋球菌感染

头孢曲松　250mg im qd

【说明】　同时服用多西环素500mg，每天1次，共7d。

## 3. 中医药治疗

中医强调辨证论治，常以清热、解毒、利湿、凉血为法。

（1）龙胆泻肝汤加减

**处方** 龙胆6g，黄芩9g，栀子9g，泽泻12g，木通3g，车前子9g，当归9g，生地黄20g，柴胡9g，生甘草6g。水煎服，每日1剂。

【说明】 适用于湿热毒蕴型，以清热利湿、解毒化浊为主。

（2）知柏地黄丸加减

**处方** 知母10g，生地黄24g，山茱萸12g，山药12g，泽泻9g，牡丹皮9g，黄柏9g，茯苓9g。水煎服，每日1剂。

【说明】 适用于正虚毒恋型，以滋阴降火、利湿祛浊为主。

（3）清营汤加减

**处方** 水牛角30g，生地黄15g，玄参9g，竹叶心3g，麦冬9g，丹参6g，黄连5g，金银花9g，连翘6g。水煎服，每日1剂。

【说明】 适用于热毒入络型，以清热解毒、凉血化浊为主。

## 五、治愈标准

在治疗结束后3周内，无性接触的情况下，符合下列标准即可判为治愈。

① 临床症状和体征全部消失。

② 尿液澄清透明。

③ 男性应在临床症状消失后2周，经前列腺按摩，并全程尿及分段尿沉渣取材，女性应在临床症状消失后1周从宫颈口或尿道口取材，分别做前列腺按摩液、尿沉渣或分泌物涂片和培养，每5～7d 1次，连续2次淋球菌培养均阴性。

注意：PCR是通过检测淋球菌隐蔽质粒上的CppB基因存在而确定淋球菌有无的，部分患者治愈后，尿道在一段时间内尚存在有已杀死的含CppB基因无害性、无繁殖力的菌体及其碎片，尽管涂片和培养未检出淋球菌，但PCR可扩增CppB基因，仍可得到阳性结果。因此，PCR检测结果不能作为淋病治愈的指标。

## 六、预防调护

① 对患者进行预防教育，给予咨询。向患者宣传使用安全套可预防性病、艾滋病并示教使用方法。

② 动员性伴侣同时检查、同时治疗。

③ 忌烟、酒及辛辣刺激食物。宜进清淡、富含蛋白质及维生素的食物。

④ 患者注意个人卫生与隔离，不与家人、小孩尤其是女孩同床、同浴。

# 第2节 非淋菌性尿道炎

非淋菌性尿道炎（NGU）是指由淋球菌以外的其他病原体，主要是沙眼衣原体、解脲支原体所引起的尿道炎。

## 一、临床诊断要点

① 有非婚性接触史或配偶感染史。

② 潜伏期平均为1～3周。

③ 男性患者表现为尿道分泌物呈浆液性或浆液脓性，较稀薄，量少，晨起有"糊口"现象。少数情况下尿道分泌物可呈脓性，量多，或带血性，尿痛，或尿频、尿道瘙痒和不适感。有时觉阴茎体局部疼痛。

④ 女性患者表现为尿道分泌物呈浆液性或浆液脓性，尿痛、尿频。宫颈是女性主要感染部位，可有白带增多、色黄或带血性，或有异味。非月经期或性交出血。

## 二、鉴别诊断

（1）淋病 多见尿道刺激症状，尿道分泌物呈脓性，量多。淋球菌检查阳性。

（2）念珠菌性尿道炎 病原体是白色念珠菌，无尿道刺激症状，大量黏稠分泌物呈黄色或乳酪样。

（3）滴虫性尿道炎 病原体是阴道毛滴虫，无尿道刺激症状，大量脓性分泌物呈黄色稀薄泡沫状。

## 三、辅助检查

① 用直接涂片、细菌培养检查确证无淋球菌。

② 男性尿道分泌物中革兰染色涂片检查多形核白细胞在1000倍镜下平均每个视野≥5个为阳性。

③ 晨起首次尿或排尿间隔3～4h的尿做离心沉淀，取沉淀物

进行检查，400 倍镜下，平均每个视野≥15 个多形核白细胞有诊断意义。

④ 男性患者＜60 岁，无肾脏疾病或膀胱感染，无前列腺炎或尿路机械损伤，但尿白细胞酯酶试验阳性者也可以诊断为非淋菌性尿道炎。

⑤ 女性宫颈黄色、黏液脓性分泌物，在 1000 倍镜下平均每视野多形核白细胞＞10 个有诊断意义（但应除外滴虫感染）。

⑥ 培养可检出衣原体或支原体。

## 四、治疗

### 1. 治疗原则

非淋菌性尿道炎确诊后，采用广谱抗生素疗法，并且强调要连续不间断用药，要规则、定量、彻底治疗。经过及时正规治疗，预后良好。

### 2. 全身治疗

（1）初发的非淋菌性尿道炎，宫颈炎

**处方一**　多西环素　100mg po bid

**处方二**　盐酸四环素　500mg po q6h

**处方三**　米诺环素　100mg po bid

**处方四**　土霉素　250mg po q6h

**处方五**　红霉素　500mg po q6h

**处方六**　红霉素琥珀酸乙酯　800mg po q6h

**处方七**　罗红霉素　0.3g po qd

**处方八**　阿奇霉素　1g po qd

【说明】多西环素用 7～14d；盐酸四环素用 2～3 周或在 7d 后改为 250mg 口服，每天 4 次，连用 21d；米诺环素连服 10d；土霉素连服 7d（妇女可首选）；对四环素不能耐受或孕妇可选用大环内酯类药物，如红霉素连服 7d，红霉素琥珀酸乙酯连服 7d，罗红霉素连服 7～10d；对大剂量红霉素连续口服不耐受者，可红霉素半量连服 14d，或红霉素琥珀酸乙酯半量连服 14d；阿奇霉素在两餐间服用。

（2）病程较长的非淋菌性尿道炎、宫颈炎

**处方一** 多西环素　100mg po bid

**处方二** 氧氟沙星　300mg po bid

【说明】 以上药物治疗的 1 个疗程为 10d。

（3）复发性或持续性非淋菌性尿道炎

**处方一** 甲硝唑　400mg po bid

**处方二** 红霉素　500mg po qid

**处方三** 氧氟沙星　300mg po bid

【说明】 甲硝唑和红霉素的 1 个疗程为 7d；氧氟沙星的 1 个疗程为 10d。

（4）孕妇的非淋菌性尿道炎、宫颈炎

**处方一** 红霉素　500mg po qid

**处方二** 红霉素　250mg po bid

**处方三** 阿奇霉素　1g po qd

【说明】 红霉素 500mg 的 1 个疗程为 7d；红霉素 250mg 的 1 个疗程为 14d；阿奇霉素须在饭前 1h 或饭后 2h 服用。

### 3. 中医药治疗

中医强调辨证论治，常以清热利湿、疏肝健脾、利尿止淋为法。

（1）草薢分清饮与八正散加减

**处方** 益智仁 6g，草薢 15g，石菖蒲 9g，乌药 9g，车前子 9g，瞿麦 9g，萹蓄 9g，滑石 9g，黄栀子 9g，木通 9g，大黄 9g，甘草 6g。水煎服，每日 1 剂。

【说明】 适用于湿热下注型，以清利湿热、分清泌浊为主。

（2）逍遥散加减

**处方** 柴胡 9g，当归 9g，白芍 9g，薄荷 6g，茯苓 12g，白术 9g，丹参 15g，木香 6g，甘草 6g。水煎服，每日 1 剂。

【说明】 适用于肝郁气滞型，以疏肝解郁、利气疏导为主。

（3）胃苓汤、真武汤或金匮肾气丸加减

**处方** 制附片 6g，肉桂 5g，熟地黄 12g，茯苓 10g，泽泻 10g，白芍 9g，白术 12g，猪苓 12g，苍术 9g，厚朴 9g。水煎服，每日 1 剂。

【说明】 适用于脾肾亏虚型，以健脾益肾、利尿止淋为主。

## 五、治愈标准

① 临床症状消失 1 周以上，尿道无分泌物，或分泌物中白细胞≤4 个/100 倍显微镜。

② 尿液澄清，沉渣镜检阴性。

③ 尿道（宫颈）标本衣原体、支原体检查阴性。

## 六、预防调护

① 杜绝不洁性交。注意个人卫生，不提倡盆浴。

② 配偶一方患病，也要做检查，发现患病要同时治疗。

③ 消除患者思想负担。告知患者经治疗后预后良好，症状消失，无任何后遗症。

④ 忌食辛辣刺激之品。

# 第 3 节　梅　　毒

梅毒（syphilis）是苍白螺旋体（又称梅毒螺旋体）所引起的一种慢性的性传播疾病。可侵犯全身各器官，并产生多种多样的症状和体征。另一方面，梅毒又可能很多年无症状而呈潜伏状态。梅毒主要通过性交传染，也可以通过母婴传播。

## 一、临床诊断要点

### 1. 一期梅毒

① 发生于不洁性交后 2～4 周。

② 男性多发生于阴茎的包皮、冠状沟、系带或龟头。

③ 女性多发生于大小阴唇或子宫颈。

④ 主要症状为硬下疳，典型硬下疳直径 1～2cm，数目仅有一个，表面清洁，呈圆形或类圆形，边界清楚，触之有软骨样硬度，无疼痛及触痛，不经治疗可在 3～8 周内自然消失，不留痕迹或留有轻度萎缩性瘢痕。

⑤ 感染 1～2 周后，生殖器附近淋巴结（尤以腹股沟淋巴结最多见）开始肿大，称为梅毒横痃，其有质硬、不融合、无疼痛的特点，有发红、发热及化脓等现象，消退时间晚于硬下疳。

## 2. 二期梅毒

① 一般发生在感染后 7～10 周或硬下疳出现后 6～8 周。

② 有全身各系统表现，包括皮肤和黏膜损害、全身淋巴结肿大、脱发以及关节、眼、神经系统病变等。

③ 常先有流感样全身症状及全身淋巴结肿大，继之出现以皮肤、黏膜疹为主的临床表现，皮损形态多样，常呈铜色、褐色，好发于掌跖；其共同特点为广泛、对称、疏散、不融合，发展与消退缓慢。

④ 客观症状明显而主观症状轻微，常伴黏膜、毛发、骨的损害。

## 3. 三期梅毒（晚期梅毒）

① 损害数目少，破坏性大，不对称分布，愈后遗留萎缩性瘢痕。

② 客观症状重而主观症状轻。

③ 损害内梅毒螺旋体很少，传染性小或无传染性。

④ 梅毒血清反应阳性率低。

## 4. 神经梅毒

神经梅毒可分为三类。

① 无症状神经梅毒指脑脊液有异常变化，无梅毒所致的神经症状与体征。

② 脑膜血管梅毒指梅毒侵犯了脑膜、脑血管和脊髓。

③ 脑实质梅毒指梅毒侵犯了脑实质，发生麻痹性痴呆、脊髓结核和视神经萎缩。

## 5. 潜伏梅毒（隐性梅毒）

无临床症状，梅毒血清反应阳性，没有其他可引起梅毒反应阳性的疾病存在。感染期限在 2 年以内的称为早期潜伏梅毒；病期在 2 年以上者，称为晚期潜伏梅毒。

## 6. 先天梅毒（胎传梅毒）

其主要表现为鼻塞、掌跖大疱、脾肿大、假性麻痹、皮肤梅毒疹。

# 二、鉴别诊断

（1）玫瑰糠疹　皮疹分布以躯干较多且分散存在，但多呈椭圆形淡红色斑，覆有糠状鳞屑长轴与皮纹一致。常先发一个较大母斑，而后再发较多皮疹有痒感，淋巴结不肿大，梅毒血清反应阴性。

(2) 银屑病　在红色丘疹或斑片上覆有银白色鳞屑，有薄膜现象，以四肢伸侧、头皮和背部较多，自觉瘙痒，一般冬重夏轻病程较长。

(3) 尖锐湿疣　由人乳头瘤病毒引起，初发为正常肤色或粉红色丘疹，表面凹凸不平，增长后呈乳头状、菜花状及鸡冠状，根部多半有蒂，刺激易出血。梅毒血清反应阴性。

(4) 多形红斑　初发为水肿性红斑和淡红色扁平丘疹，进一步发展为虹膜状红斑，即靶形红斑，病变对称分布，好发于手背前臂、足背、踝部等处同时可发生水疱、大疱和黏膜病变，自觉疼痛。

## 三、辅助检查

(1) 梅毒螺旋体检查　适用于早期梅毒皮肤黏膜损害。

(2) 梅毒血清学试验　为诊断梅毒必须的检查方法，对潜伏梅毒血清学诊断尤为重要。梅毒螺旋体感染后产生两种抗体，即非特异性的抗心脂质抗体和抗苍白螺旋体抗体。

① 非苍白螺旋体抗原血清试验：a. 性病研究实验室试验 (VDRL)，于硬下疳发生后 1～2 周出现阳性，一期梅毒只有 2/3 VDRL 试验为阳性。多数二期梅毒者的滴度至少为 1：16，VDRL 试验假阳性者的滴度在 1：8 以下。b. 血清不加热的反应素试验 (USR)。c. 快速血浆反应素环状卡片试验 (RPR)。

② 苍白螺旋体抗原血清试验：用灭活的或死的螺旋体或其成分来检测螺旋体抗体。包括荧光螺旋体抗体吸收试验、苍白螺旋体血凝试验和酶联免疫吸附试验。

(3) 分子生物学技术检测　检测 TP-DNA 对诊断先天梅毒和神经梅毒具有一定的敏感性和特异性。

(4) 脑脊液检查　用于诊断神经梅毒，包括细胞计数蛋白定量、VDRL、PCR 检测和胶体金试验。脑脊液细胞计数和总蛋白量的增加属非特异性变化，只有脑脊液 VDRL 试验才是神经梅毒的可靠诊断依据。当有活动的神经梅毒存在时，脑脊液白细胞计数常增高（白细胞＞5 个/mm²），因此，脑脊液白细胞计数也常是判断疗效的敏感指标。

## 四、治疗

### 1. 治疗原则

① 早诊断，早治疗。疗程要规则，剂量要足够。治疗后定期临床和实验室随访。

② 治疗后要经过足够时间的追踪观察。

③ 性伙伴同查同治。

### 2. 治疗的目的和要求

（1）早期梅毒（一、二期显发及复发梅毒）　要求症状消失，尽快消除传染性，血清阴转，预防复发和发生晚期梅毒。如为早期复发患者，治疗量应加倍。

（2）晚期皮肤黏膜、骨、关节梅毒　要求症状消失，功能障碍得到恢复，防止发生心血管及神经系统梅毒，不一定要求血清阴转。

（3）早期先天梅毒　要求症状消失，血清阴转。当患儿内脏损害多而严重时，首先要立足于挽救患儿的生命，小心谨慎地进行治疗，避免发生严重的吉海反应。

（4）晚期先天梅毒　要求损害愈合及预防新的损害发生，不一定要求血清阴转。先天梅毒的间质性角膜炎可同时口服泼尼松，并拒不用皮质类固醇滴眼液。

（5）孕妇梅毒　在妊娠早期治疗是为了使胎儿不受感染；妊娠晚期治疗是为了使受感染的胎儿在分娩前治愈，同时也治疗孕妇。对曾分娩过早期先天梅毒患儿的母亲，虽无临床体征，血清反应也阴性，仍需进行适当的治疗。

（6）各类潜伏梅毒　主要预防各种复发，应给足量的抗梅治疗，对晚期潜伏性梅毒不要求血清反应阴转。

（7）心血管梅毒、神经梅毒与各种内脏梅毒　在用青霉素治疗前最好结合有关专科进行处理，并慎重地进行抗梅毒治疗，切忌在短时期内用大量抗梅毒药物的急速治疗，以免发生瘢痕收缩所引起的重要脏器的严重功能障碍。

（8）治疗开始时要避免发生吉海反应　此现象于首次用药

后数小时至 24h（通常为 3～12h）出现流感样症状，体温升高（38～40℃），全身不适，梅毒性损害可暂时加重，内脏及中枢神经系统梅毒症状显著恶化。为了预防发生此反应，青霉素可由小剂量开始逐渐加到正常量，对神经梅毒及心血管梅毒可以在治疗前给予一个短疗程泼尼松，每日 30～40mg，分次给药，抗梅治疗后 2～4d 逐渐停用。皮质类固醇可减轻吉海反应的发热，但对局部炎症反应的作用则是不确定的。

### 3. 全身治疗

（1）早期梅毒首选青霉素。

**处方一** 普鲁卡因青霉素 80 万～120 万 U im qd

**处方二** 苄星青霉素（长效西林） 240 万 U im qw

（对青霉素过敏者采用下列方案之一）

**处方三** 四环素 500mg po qid

**处方四** 多西环素 100mg po bid

【说明】 普鲁卡因青霉素连用 10～15d；苄星青霉素（长效西林）臀部肌内注射，每周 1 次，1 个疗程为 3 次；四环素连服 15d（肝肾功能不全者禁用）；多西环素连服 15d。

（2）晚期梅毒

**处方一** 普鲁卡因青霉素 80 万～120 万 U im qd

**处方二** 苄星青霉素 240 万 U im qw

（对青霉素过敏者采用下列方案之一）

**处方三** 四环素 500mg po qid

**处方四** 多西环素 100mg po bid

**处方五** 红霉素 500mg po qd

【说明】 普鲁卡因青霉素连续用 20d，也可考虑给予第 2 个疗程，疗程间隔 2 周；苄星青霉素共用 3 次；盐酸四环素连服 30d；多西环素连服 30d；红霉素连服 30d。

（3）心血管梅毒 如有心力衰竭，首先治疗心力衰竭，待心功能可代偿时，再开始抗梅毒治疗。抗梅毒用药从小剂量开始以避免发生吉海反应，造成病情加剧或死亡。

**处方一** 青霉素 10 万 U im qd

（对青霉素过敏者采用下列方案之一）

**处方二**　　四环素　　500mg po qid

**处方三**　　红霉素　　500mg po qd

【说明】　青霉素，第1日10万 U，1次肌内注射；第2日10万 U，分2次肌内注射；第3日20万 U，分2次肌内注射。自第4日起按下列方案治疗：普鲁卡因青霉素80万 U 肌内注射，1天1次，连续15d为1个疗程，疗程总量最高为1200万 U，共2个疗程（或更多），每疗程间隔2周。四环素每日最高剂量为2g，连服30d；红霉素用法同四环素。

（4）神经梅毒

**处方一**　　青霉素　　200万～400万 U
　　　　　　0.9%氯化钠注射液　　100ml ┃ iv drip q4h

**处方二**　　普鲁卡因青霉素　　120万 U im q6h

（对青霉素过敏者采用下列方案之一）

**处方三**　　四环素　　500mg po qid

**处方四**　　多西环素　　100mg po bid

【说明】　青霉素连续静脉滴注10～14d，继以苄星青霉素每周240万 U 肌内注射1次，共3次；普鲁卡因青霉素肌内注射4次/d，连续14d，同时丙磺舒0.5g/次口服，隔天一次，共10～14d。必要时，继以苄星青霉素，每周240万 U 肌内注射1次，共3次；四环素连服30d；多西环素连服30d。

（5）妊娠期梅毒

**处方一**　　普鲁卡因青霉素　　80万 U im qd

（对青霉素过敏者采用下列方案之一）

**处方二**　　红霉素　　500mg po qid

【说明】　普鲁卡因青霉素连续肌内注射10d。妊娠初3个月内，治疗1个疗程，妊娠末3个月内治疗1个疗程。治疗后每月一次 RPR 试验，观察有无复发及再感染。对青霉素过敏者，用红霉素治疗（禁用四环素），服法及剂量与非妊娠患者相同。

（6）先天梅毒

① 早期先天梅毒（2岁以内）

**处方一**　　青霉素　　10万～15万 U/kg
　　　　　　生理盐水　　100ml ┃ iv drip q8h

**处方二**　普鲁卡因青霉素　5 万 U/kg im qd

**【说明】**　出生后 7d 以内的新生儿，每 12h 静脉注射青霉素 1 次。出生 7d 以后的婴儿每 8h 静脉注射青霉素 1 次，总疗程为 10~14d；普鲁卡因青霉素连续用 10~14d。

② 晚期先天梅毒（2 岁以上）

**处方一**　水剂青霉素　20 万~30 万 U/(kg·d) im 或 iv q6h

**处方二**　普鲁卡因青霉素　5 万 U/kg im qd

**处方三**　红霉素　7.5~12.5mg/(kg·d) po qid（注：适用于对青霉素过敏者）

**【说明】**　水剂青霉素连续 10~14d；普鲁卡因青霉素连续 10d 为 1 疗程（对较大儿童的青霉素用量，不应超过成人同期患者的治疗量）；红霉素分 4 次口服，连服 30d。

### 4. 中医药治疗

中医强调辨证论治，常以为法。

（1）龙胆泻肝汤加减

**处方**　龙胆 6g，黄芩 9g，栀子 9g，泽泻 12g，木通 3g，车前子 9g，当归 9g，生地黄 20g，柴胡 9g，生甘草 6g。水煎服，每日 1 剂。

**【说明】**　适用于肝经湿热型，以清肝解毒、利湿化斑为主。

（2）二陈汤合消疬丸加减

**处方**　法半夏 9g，陈皮 9g，茯苓 12g，芥子 9g，川贝母 10g，山慈菇 9g，桃仁 12g，甘草 6g。水煎服，每日 1 剂。

**【说明】**　适用于痰瘀互结型，以祛痰解毒、化痰散结为主。

（3）芎归二术汤加减

**处方**　当归 12g，川芎 9g，白术 15g，苍术 15g，茯苓 12g，藿香 9g，厚朴 6g，甘草 6g。水煎服，每日 1 剂。

**【说明】**　适用于脾虚湿蕴型，以健脾化湿、解毒化浊为主。

（4）十全大补汤加减

**处方**　人参 6g，肉桂 3g，川芎 9g，熟地黄 12g，茯苓 9g，白术 9g，当归 9g，白芍药 9g，黄芪 12g，炙甘草 3g。水煎服，每日 1 剂。

**【说明】**　适用于气血两虚型，以补气养血、扶正固本为主。

（5）生脉散合大补阴丸加减

**处方** 人参9g，麦冬10g，五味子10g，熟地黄18g，龟甲18g，黄柏9g，知母12g，炙甘草6g。水煎服，每日1剂。

【说明】 适用于气阴两虚型，以益气养阴、补肾填精为主。

## 五、治愈标准

（1）临床治愈 一期梅毒（硬下疳）、二期梅毒及三期梅毒（包括皮肤、黏膜、骨骼、眼、鼻等）损害愈合消退，症状消失。以下情况不影响临床治愈的判断：①继发或遗留功能障碍。②遗留瘢痕或组织缺损。③梅毒损害愈合或消退，梅毒血清学反应仍阳性。

（2）血清治愈 抗梅治疗后2年以内梅毒血清学反应由阳性转为阴性，脑脊液检查阴性。一期梅毒（硬下疳初期），血清反应为阴性是已接受充足抗梅治疗，可不出现阳性反应，这种情况不存在血清治愈的问题。

## 六、预防调护及治疗后随访

（1）在3个月内凡接触过传染性梅毒的性伴侣应予以检查、确诊及治疗。

（2）早期梅毒在治疗期禁止性生活。

（3）经足量规则治疗后，定期随访，包括全身体检和复查非梅毒螺旋体抗原血清学试验滴度，以了解是否治愈或复发。

① 早期梅毒：治疗后随访2～3年，第1年内每3个月复查1次，以后每半年复查一次。如血清反应由阴性转为阳性或滴度升高4倍以上，属血清复发；或有临床症状复发，均应加倍复治。通常一期梅毒1年内、二期梅毒2年内血清可转阴。对于血清固定者，如无临床症状复发，是否再治疗可视具体病情而定，但应做神经系统检查及脑脊液检查，以及时发现无症状神经梅毒。

② 晚期梅毒：治疗后需随访3年。对血清固定者，如临床上无复发表现，并除外神经血管及其他内脏梅毒，可不必再治，但要定期复查血清反应滴度，随访3年以上再判断是否终止观察。

③ 心血管梅毒及神经梅毒：治疗后需随访3年以上。神经梅毒治疗后3个月做第1次检查，包括脑脊液检查，以后每6个月

1次，直到脑脊液正常。此后每年检查1次，至少持续3年。无症状性神经梅毒、梅毒性单纯性主动脉炎可完全治愈；但梅毒主动脉瓣关闭不全、冠状动脉狭窄、梅毒性动脉瘤及有症状的神经梅毒等，虽经充分治疗，其症状和体征也难以完全改善。

④ 妊娠梅毒：治疗后、分娩前每月复查梅毒血清反应，分娩后随访同其他梅毒。

⑤ 梅毒孕妇的婴儿

a. 经过充分治疗的梅毒孕妇所生婴儿：婴儿出生时，如血清反应阳性，应每月复查1次，8个月时，如呈阴性，且无先天梅毒的临床表现，可停止观察。婴儿出生时如血清反应阴性，应于出生后1个月、2个月、3个月及6个月复查，至6个月时仍为阴性，且无先天梅毒的临床表现，可除外梅毒。在随访期间滴度逐渐上升或出现先天梅毒的临床表现，应立即治疗。

b. 未经充分治疗或未经青霉素治疗的梅毒孕妇所生婴儿，或无条件对婴儿进行随访者，可对婴儿进行预防性抗梅毒治疗，对孕妇进行补充治疗。

# 第4节　尖锐湿疣

尖锐湿疣（condyloma acuminata）又称生殖器疣，通过性接触途径而传染，病因是人类乳头瘤病毒（HPV）感染。

## 一、临床诊断要点

① 有非婚性接触史、配偶感染史或间接感染史。

② 潜伏期为3~8个月，平均3个月。

③ 男性病变多见于包皮、系带、冠状沟、龟头、尿道口、阴茎体、肛周和阴囊等。女性病变多见于大小阴唇、前庭、后联合、阴蒂、宫颈和肛周等。偶见腋窝、脐窝、乳房等处，口交者可发生于口腔。

④ 病损开始时为小而色淡的丘疹，以后逐渐增大呈疣状突起。疣体表面凹凸不平，湿润柔软呈乳头状、菜花状或鸡冠状，根部多半有蒂，易发生糜烂、渗液，其间有脓性分泌物淤积，有恶臭。位于干燥部位的尖锐湿疣较小，呈扁平疣状。位于潮湿浸

溃部位的疣体表面呈白色、暗灰色或红色，易出血。

⑤ 无明显痛痒感，偶可有异物感或痒感。女性可有白带增多。

## 二、鉴别诊断

（1）扁平湿疣　属二期梅毒疹，为发生于生殖器部位的丘疹或斑块，表面扁平而潮湿，也可呈颗粒状或菜花状，暗视野检查可查到梅毒螺旋体，梅毒血清学反应阳性。

（2）绒毛状小阴唇　又名假性湿疣，好发于年轻女性的小阴唇内侧、阴道前庭和尿道口周围，呈对称密集分布的直径 1～2mm 白色或淡红色小丘疹，表面光滑，有些可呈绒毛状、鱼子状或息肉状。无明显自觉症状，偶有瘙痒。醋酸白试验阴性。

（3）珍珠状阴茎丘疹　皮疹位于龟头的冠状沟缘部位，可见珍珠状、圆锥状或不规则形的白色、黄白色或肤色丘疹，可为半透明，表面光滑，质较硬，丘疹间彼此互不融合，沿冠状沟规则地排列成一行至数行。醋酸白试验阴性。

（4）皮脂腺异位症　龟头、包皮内或小阴唇等部位可见粟粒大小、孤立而稍隆起、成群或成片的黄白色或淡黄色丘疹，无自觉症状。组织学特征为每个丘疹均由一组小的成熟的皮脂腺小叶组成，小叶包绕皮脂腺导管。醋酸白试验阴性。

## 三、辅助检查

（1）醋酸白试验　用 5％醋酸溶液涂抹于可疑之处，观察 3～5min，如被检查局部的皮肤或黏膜变白，即为阳性。该方法敏感性较高，但可出现假阳性，因此其特异性不高。

（2）皮损活检　表皮角化不全，棘层高度肥厚，表皮突增厚、延长呈乳头瘤样增生，表皮与真皮之间界限清楚。颗粒层和棘层上部细胞有明显的空泡形成，空泡细胞大、胞浆着色淡，中央有大而圆深染的核，为特征性病理改变。真皮水肿，毛细血管扩张，周围有致密的慢性炎性细胞浸润。

## 四、治疗

### 1. 治疗原则

去除肉眼可见的疣体，辅以全身抗病毒、调节免疫力药物，避免复发。

## 2. 全身治疗

**处方一　干扰素**

【说明】　干扰素含有多种蛋白质和糖蛋白，具有抗病毒、抗增殖、抗肿瘤和免疫调节活性。可用于肌内、皮下或损害基底部注射，每周 3 次，至少 4 周，一般使用 8～12 周。目前对干扰素的给药途径、使用剂量和治疗效果等尚无确切的评价。本品毒性低、抗原性弱，但大剂量注射给药时少数患者可有寒战、发热、恶心、呕吐、肌痛等不良反应。

**处方二　转移因子 1～2U　皮下注射　每周 2 次　6 次为一个疗程**

【说明】　转移因子为免疫调节药，可增强或抑制体液免疫和细胞免疫功能，增加辅助性 T 细胞数。副作用少见，偶可引起淋巴增殖、多株性丙种球蛋白血症、皮疹、发热及局部疼痛等。

**处方三　左旋咪唑片　50mg　每日 3 次　连服 3d，11d 后再服 3d**

【说明】　左旋咪唑是免疫增强药，对正常机体的影响不显著。主要激发细胞免疫功能，恢复中性粒细胞、巨噬细胞和 T 细胞功能，对体液免疫也有刺激作用，提高宿主对细菌和病毒感染的抵抗力。

## 3. 局部治疗

**处方一　0.5%足叶草毒素酊　用特制药签将药液涂于疣体处，涂遍疣体，不需重复并尽量避免药液接触正常皮肤和黏膜。每日用药 2 次，连续 3d，停药观察 4d 为一疗程。**

【说明】　足叶草毒素酊外涂，可抑制人乳头瘤病毒感染所导致疣状增殖的上皮细胞的分裂和增生，使之发生坏死、脱落，从而起到治疗的作用。涂药前先用消毒、收敛溶液（如高锰酸钾溶液等）清洗患处、擦干；用药总量勿超过 1ml，涂药后暴露患处使药液干燥，如病灶尚有残留可重复一个疗程，但最多不超过三个疗程。多数患者用药后涂药部位可出现不同程度烧灼感或刺痛感，以及红斑、水肿和糜烂，疣体脱落后局部可出现红斑或浅表糜烂，以上均为常见的局部反应，不必停药。对本药过敏者以及手术后未愈合创口禁用。孕妇与哺乳期妇女禁用。

**处方二** 50%三氯醋酸溶液　每日 1 次　共用 1～2 次

【说明】 50%三氯醋酸溶液为腐蚀剂，禁用于黏膜及皮肤破损处，使用时只涂一遍，不可反复涂擦，重复用药需间隔 1 周。

**处方三** 5%咪喹莫特霜　每周外涂 3 次　连用 16 周　每次用药后 6～10h 洗去

【说明】 咪喹莫特是免疫调节药。其治疗尖锐湿疣的作用机制尚不清楚。本品不具有直接抗病毒活性，也不引起直接的、非特异的细胞溶解破坏作用。但临床前研究提示本品可能通过诱导体内包括 INF-α 在内的细胞因子而产生抗病毒活性。

## 4. 其他治疗方法

(1) **手术疗法** 对于单发、面积小的湿疣，可手术切除；对巨大尖锐湿疣，可用 Mohs 氏手术切除，手术时用冷冻切片检查损害是否切除干净，单一手术复发几率很高。

(2) **冷冻疗法** 利用 -196℃ 低温的液体氮，采用压冻法治疗尖锐湿疣，促进疣组织坏死脱落，本法适用于数量少，面积小的湿疣，可行 1～2 次治疗，间隔时间为 1 周，这种方法一般可以清除疣体，容易复发。

(3) **激光治疗** 通常用 $CO_2$ 激光，采用烧灼法治疗尖锐湿疣，本疗法最适用女阴、阴茎或肛周的湿疣。对单发或少量多发湿疣可行一次性治疗，对多发或面积大的湿疣可 2～3 次治疗，一般在复发周期 20d 至 3 个月。

(4) **电灼治疗** 采用高频电针或电刀切除湿疣。方法：局部麻醉，然后电灼，本疗法适应数量少，面积小的湿疣，这种方法只是清除疣体。

(5) **微波治疗** 采用微波手术治疗机，利多卡因局麻，将杆状辐射探头尖端插入尖锐湿直达疣体基底，当看到疣体变小、颜色变暗、由软变硬时，则热辐射凝固完成，即可抽出探头。凝固的病灶可以用镊子挟除。为防止复发，可对残存的基底部重复凝固一次。

(6) **β 射线治疗** 应用 β 射线治疗尖锐湿疣取得了较为满意的效果，该方法疗效高、无痛苦、无损伤、副作用少，治愈率在 80% 以上，在临床上有一定推广价值。

### 5. 中医药治疗

中医强调辨证论治，常以清热解毒、利湿化浊为法。

（1）祛疣三号方加减

**处方** 马齿苋 60g，败酱草 15g，紫草 15g，大青叶 15g，木贼草 15g。水煎服，每日 1 剂。

【说明】 适用于外染毒邪证型，以清热解毒为主。

（2）桃红四物汤加减

**处方** 桃仁 10g，红花 10g，川芎 10g，当归 10g，白芍 10g，丹参 10g，蜂房 10g，柴胡 10g，夏枯草 30g。水煎服，每日 1 剂。

【说明】 适用于气血瘀滞证型，以理气活血、化瘀散结为主。

（3）龙胆泻肝汤加减

**处方** 龙胆 10g，柴胡 10g，黄芩 10g，栀子 10g，车前子 10g，泽泻 10g，木通 10g，土茯苓 30g，百部 10g，贯众 10g，鹤虱 10g。水煎服，每日 1 剂。

【说明】 适用于湿热生虫型，以清热除湿、杀虫止痒为主。

（4）六味地黄汤加减

**处方** 生熟地黄各 10g，山茱萸 10g，山药 10g，枸杞子 10g，牡丹皮 10g，茯苓 20g，丹参 10g，泽泻 10g，蒲公英 30g。水煎服，每日 1 剂。

【说明】 适用于肝肾阴亏型，以滋补肝肾为主。

## 五、预防调护

### 1. 了解尖锐湿疣的传播途径，预防疾病发生

（1）自行接种 尖锐湿疣的发病会产生瘙痒，患者会搔抓患处，如不注意卫生，搔抓后接触自身的其他部位，会造成自行接种感染。

（2）性器官摩擦 在进行性器官的摩擦中，皮肤黏膜会产生细小的、肉眼不可见的皮肤破损，如果一方有病毒即可进入另一方皮肤，导致传染。

（3）母婴传播 孕妇患上了尖锐湿疣，很可能会传染给胎儿。为了避免分娩时感染胎儿，可选择剖宫产。产后不要与婴儿

同盆而浴。

(4) 接触传播　当患者在接触有 HPV 病原体的物体，如内裤、毛巾等个人卫生用品；浴池、浴缸等公共卫生用品等，会造成接触传染。

**2. 做到以下几点可有效预防尖锐湿疣：**

(1) 坚决杜绝性乱　性伴侣越多，发病概率越高。

(2) 防止接触传染　不使用别人的内衣、泳装及浴盆；在公共浴池不洗盆塘，提倡淋浴，沐浴后不直接坐在浴池地坐椅上；在公共厕所尽量使用蹲式马桶；上厕所前用肥皂洗手；不在密度大、消毒不严格的游泳池池游泳。

(3) 讲究个人卫生　每日清洗外阴、换洗内裤，个人内裤单独清洗。即使家庭成员间也应该做到一人一盆，毛巾分用。

(4) 配偶患病后要禁止性生活　如果配偶仅进行了物理治疗，虽然外阴部可见的尖锐湿疣消失了，但患者仍带有人乳头瘤病毒，还应该接受综合治疗，疗后复查。在此期间如果发生性行为，可使用避孕套进行防护。

**3. 调护**

① 治疗后注意局部干燥卫生，不要冲洗阴道，用温水清洗外阴，少垫护垫，防止过敏。内裤的清洗要用温和的肥皂手洗，用开水烫洗或煮沸。

② 注意饮食，多食蔬菜水果，多喝水。少吃淀粉类、糖类以及刺激性食物，忌食辛辣之物，要戒烟，少喝白酒。

# 第 5 节　生殖器疱疹

生殖器疱疹（genital herpes）是由单纯疱疹病毒（HSV）感染泌尿生殖器及肛门部位皮肤黏膜而引起的性传播疾病。HSV有两型，分别为单纯疱疹病毒 1 型（HSV-1）和单纯疱疹病毒 2型（HSV-2）。多数生殖器疱疹由 HSV-2 引起。尚无彻底治愈的方法。

## 一、临床诊断要点

① 好发年龄为 15～45 岁。

② 有非婚性接触史或配偶感染史。潜伏期为 2～20d，平均 4～5d。

③ 原发性生殖器疱疹：外生殖器或肛门周围发生多发性红斑、丘疹、水疱，2～4d 破溃形成糜烂或溃疡，自觉疼痛，最后结痂自愈，病程 2～3 周。男性多发于包皮、龟头、冠状沟和阴茎等处。女性多见于大小阴唇、阴阜、阴蒂、子宫等处。可伴腹股沟淋巴结肿大、压痛、发热、头痛、乏力等全身症状。

④ 复发性生殖器疱疹多数患者复发前有前驱症状，表现为生殖器局部瘙痒、烧灼感、刺痛、麻木感、会阴坠胀等。皮损与原发性相似。病程一般为 1 周左右，皮损数目较少，分布不对称，自觉症状轻微，全身症状少见。

## 二、鉴别诊断

（1）一期梅毒　一期梅毒有生殖器糜烂，但在暗视野下可查到梅毒螺旋体，梅毒血清反应阳性。

（2）软下疳　软下疳有生殖器溃疡，但可查到短链状革兰阴性杆菌，培养可查到杜克雷嗜血杆菌。

（3）外伤性生殖器溃疡　一般不是多发的，不成簇，边缘清楚，查不到 HSV。

（4）生殖器部位固定性药疹　生殖器部位固定性药疹也可引起水疱、糜烂及结痂，有药物过敏史，水疱不成簇，病损消退后有明显的色素沉着，查不到 HSV。

## 三、辅助检查

（1）细胞学检查　从疱底或溃疡面刮取少量组织作涂片，巴氏（Papanicolou）染色，可检出 HSV 感染具特征性的多核巨细胞内的嗜酸性包涵体。但不能区别 HSV 感染或水痘–带状疱疹病毒感染，敏感性仅为病毒分离的 60%。

（2）抗体检测法　常用蛋白印迹法，也可用 IgD2 作抗原检测 HSV-2 抗体，具有敏感性高，且能区分 HSV-1 和 HSV-2 的优点。

（3）抗原检测法　如 PCR 检测皮损 HSV 的 DNA，敏感性和特异性高，能大大提高生殖器溃疡患者中 HSV 确诊的能力，但费用昂贵，且受操作技术和实验室条件及设备的影响，容易出现假阳性，故用于临床诊断其准确性受影响。

## 四、治疗

### 1. 治疗原则

及时足量使用抗病毒药物，减轻症状、缩短病程和控制疱疹的传染和复发。

### 2. 全身治疗

（1）原发性生殖器疱疹

**处方一**　阿昔洛韦　200mg po q6h

**处方二**　伐昔洛韦　300mg po bid

**处方三**　泛昔洛韦　250mg po tid

【说明】　以上药物 1 个疗程为 7～10d。

（2）复发性生殖器疱疹

**处方一**　阿昔洛韦　200mg po q6h

**处方二**　伐昔洛韦　300mg po bid

**处方三**　泛昔洛韦　125～250mg po tid

【说明】　以上药物 1 个疗程为 5d。

（3）频繁复发患者（1 年复发 6 次以上），为减少复发次数，可用抑制疗法。

**处方一**　阿昔洛韦　400mg po bid

**处方二**　伐昔洛韦　300mg po qd

**处方三**　泛昔洛韦　125～250mg po bid

【说明】　以上药物均需长期服用，一般服用 4 个月到 1 年。

（4）严重感染者　指原发感染症状严重或皮损广泛者。

阿昔洛韦　5～7mg/kg　静脉点滴　每8h 1 次

【说明】　以上药物用 5～7d 或直到临床症状消退。

### 3. 局部治疗

**处方一**　3%阿昔洛韦霜　涂患处　每2h 1 次　连用 7d

**处方二**　1%喷昔洛韦乳膏　涂患处　每2h 1 次　连用 4d

**处方三**　酞丁安霜　涂患处　每日 3 次

### 4. 中医药治疗

中医强调辨证论治，常以清热利湿、滋阴养血为法。

（1）龙胆泻肝汤加减

**处方** 龙胆 6g，黄芩 9g，栀子 9g，泽泻 12g，木通 3g，车前子 9g，当归 9g，生地黄 20g，柴胡 9g，生甘草 6g。水煎服，每日 1 剂。

【说明】 适用于肝胆湿热证，以清利肝胆湿热为主。

（2）除湿胃苓汤加减

**处方** 苍术 9g，厚朴 9g，陈皮 9g，猪苓 9g，泽泻 9g，赤茯苓 9g，防风 9g，栀子 9g，滑石 9g，白术 15g，木通 3g，肉桂 1g，生甘草 3g。水煎服，每日 1 剂。

【说明】 适用于脾虚湿阻证，以健脾利湿为主，佐以解毒。

（3）知柏地黄丸加味

**处方** 知母 10g，黄柏 9g，生地黄 24g，山茱萸 12g，山药 12g，泽泻 9g，牡丹皮 9g，茯苓 9g。水煎服，每日 1 剂。

【说明】 适用于肝肾阴虚证，以滋阴降火为主。

# 五、预防调护

① 开展健康教育，避免无保护的性接触。

② 提倡使用安全套，在无症状期感染时，可减少 HSV 的传播，但当有疱疹损害存在时，则可靠性较差。

③ 患原发性感染的孕妇，分娩时仍有活动性损害，建议做剖宫术以防感染新生儿。

④ 保持患部清洁卫生，避免局部搔抓，不可用刺激性强的药品。

⑤ 患病后需注意预防感冒、着凉、劳累，以减少复发。

⑥ 治疗期间禁房事。

# 第 6 节　艾滋病

艾滋病的全名为获得性免疫缺陷综合征（AIDS），是 1981 年才被认识的一种新的性传播疾病。病原体为人类免疫缺陷病毒（HIV）。由于 HIV 的感染，使机体细胞免疫功能部分或完全丧失，继而发生条件治病性感染、恶性肿瘤等。其传播速度快，病死率高，目前尚无治愈方法。

## 一、临床诊断要点

（1）发病年龄 80% 在 18～45 岁，即性生活较活跃的年龄段。

（2）"窗口期"与潜伏期

① "窗口期"是指从患者感染 HIV 到形成抗体所需的时间。一般感染 HIV-1 后产生血清抗体的平均时间为 45d 或更短。通过输血感染者出现血清抗体阳性的时间为 2～8 周，性交感染者出现血清抗体阳性时间为 2～3 周。窗口期也具有传染性。

② 潜伏期是指从感染 HIV 起，至出现艾滋病症状和体征的时间。儿童平均 12 个月，成人平均 29 个月，个别患者超过 5 年，最长达 14.2 年，最短仅 6d。潜伏期患者是重要的传染源。

（3）HIV 感染的皮肤表现可分为感染、炎症性皮肤病和肿瘤。

① 急性 HIV 皮疹　皮疹多为斑疹和丘疹，可为几个或数百个，2～5mm 大小、不融合，伴瘙痒，常见于躯干、面部及上肢。可出现脱屑和玫瑰疹样皮疹，偶有出血或坏死，掌跖受累与梅毒疹相似。

② 口腔毛状黏膜白斑、严重的脂溢性皮炎、银屑病、毛细血管扩张症常伴有轻度和弥漫性散在红斑、卡波西肉瘤以及各种感染（包括病毒、细菌的感染）。

（4）HIV 感染的系统表现

① 肺部：卡氏肺囊虫肺炎，是 85% 的艾滋病患者的主要致死原因。除此外，有肺结核、巨细胞病毒性肺炎及其他细菌、真菌感染。

② 消化道：口腔、食管、肛周念珠菌病，肠道细菌感染，病毒、原虫等感染，导致腹泻、体重减轻、吸收不良。

③ 中枢神经系统：20%～40% 出现神经系统病变。亚急性脑炎是艾滋病痴呆的基础，出现认知、行动和行为不能。

## 二、鉴别诊断

艾滋病各期表现不一，需与多种疾病相鉴别。

（1）原发性免疫缺陷病　又称先天性免疫缺陷症，与遗传相关，常发生在婴幼儿，出现反复感染，严重威胁生命。无 HIV 感染。

（2）继发性免疫缺陷病　皮质激素、化疗、放疗后引起或恶性肿瘤等继发免疫疾病。

（3）特发性 $CD4^+$ T 淋巴细胞减少症，酷似 AIDS，但无 HIV 感染。

（4）自身免疫性疾病　结缔组织病、血液病等，AIDS 有发热、消瘦则需与上述疾病鉴别。

（5）淋巴结肿大疾病　如霍杰金病、淋巴瘤、血液病。

（6）假性艾滋病综合征　AIDS 恐惧症，英国同性恋中见到一些与艾滋病早期症状类似的神经症状群。

（7）中枢神经系统疾病　脑损害可以是艾滋病或其他原因引起的，需予以鉴别。

## 三、辅助检查

### 1. HIV 实验室检查

包括病毒分离培养、抗体检测、抗原检测、病毒核酸检测（包括聚合酶链反应扩增法和基因探针等）。

（1）病毒分离培养　既费时又费钱，一般不作为常规诊断。

（2）抗体检测　分为初筛试验及确证试验两类，待检血清初筛试验阳性结果时，需再经确证试验检测，后者为阳性时才能确定为 HIV 感染。

（3）抗原检测　当机体感染 HIV 后，初期有一段时间抗体尚未产生，血清中尚不能测出 HIV 抗体，但体内已有 HIV，具有传染性，这段时期即窗口期，有人认为窗口期血清中能检出 p24 抗原。此外，p24 抗原也可用于婴儿 AIDS 的早期诊断。

（4）病毒核酸检测　用 PCR 检测前病毒序列 DNA 可用于婴儿 AIDS 的早期诊断，可使半数的婴儿在出生时即可作出诊断，3 个月时可诊断出 90%，至 6 个月时，几乎能全部诊断出被感染的婴儿。

### 2. 免疫缺陷的实验室检查

① 外周血淋巴细胞计数减少。

② CD4 细胞计数 $<0.2\times10^9$ 个/L。

③ CD4/CD8 比值 $<1$。

### 3. 条件性感染的病原体检查

几乎每例 AIDS 都至少患有一种条件性感染，应根据临床表现进行相应病原体的检查。

## 四、治疗

### 1. 治疗原则

艾滋病治疗包括针对 HIV 感染、艾滋病期及并发症的治疗，亦应包括性行为及其他行为的咨询及心理治疗。

### 2. 全身治疗

（1）抗 HIV 治疗　这些药物的作用是阻止 HIV 在体内的复制、增殖。

① 核苷类反转录酶抑制药

**处方一**　齐多夫定（叠氮胸苷）　200mg po tid 或 250～300mg po bid

**处方二**　去羟肌苷（双脱氧肌苷）　200mg po qd

**处方三**　双脱氧胞嘧啶核苷（扎西他宾）　0.375～0.75mg po tid

**处方四**　司他夫定片　40mg po bid

**处方五**　拉米夫定片　150mg po bid

【说明】　以上药物单独应用疗效有限，联合应用较佳。疗效的指标是病情进展为艾滋病或死亡者减少，病毒荷载降低及 CD4 细胞计数增加。此类药物常见副作用为中性粒细胞减少、周围神经病变、贫血、肝功能变化等。

② 蛋白酶抑制剂

**处方一**　沙奎那韦　600mg po tid

**处方二**　茚地那韦（英地那韦）　800mg po tid

**处方三**　利托那韦　600mg po bid

【说明】　以上药物必须采取足量治疗，如小于最适合的剂量，HIV 可迅速产生耐药，而合适剂量可延迟耐药的产生。1996年美籍华人何大一医师提出"鸡尾酒"式混合药物治疗方法，即用蛋白酶抑制药与反转录酶抑制药联合治疗，取得显著疗效。此类药物常见副作用为胃肠道反应、肾结石、胆红素升高等。

（2）增强免疫功能

**处方一**　干扰素 α　(36～54)×$10^6$U im qd, 4 周后改为 3 次/

周，共 8 周为一疗程。

**处方二**　白介素　(2.5～250) × 10⁶ U 连续静脉输注 24h，每周 5d，共 8 周为一疗程。

**处方三**　丙种球蛋白

**处方四**　粒细胞-巨噬细胞集落刺激因子及粒细胞集落刺激因子

【说明】　丙种球蛋白主要用于小儿 HIV 感染，按常规方法给药。可减少条件性感染的发生，可用于因事故接触 HIV 污染的血或针头者作预防。粒细胞-巨噬细胞集落刺激因子及粒细胞集落刺激因子可刺激机体的免疫反应。

（3）条件性感染的治疗

① 卡氏肺孢子菌肺炎

**处方一**　复方磺胺甲噁唑　TMP 15～20mg/kg，SMZ 75～100mg/kg，分 3～4 次（每日 6～8h 1 次静脉注射或口服，连续14～21d）。

**处方二**　羟乙基磺酸戊双脒　3～4mg/kg，每日 1 次静脉注射，连续 14～21d。

② 弓形体病

**处方一**　乙胺嘧啶　首剂 75mg 以后 25mg po qd　连续服 28d

**处方二**　磺胺嘧啶　4g po qid　连续服 28d

其他感染参照相关章节对症治疗。

### 3. 中医药治疗

近年来实验研究发现多种中草药对 HIV 有抑制作用，一些重要提取物具有较明显的抗 HIV 效果，如紫花地丁、甘草素、天花粉蛋白、香菇多糖等，部分已试用于临床。

唐草片是我国第一个治疗艾滋病的纯中药制剂。有老鹳草、金银花、瓜蒌皮、柴胡、香薷、石榴皮、白花蛇舌草、菱角、银杏叶等药物组成。功能清热解毒、益气活血。用于艾滋病毒感染者以及艾滋病患者，有提高 CD4⁺ T 淋巴细胞计数作用，可改善乏力、脱发、食欲减退和腹泻等症状，改善活动功能状况。

# 五、诊断标准

## 1. HIV 感染者

受检血清初筛试验，如酶联免疫吸附试验、免疫酶法或间接免疫荧光试验等方法检查阳性，再经确证实验，如蛋白印迹法等方法复核确诊者。

## 2. 确诊病例

（1）艾滋病病毒抗体阳性，又具有下述任何一项者，可确诊为艾滋病。

① 近期内（3～6个月）体重减轻10％以上，且持续发热达38℃ 1个月以上。

② 近期内（3～6个月）体重减轻10％以上，持续腹泻（每日达3～5次）1个月以上。

③ 卡氏肺孢子菌肺炎（PCR）。

④ 卡波西肉瘤（KS）。

⑤ 明显的霉菌或其他条件致病感染。

（2）若抗体阳性者体重减轻、发热、腹泻症状接近上述第1项标准且具有以下任何一项时，可确诊艾滋病。

① CD4/CD8（辅助/抑制）淋巴细胞计数比值<1，CD4细胞计数下降。

② 全身淋巴结肿大。

③ 明显的中枢神经系统占位性病变的症状和体征，出现痴呆，辨别能力丧失，或运动神经功能障碍。

# 六、预防调护

（1）了解尖锐湿疣的传播途径，预防疾病发生

① 性接触传播：包括同性于异性之间的性接触。

② 血液传播：包括输入污染了HIV的血液、血液成分或血制品；移植或接受了HIV感染者的器官、组织或精液；与静脉药瘾者共用受HIV污染的、未经消毒的针头与注射器；医源性感染，被HIV污染的针头刺伤皮肤后，被感染的概率为0.5％，但可因针刺的深浅及感染源血中HIV荷载高低而有所不同。需要注意的是，艾滋病不会通过蚊虫叮咬传播。

③ 母婴传播：母婴传播的概率为15％～30％。

（2）特异性预防：艾滋病疫苗，正在试验中。

（3）综合预防：包括宣传艾滋病预防知识，避免与HIV感

染者、艾滋病患者及其高危人群发生性接触；禁止静脉药瘾者共用注射器、针头；使用进口血液、血液成分及血液制品时，须经严格 HIV 检测；HIV 感染或艾滋病的妇女应避免妊娠，对已经出生的婴儿应避免母乳喂养；医疗人员接触 HIV/AIDS 者的血液、体液时，应严格注意防护。

# 第7节　细菌性阴道病

细菌性阴道病（bacterial vaginosis，BV）是由阴道加特纳菌、厌氧菌等增多，乳酸杆菌减少引起的阴道内生态平衡系统改变而出现的疾病，此病炎症不明显，阴道分泌物中白细胞稀少，称为阴道病比阴道炎更为恰当。可通过性关系传播。

## 一、临床诊断要点

① 好发于育龄妇女，起病缓慢。

② 主要症状是鱼腥气味的阴道分泌物增多，有大量胺类挥发的气味。月经期或性交时碱性前列腺液引起胺类挥发，臭味加重。

③ 体检见阴道口分泌物流出，用窥器发现阴道壁炎症不明显，有均匀一致的白色分泌物呈面糊状。分泌物 pH 常 $>4.5$，加 10% 氢氧化钾出现胺味。

④ 外阴瘙痒不明显，或有灼热感。

## 二、鉴别诊断

（1）滴虫阴道炎　阴道黏膜充血，严重者有出血斑点，阴道分泌物呈泡沫样，在生理盐水滴片中可见活动的滴虫，并且白细胞增多。外阴瘙痒明显。

（2）生殖器念珠菌病　阴道黏膜红肿，其上覆有白色假膜或凝块，剥离后其下为红斑或糜烂的基底，分泌物呈白色片块状或凝乳状或豆渣样。外阴瘙痒明显。病原体为白色念珠菌。

## 三、辅助检查

① 取分泌物做生理盐水湿片，可见散在的上皮细胞及其间的细菌，上皮细胞多于白细胞，其表面有很多细菌，使其边缘呈锯齿状而不清晰，形成所谓的线索细胞，如 20% 以上的上皮细胞有

此表现，可作为诊断此病的指标。

② 阴道分泌物革兰染色可见乳酸杆菌减少，而其他细菌增加。

## 四、治疗

### 1. 治疗原则

改变阴道酸碱度，使阴道保持弱酸行环境以保持阴道的自洁功能。药物治疗以全身、局部用药相结合。

### 2. 全身治疗

**处方一** 甲硝唑 2g po qd 或 500mg po bid

**处方二** 克林霉素 300mg po bid

**处方三** 氨苄西林 500mg po qid

【说明】 甲硝唑最有效，以上药物疗程为 7d。甲硝唑对妊娠早期有致畸的可能，故妊娠时禁用。服药期间及服药后 3d 禁酒。后两种药物可用于妊娠期。

### 3. 局部治疗

**处方一** 2%克林霉素霜 5g qd 睡前置入阴道 共 7d 或 bid 共 5d

**处方二** 甲硝唑栓 1 枚 qd 睡前置入阴道 共 7d

【说明】 对以上药物过敏者及孕妇及哺乳期妇女禁用。

## 五、预防调护

① 平时勿滥用抗生素，以免引起菌群失调。

② 避孕药中的雌激素有促进有害细菌侵袭的作用，如果反复发生细菌性阴道炎，应尽量不用药物避孕。

③ 支持对男性性伴侣的治疗，但不一定能防止复发。

④ 对患有 BV 的妇女行流产术的同时给予甲硝唑治疗可减少术后感染的机会。BV 能引起产后子宫内膜炎，BV 患者不应做有关外科手术（如子宫切除术）。

⑤ 注意保持外阴清洁干燥，注意公共场所卫生。

# 第 8 节 生殖器念珠菌病

生殖器念珠菌病（genital candidiasis）包括女性念珠菌性外

阴阴道炎和男性念珠菌性龟头包皮炎。可通过性交传染给性伴侣，但也可以通过物体而间接传染。主要致病菌为白色念珠菌。近年来，随着抗生素和皮质类固醇的普遍应用，阴道念珠菌感染日渐增多。在美国仅次于细菌性阴道病，居第 2 位，是毛滴虫性阴道炎的 4 倍多。

## 一、临床诊断要点

（1）常见于青春期到绝经期前的妇女，未来月经的少女及绝经后的妇女阴道念珠菌发病率较低。念珠菌性龟头炎常见于包皮过长或包茎者。

（2）念珠菌性外阴阴道炎　最主要的表现是白带增多和外阴瘙痒。典型的白带为白色片块状，如凝乳状或豆渣样，量多，略带臭味，窥阴器检查见阴道黏膜红肿，其上附有白色假膜或凝块，剥离后期下出现红斑或糜烂的基底，少数患者仅有水样或脓性白带；外阴瘙痒较重，会有不同程度搔抓伤，可见大小阴唇肿胀、抓痕或表皮剥脱，严重时出现尿道口灼痛，排尿困难或性交疼痛等。

（3）念珠菌性龟头炎　主要表现为阴茎包皮及龟头出现弥漫性潮红、干燥光滑，包皮内侧及冠状沟处覆有白色奶酪样斑片，尿道口舟状窝受累时可出现尿频、尿痛，阴囊受累可有鳞屑性红斑丘疹，伴有刺痒。

## 二、鉴别诊断

（1）细菌性阴道病：典型症状是鱼腥气味的阴道分泌物增多，分泌物呈均匀一致的白色，外阴瘙痒不明显。病原体为加特纳菌和厌氧菌。

（2）滴虫阴道炎：阴道分泌物增多，黄白色或黄绿色泡沫状，带有臭味，严重时呈血性。外阴瘙痒明显。可查到毛滴虫。

## 三、辅助检查

（1）标本取材　女性患者用无菌棉拭子在阴道后穹隆处取分泌物作标本；男性患者可在龟头、冠状沟或阴囊处刮取斑片状分泌物或炎症的鳞屑标本；尿道感染者，取新鲜中段尿 5ml 置无菌试管中，离心后，取沉渣做标本。

（2）细胞学检查 取标本均匀涂于玻片上，加 1～2 滴 10% 氢氧化钾溶液，直接镜检，可见成群的卵圆形孢子。涂片，革兰染色可见到革兰阳性的芽生孢子和假菌丝。涂片检查阴性者可做标本培养检查，直接镜检或染色后镜检，见大量芽生孢子，可诊断。

## 四、治疗

### 1. 治疗原则

抗真菌治疗，全身治疗和局部用药相结合。

### 2. 全身治疗

（1）外阴阴道炎

**处方一** 酮康唑 400mg po qd 共 5d

**处方二** 氟康唑 150mg 单剂量口服

**处方三** 伊曲康唑胶囊 200mg po bid 共 1d 或 200mg po qd 共 3d

【说明】 咪唑类抗真菌药比制霉菌素效果好。

（2）复发性外阴阴道炎

**处方一** 酮康唑 100mg po qd 共 6 个月

**处方二** 伊曲康唑胶囊 200mg 月经第 1d po qd 共 3d，连用 6 个月经周期

【说明】 服用以上药物时注意肝功能损害的监测。

（3）念珠菌性龟头炎

**处方一** 酮康唑 400mg po qd 共 5d

**处方二** 氟康唑 150mg 单剂量口服

**处方三** 伊曲康唑胶囊 200mg po bid 服 1d 或 200mg po qd 共 3d

【说明】 念珠菌性龟头炎并发尿道炎者可服用以上药物治疗。无并发症者可只选择外用药物治疗。

### 3. 局部治疗

**处方一** 克霉唑栓剂或霜剂 每晚 1 次 塞入阴道深处 共 14d

**处方二** 咪康唑栓剂或霜剂 每晚 1 次 塞入阴道深处

共 14d

　　处方三　益康唑栓剂或霜剂　每晚 1 次　塞入阴道深处
共 14d

　　处方四　制霉菌素栓剂　50 万 U/个　早晚各用一个　塞入
阴道深处　共 2 周

　　【说明】　女性用栓剂，男性用霜剂外搽。

## 五、预防调护

　　① 穿透气性强的棉质内裤，勤于换洗。尽可能去除易感因素。

　　② 夫妇同治，用药期间禁止性生活，不使用公用的浴盆、
浴巾。

　　③ 大便后擦拭方向应由前至后，这样不会将肛门处的念珠菌
带至阴道。

　　④ 不要用消毒剂或各种清洁剂频繁冲洗外阴和阴道。

# 第 9 节　滴虫阴道炎

　　滴虫阴道炎（trichomonal vaginitis）是十分常见的由阴道毛
滴虫引起的性传播疾病。男女都易感染，女性患病率为 10％～
25％，男性为 12％～15％。

## 一、临床诊断要点

　　(1) 在患滴虫阴道炎的妇女中，约 31.3％在男方的尿道、尿
液中可查到毛滴虫；在患有毛滴虫感染的男性中，91％在女方可
患有毛滴虫性阴道炎，且常反复发作，不易治愈。在妓女中感染
率高达 30％～50％。感染后的潜伏期一般为 4～7d。

　　(2) 女性毛滴虫病　主要表现为阴道分泌物增多，以黄白色
或黄绿色泡沫状分泌物为典型，带有臭味，严重时呈血性。外阴
阴道瘙痒也是主要症状，有刺痒感、烧灼感、蚁走感，可有性交
痛。因搔抓可致外阴潮红、水肿。累及尿道可出现尿频、尿急、
尿痛和血尿。阴道检查可见阴道壁、宫颈呈特征性草莓状外观。

　　(3) 男性毛滴虫病　表现轻微，可有不同程度的尿道刺痒和
不适感，排尿时加重，尿道口轻度红肿，并有少量黏液，脓性或

血性分泌物。严重时出现膀胱炎或肾盂肾炎。

## 二、鉴别诊断

（1）细菌性阴道病　典型症状是鱼腥气味的阴道分泌物增多，分泌物呈均匀一致的白色，外阴瘙痒不明显。病原体为加特纳菌和厌氧菌。

（2）生殖器念珠菌病　阴道黏膜红肿，其上覆有白色假膜或凝块，剥离后其下为红斑或糜烂的基底，分泌物呈白色片块状或凝乳状或豆渣样。外阴瘙痒明显。病原体为白色念珠菌。

## 三、辅助检查

直接镜检或培养法可见滴虫。

## 四、治疗

### 1. 治疗原则

抗滴虫治疗。改变阴道酸性，增强阴道防御能力。

### 2. 全身治疗

**处方一**　甲硝唑片　200mg po tid　共 7～10d

**处方二**　曲古霉素　5 万～10 万 U po qid　共 5～7d

**【说明】**甲硝唑可抑制菌体蛋白合成和细胞增殖，是治疗毛滴虫有效而安全的药物，严重者可同时阴道给药，注意副作用，妊娠头 3 个月内避免使用，禁酒。曲古霉素适用于同时有真菌或阿米巴感染者。

### 3. 局部治疗

**处方一**　1% 乳酸或 0.5% 醋酸溶液　冲洗阴道　每天 1～2 次

**处方二**　乙酰胂胺（滴维净）片　每晚 1 片　放入阴道深处共 10d

**处方三**　卡巴胂　每晚 1 个　放入阴道深处　共 10d

**处方四**　甲硝唑栓剂　每晚 1 个　放入阴道深处　共 10d

**【说明】**滴维净片别名乙酰胂胺，对阴道滴虫及阿米巴原虫有抑制作用，局部有轻度刺激，月经期间忌用；卡巴胂能直接杀灭阿米巴滋养体，抑制阴道滴虫，偶有皮疹、荨麻疹、恶心、呕吐及腹泻，严重反应为体重减轻及多尿，肝肾功能减退及对胂剂过敏者禁用。

## 五、预防调护

① 夫妻不互穿内衣裤，不使用公共的浴盆、浴巾和马桶，不搞婚外性关系。

② 性伴侣同治，防止复发。

# 第 15 章　其他皮肤病

## 第 1 节　天疱疮

天疱疮（pemphigus）是以表皮棘层细胞间抗体沉积引起棘层细胞松解，表皮内水疱形成为特征的自身免疫性皮肤黏膜大疱病。

## 一、临床诊断要点

① 临床少见，30～50 岁发病者占半数。无性别差异。

② 可累及全身各处的皮肤，口腔、咽、喉、食管、外阴、肛门等处黏膜也常常受累。表现为水疱和糜烂。皮损愈合后，可遗留色素沉着。

③ 水疱发生在皮肤红斑或正常皮肤上，疱壁松弛，表皮分离征（尼氏征）阳性。疱壁薄，易破裂形成糜烂，表面附有淡黄色痂。慢性病情，皮损此起彼伏。偶见血疱、溃疡、组织坏死。本病一般分为寻常型、增殖型、落叶型和红斑型等四种经典类型。还有其他类型的天疱疮，如副肿瘤性天疱疮、药物诱发性天疱疮、疱疹样天疱疮等。

④ 患者自觉瘙痒、疼痛、灼热等症状。

## 二、鉴别诊断

（1）大疱性类天疱疮　多发于中老年人。基本损害为疱壁紧张性大疱或血疱，不易破裂，尼氏征阴性，黏膜损害少。组织病理为表皮下大疱。免疫病理检查见皮肤基底膜带 IgG 和/或 C3 呈线状沉积。

（2）大疱性多形红斑　多见于儿童和青年。大疱周围有红斑，易破，疱液浑浊，多血性。尼氏征阴性，黏膜损害较重。组织病理为表皮内大疱。免疫病理见真皮浅层小血管壁 IgM 和 C3 沉积。

（3）疱疹样皮炎　多见于青壮年。小水疱，排列呈环状，有丘疹、风团，疱液清。尼氏征阴性，黏膜症状稀有，较轻。组织病理为真皮乳头 IgA 和 C3 呈颗粒状沉积，血清中有多种自身抗体。病程较长预后良好。

## 三、辅助检查

（1）组织病理　水疱基底涂片可查见天疱疮细胞。皮损处组织病理表现为棘细胞层松解、表皮内裂隙和水疱。

（2）免疫病理　间接免疫荧光检查示患者血清中有天疱疮抗体。直接免疫荧光检查显示 IgG、IgA、IgM 或 C3 在角质形成细胞间隙内呈网状沉积。

## 四、治疗

### 1. 治疗原则

皮损广泛者给予高蛋白、高热量、低盐饮食，补充多种维生素。注意水、电解质平衡。贫血及营养不良应输血或血浆。精心护理，避免继发感染，如果有继发感染应给予足量敏感的抗生素。

### 2. 全身治疗

糖皮质激素是首选有效药物，一旦确诊则应及时足量选用。细胞毒类免疫抑制药物可与糖皮质激素联合应用，提高疗效，减少药量。应长期服药控制疾病。糖皮质激素应用起效后，经维持阶段后，根据病情逐渐减药。病情严重或顽固者，可考虑采用冲击疗法。

（1）糖皮质激素

**处方一**　泼尼松　皮损面积小于体表面积的 10% 给予 30～40mg/d po；皮损面积占体表面积的 30% 左右给予 60～80mg/d po 或 iv drip；皮损面积占体表面积的 50% 以上给予 80～100mg/d 或更大剂量 iv drip

**处方二**　甲泼尼龙　冲击疗法：1g/d iv drip　连用 3～5d，15～30d 后再次冲击治疗

**处方三**　地塞米松

**处方四**　氢化可的松

【说明】　当每日口服大剂量激素（一般需要 $100～200mg/d$

泼尼松）有困难时，可静脉滴注相应量氢化可的松或甲泼尼龙、地塞米松（这几种药物间剂量相互换算方法：甲泼尼龙 4＝泼尼松 5＝地塞米松 0.75＝氢化可的松 20）。给药后密切观察病情变化。如 3～5d 后，仍有新疱出现，应酌情加量，直至无新的水疱出现，且原有皮疹开始消退，维持 1～2 周，然后减量。每次减前量的 1/10～1/6 为宜，减至 30mg/d 左右时，可改每日或隔日一次口服法。维持量一般为 5～15mg/d，8am 顿服。

（2）免疫抑制药

**处方一**　雷公藤总苷　30～60mg/d po

**处方二**　硫唑嘌呤片　2～3mg/(kg·d) 分次 po

**处方三**　环磷酰胺　1～2mg/(kg·d) po 或 2～4mg/kg iv drip qod　总量 6～8g 为一疗程

**处方四**　甲氨蝶呤　10～25mg　im 或 iv drip qd

**处方五**　环孢素　5～8mg/(kg·d)　分 2 次 po 病情改善后改为 2～3mg/(kg·d)

【说明】　免疫抑制药常作为糖皮质激素的联合药物，可以降低糖皮质激素的控制量和维持量，亦可单独用于病情较轻的病例及激素治疗抵抗的病例。应用此类药物时要密切注意其副作用，定期检测肝肾功能，骨髓抑制等。

（3）血浆置换疗法　病情严重、血中天疱疮抗体滴度高的患者，大剂量糖皮质激素治疗有副作用或疗效不明显时，可选用此法。每周置换 1～2 次，每次 1～2L，可连续置换 4～10 次。如与小剂量糖皮质激素或免疫抑制药并用最好。

（4）丙种球蛋白静脉疗法　对大剂量激素治疗及免疫抑制药联合治疗不能控制病情者，可考虑采用大剂量丙种球蛋白静脉注射疗法。

## 3. 局部治疗

**处方一**　呋喃西林软膏　外用 bid

**处方二**　金霉素软膏　外用 bid

**处方三**　依沙吖啶氧化锌油膏　外用

**处方四**　0.25% 四环素　外用 bid

**处方五**　丙酸氯倍他索乳膏　外用 bid

**处方六** 曲安奈德乳膏 外用 bid

**处方七** 复方咪康唑乳膏 外用 bid

**处方八** 朵贝尔液 漱口

**处方九** 曲安奈德 1ml ┐
5%利多卡因 1ml ┘ 皮损局部分点注射

**处方十** 倍他米松混悬液 1ml ┐
5%利多卡因 1ml ┘ 皮损局部分点注射

**【说明】** 对无明显感染的创面可给予糖皮质激素软膏外用，有感染者选用有效的抗生素软膏。对口腔黏膜及皮肤反复不愈的创面可用处方九或处方十给予局部封闭。

### 4. 中医药治疗

中医强调辨证论治，常以清热解毒、利湿、养阴为法。

（1）犀角地黄汤加减

**处方** 水牛角30g，生地黄24g，芍药12g，牡丹皮9g。水煎服，每日1剂。

**【说明】** 适用于热毒症，以清热解毒为主。

（2）龙胆泻肝汤加减

**处方** 龙胆6g，黄芩9g，栀子9g，泽泻12g，木通3g，车前子9g，当归9g，生地黄20g，柴胡9g，生甘草6g。水煎服，每日1剂。

**【说明】** 适用于湿热症，以清热利湿为主。

（3）增液解毒汤加减

**处方** 生地黄30g，玄参9g，麦冬9g，石斛9g，牡丹皮9g，赤芍9g，天花粉9g，炙鳖甲12g，金银花15g，甘草6g。水煎服，每日1剂。

**【说明】** 适用于热伤阴液症，以滋阴清热、凉营解毒为主。

## 五、预防调护

① 注意局部皮肤黏膜清洁，防止继发感染和并发症。指导患者睡前用1:5000的高锰酸钾溶液清洗外阴或1:2000氯己定擦洗肛门。勤换内衣，穿着棉质柔软衣服，注意避免划伤、擦伤。

② 卧床休息。给予高热量、高蛋白饮食，鼓励患者多饮水，

注意食物温度适宜，质软。

③ 睡前晨起及进食前后用生理盐水或漱口液交替漱口，同时注意观察口腔有无霉菌感染；指导患者饭前便后洗手，注意饮食卫生，勿进食生冷食物。

# 第 2 节　大疱性类天疱疮

大疱性类天疱疮（bullous pemphigoid）是一种自身免疫性表皮下大疱病。以躯干、四肢出现张力性大疱为特点。

## 一、临床诊断要点

① 好发于 50 岁以上的中老年人。

② 皮疹好发于躯干、四肢伸侧、腋窝和腹股沟。

③ 典型皮损为外观正常的皮肤上或红斑的基础上发生水疱或大疱，疱壁较厚、紧张，呈半球状，直径 1～2cm。内含浆液，少数可呈血性，疱壁不易破，糜烂面常覆以痂皮或血痂，尼氏征阴性。

④ 患者可有不同程度的瘙痒。

## 二、鉴别诊断

（1）天疱疮　疱壁薄、松弛易破的大疱，易形成糜烂面，尼氏征阳性。组织病理为棘层松解所致的表皮内水疱。

（2）大疱性多形红斑　多见于青壮年人，皮疹呈多形性，黏膜损害严重，发病急，常伴发热等全身症状，免疫病理未见 IgG 在基底膜带沉积。

## 三、辅助检查

（1）组织病理　表皮下大疱。

（2）免疫病理　基底膜带 IgG 和/或 C3 沉积。盐裂皮肤间接免疫荧光检查检出结合表皮侧的 IgG 型基底膜带自身抗体。

## 四、治疗

### 1. 治疗原则

尽早足量使用糖皮质激素控制病情，对症支持治疗，适当补充营养，必要时少量输血、血浆、白蛋白，注意水电解质的平衡，加强护理，防止感染。

### 2. 全身治疗

（1）糖皮质激素　一般中等量的泼尼松 $0.75\sim1.25mg/(kg\cdot d)$ 即可有效。对少数症状严重的病例也可大剂量应用激素，具体用法参照天疱疮章节。

（2）免疫抑制药　单用有效，也可与糖皮质激素联合应用，参照天疱疮章节。

### 3. 局部治疗

用药参照天疱疮章节。

## 五、预防调护

① 注意创面清洁，预防感染。

② 注意室内温度，避免着凉。

# 第3节　寻常性鱼鳞病

寻常性鱼鳞病（ichthyosis vulgaris）是一组以皮肤干燥、粗糙、形如蛇皮状或鱼鳞状鳞屑为特征的遗传性角化障碍性皮肤病。

## 一、临床诊断要点

① 发病年龄平均 $3\sim12$ 个月，95％在 3 岁前发病，青春期最为严重，之后逐步缓解。男女发病率均等。

② 皮损常见于小腿前面，四肢的伸侧比屈侧严重，腋窝、肘窝、腘窝、腹股沟、面部一般不受累。

③ 皮损表现为淡褐色至深褐色菱形或多角形鳞屑，中央紧贴皮肤，周边呈游离状，皮肤干燥。脱落的皮屑一般是白色。常伴发毛囊角化，毛囊角化丘疹，一般出现在上臂和大腿的伸侧，有时候颊部也会有。患者手纹和脚纹多、深、乱，手掌和脚掌的皮肤粗糙，甚至形成很厚的角质斑块，干燥环境下角质斑块容易皲裂，引起疼痛。温暖潮湿的夏天会缓解，而寒冷干燥的冬天会加剧。

④ 患者通常无自觉症状或仅有干燥、轻痒。

## 二、鉴别诊断

获得性鱼鳞病：表现为角化过度，有些为特发，但大多数可伴有系统性疾病或为药物反应所致，多在较大年龄时发生。获得性鱼鳞病的病情波动往往与所伴发的系统性疾病的病程一致，即系统性疾病的消退伴鱼鳞病症状的改善，而系统性疾病复发伴症状的复发。

## 三、辅助检查

组织病理表现为明显的角化过度，颗粒层正常或稍增厚，棘层轻度增厚。

## 四、治疗

### 1. 治疗原则

以温和、保湿、轻度剥脱为原则。

### 2. 全身治疗

**处方一** 异维A酸 开始剂量为0.5（mg/kg）/d，分两次口服，治疗2~4周后可根据临床效果及不良反应酌情调整剂量。6~8周为一疗程，疗程之间可停药8周。

**处方二** 伊曲替酯 开始剂量为0.75~1（mg/kg）/d，分2~3次口服。疗程为2~4周，最大剂量不得超过每日75mg，最后剂量须依疗效及耐受程度而定，6~8周为1疗程，每日剂量每千克体重为0.5mg，便能达到最佳效果。

**【说明】** 对症状较重的患者可用全身治疗，但不能根治，只能缓解症状。此类药品属于危险药物，需专业医师指导下方可使用。用药初期的不适可耐受。过量会引起口干、唇炎及皲裂、黏膜发炎、口渴及流汗，少数出现可逆性脱发及肝功能改变。孕妇、哺乳期妇女、肝肾功能不全，维生素A过量及高血脂症患者禁用。

### 3. 局部治疗

**处方一** 10%尿素霜 外用

**处方二** 40%~60%丙二醇溶液 封包过夜 2~3次/周

**处方三** 钙泊三醇软膏 外用 bid 共12周，每周最大剂量为120g

**【说明】** 钙泊三醇对少数患者可能有暂时性局部刺激。

### 4. 中医药治疗

中医强调辨证论治，多以清热养血、化瘀为法。

（1）当归饮子加减

**处方** 当归 9g，白芍 9g，川芎 9g，生地黄 9g，白蒺藜 9g，防风 9g，荆芥穗 9g，何首乌 6g，黄芪各 6g，炙甘草 3g。水煎服，每日 1 剂。

【说明】 适用于血虚症，以养血润燥为主。

（2）血府逐瘀汤加减

**处方** 桃仁 12g，红花 9g，当归 9g，生地黄 9g，牛膝 9g，川芎 5g，赤芍 6g，桔梗 5g，柴胡 5g，枳壳 6g，甘草 3g。水煎服，每日 1 剂。

【说明】 适用于瘀血阻滞症，以活血祛瘀为主。

## 五、预防调护

① 避免使用碱性护肤品，润肤皂或润肤液洗浴可作为皮肤日常护理用品。

② 鱼鳞病为遗传性疾病，上述治疗仅能缓解病情，用药过程中注意药物副作用，随着致病基因的定位，基因治疗可能为根治性治疗方法。

# 第 4 节　复发性阿弗他口炎

复发性阿弗他口炎（recurrent aphthous stomatitis）又称复发性阿弗他溃疡。为口腔黏膜疼痛性、复发性、单发或多发性浅表溃疡，形态为圆形或椭圆形，一般 1～4 周可愈。患病率高达 20% 左右，居口腔黏膜病的首位。

## 一、临床诊断要点

### 1. 轻型阿弗他溃疡

① 每次 1～5 个溃疡孤立散发，一般直径 2～4mm，呈圆或椭圆形，边界清晰。

② 好发于角化程度较差的区域，如唇、颊黏膜。

③ 溃疡中央凹陷，基底软，外周有约 1mm 的充血红晕带，

表面覆有浅黄色假膜，灼痛感明显。

④ 一般分为发作期、愈合期和间歇期。

**2. 重型阿弗他溃疡**

① 溃疡大而深，深及黏膜下层直至肌层。周边红肿隆起，基底较硬，但边缘整齐清晰。

② 溃疡常单个发生，或在周围有数个小溃疡。

③ 初始好发于口角，其后向口腔后部移行。

④ 溃疡疼痛较重，愈后可留瘢痕。

**3. 疱疹样阿弗他溃疡**

① 溃疡小而多，散在分布于黏膜任何部位。

② 邻近溃疡可融合成片，黏膜充血发红，疼痛较重。

③ 可伴头痛、低热、全身不适、局部淋巴结肿大等症状。

④ 发作后不留瘢痕。

## 二、鉴别诊断

(1) 口腔单纯疱疹　为小而浅的疱疹性或溃疡性病变，密集成簇分布，常常只有一片皮损。而复发性阿弗他口腔炎为孤立散在的绿豆大的溃疡。

(2) 白塞病口腔溃疡　不全型较难鉴别，白塞病口腔溃疡每年发作至少 3 次，溃疡此起彼伏，当生殖器溃疡、眼炎及皮肤损害的表现出现时就不难鉴别。

## 三、治疗

**1. 治疗原则**

对症处理，调节免疫。

**2. 全身治疗**

(1) 肾上腺皮质及其他免疫抑制药

① 肾上腺皮质激素类

**处方一**　泼尼松片　2.5mg po bid

**处方二**　地塞米松片　0.75mg po tid

② 细胞毒类

**处方一**　环磷酰胺片　25mg po bid

**处方二**　甲氨蝶呤片　1.25mg po bid

**处方三** 硫唑嘌呤片 25mg po bid

【**说明**】 连服不超过 4～6 周。

（2）增强免疫药

① 主动免疫制剂

**处方一** 转移因子（TF） 1 支 im 每周 1～2 次

**处方二** 胸腺素注射液 5mg im qd

【**说明**】 转移因子注射于上壁内侧或大腿内侧皮下淋巴组织较丰富的部位。

② 被动免疫制剂

**处方一** 丙种球蛋白 3～6ml im qw

**处方二** 胎盘脂多糖 0.5～1mg im qd

【**说明**】 胎盘脂多糖 1 个疗程为 20d

（3）补充维生素

**处方一** 维生素 $B_1$ 20mg po tid

**处方二** 维生素 $B_2$ 2 片 po tid

**处方三** 复合维生素 B 2 片 po tid

## 3. 局部治疗

（1）消炎类药

① 软膏：0.1% 曲安西龙软膏，局部外用。

② 含漱液

**处方一** 0.1% 高锰酸钾液

**处方二** 0.1% 依沙吖啶液

**处方三** 0.02% 呋喃西林液

**处方四** 3% 复方硼酸液

**处方五** 0.02% 盐酸双氯苯双胍乙烷（氯己定）

【**说明**】 以上药液每天漱口，不限次数。

③ 含片

**处方一** 西地碘片（华素片） 含化，1d 3 次

**处方二** 庆大霉素 8 万 U
地塞米松 5mg
2% 利多卡因 2ml
0.9% 氯化钠注射液 200ml

雾化吸入 qd（每次 15～20min，3d 为一疗程）

④ 散剂

复方皮质散（地塞米松 1.5～2.5mg 或泼尼松 5～15mg；盐酸氯己定 250mg；次碳酸铋 100mg，共研为末，合为 1 剂），撒敷溃疡处。

⑤ 中药锡类散、珠黄散、青黛散、冰硼散、养阴生肌散、西瓜霜等撒敷溃疡处。

（2）止痛类药物

**处方一** 0.5%盐酸达克罗宁液 10ml 漱口

**处方二** 1%普鲁卡因 10ml 漱口

**处方三** 2%利多卡因液 10ml 漱口

【说明】 以上药液每天漱口，不限次数。

### 4. 理疗

利用激光、冷冻、微波等治疗仪或口内紫外灯照射，有减少渗出促进愈合作用。

### 5. 中医药治疗

中医强调辨证论治，多以清心泻火、滋阴降火为法。

（1）导赤散加减

**处方** 生地黄 15g，木通 5g，生甘草 3g，淡竹叶 9g，麦冬 9g，黄连 3g，灯心草 2g。水煎服，每日 1 剂。

【说明】 适用于心火上炎型，以清心泻火为主。

（2）知柏八味丸加减

**处方** 生地黄 15g，山茱萸 6g，牡丹皮 9g，知母 9g，黄柏 9g，女贞子 9g，玄参 9g。水煎服，每日 1 剂。

【说明】 适用于阴虚火旺症，以滋阴降火为主。

## 四、预防调护

① 注意口腔卫生。

② 清淡饮食，忌食辛辣。

# 参 考 文 献

[1] 禤国维等. 中医临床诊治：皮肤性病科专病分册. 北京：人民卫生出版社，2002.

[2] 张学军. 皮肤性病学. 第 6 版. 北京：人民卫生出版社，2001.

[3] 孙玉安等. 皮肤性病合理用药. 北京：人民卫生出版社，2005.

[4] 北京协和医院编. 皮肤科诊疗常规. 北京：人民卫生出版社，2004.

[5] R.B. 奥多姆等. 安德鲁斯临床皮肤病学. 第 9 版. 徐世正译. 北京：科学出版社，2004.

[6] 王侠生. 皮肤科手册. 第 4 版. 上海：上海科学技术出版社，2003.

[7] 徐文严. 皮肤性病临床处方手册. 南京：江苏科学技术出版社，2004.

[8] 张志礼. 张志礼皮肤病临床经验辑要. 北京：中国医药科技出版社，2001.

[9] 马绍尧. 现代中医皮肤性病学. 上海：上海中医药大学出版社，2001.

[10] 欧阳恒等. 简明皮肤病诊疗手册. 北京：化学工业出版社，2005.

[11] 赵辨. 临床皮肤病学. 江苏：江苏科学技术出版社，2001.

[12] 王侠生，廖康煌. 杨国亮皮肤病学. 上海：上海科学技术文献出版社，2005.

[13] 靳培英. 皮肤病药物治疗学. 北京：人民卫生出版社，2004.

[14] 徐宜厚等. 皮肤病中医诊疗学. 北京：人民卫生出版社，1997.

[15] 余碧娥等. 皮肤科疾病处方. 北京：人民卫生出版社，2004.

[16] 张建中（主译）. 皮肤病治疗学最新循证治疗策略. 第 3 版. 北京：人民卫生出版社，2011.

[17] 陈兴平等. 临床医师指南. 第 2 版. 北京：科学技术文献出版社，2005.

[18] 张学军等. 皮肤性病学. 武汉：华中科技大学出版社，2008.